IMPRIMERIE ET FONDERIE DE F. LOCQUIN ET COMP.,
16, rue Notre Dame des Victoires.

TRAITÉ

SUR

LES GASTRALGIES

ET LES ENTÉRALGIES,

OU

MALADIES NERVEUSES DE L'ESTOMAC

ET DES INTESTINS;

PAR J.-P.-T. BARRAS, CHEVALIER DE L'ORDRE ROYAL DE LA LÉGION D'HONNEUR, DOCTEUR EN MÉDECINE DE LA FACULTÉ DE PARIS, MEMBRE DE L'ACADÉMIE ROYALE DE MÉDECINE DE SUÈDE, DE LA SOCIÉTÉ MÉDICALE D'ÉMULATION, ET DE PLUSIEURS AUTRES SOCIÉTÉS SAVANTES; MÉDECIN HONORAIRE DES PRISONS ET DU BUREAU DE CHARITÉ DU ONZIÈME ARRONDISSEMENT.

> On peut se montrer grand praticien sans ordonner des médicamens; le meilleur remède est souvent de n'en prescrire aucun.
>
> TISSOT.

TOME II.

DEUXIÈME ÉDITION,

REVUE, CORRIGÉE ET CONSIDÉRABLEMENT AUGMENTÉE.

PARIS.

BECHET JEUNE ET LABÉ, LIBRAIRES DE LA FACULTÉ DE MÉDECINE, PLACE DE L'ÉCOLE DE MÉDECINE, N° 4.

1839.

AVERTISSEMENT.

La première édition de ce travail, qui a paru en 1838, sous le titre de *Supplément au Traité sur les Gastralgies*, n'a subi d'autre changement qu'une augmentation considérable, qui nous autorise a en faire le tome second de ce *Traité*. Cette augmentation, ajoutée à la fin du volume, se compose de vingt-sept faits inédits et des réflexions qu'ils nous ont suggérées. La plupart d'entre eux constituent des variétés assez importantes à connaître et produiront, nous l'espérons du moins, un effet assez saisissant, pour qu'on ne nous accuse pas de les multiplier outre mesure. Il n'y a pas, d'ailleurs, de faits superflus dans le domaine des gastro-entéralgies; les plus insignifians en apparence fournissent des enseignemens utiles à qui sait les interroger. On pourra s'en convaincre par la lecture de nos réflexions, qui ont pour but de faire ressortir ces enseignemens, et de les rendre profitables à la science.

En composant ce dernier travail, nous avons fait tous nos efforts pour éclairer de plus en plus l'histoire des maladies qui font, depuis longues années, le principal sujet de nos études ; nous avons réparé, par de nouveaux faits et de nouvelles remarques, les omissions qu'on nous a indiquées dans nos précédens écrits; nous avons cherché, enfin, à profiter des conseils bienveillans qu'on nous a donnés. Mais nous repoussons de toutes nos forces le reproche qu'on nous a malicieusement adressé de ne pas tout dire, d'employer d'autres moyens curatifs que le traitement simple indiqué dans nos ouvrages. Pour toute reponse aux médecins qui s'imaginent qu'on ne peut guérir les malades sans médicamens, et qui paraissent suspecter notre franchise, nous les engageons à expérimenter eux-mêmes ce traitement hygiénique, et les succès qu'ils en obtiendront leur donneront la certitude que nous ne sommes coupable d'aucune réticence. Ils se convaincront alors que le désir d'enrichir la médecine et de soulager l'humanité souffrante est le seul motif qui nous dirige, et que le soupçon de ne pas donner à nos confrères la connaissance de quelques moyens utiles ne peut nous atteindre.

BARRAS, D.-M. P.
43, rue Saint-Lazare.

TRAITÉ

SUR LES

GASTRALGIES ET LES ENTÉRALGIES.

CONSIDÉRATIONS GÉNÉRALES.

En publiant le *Traité sur les Gastralgies et les Entéralgies*, notre but était de réveiller l'attention des médecins sur ces maladies nerveuses du tube digestif; de leur faire sentir la nécessité de les distinguer soigneusement de la gastrite et de l'entérite chroniques, avec lesquelles on les confondait, et de leur prouver que cette confusion dans la théorie faisait commettre des fautes extrêmement graves dans la pratique. Ce but a été atteint au delà de nos espérances. Les gastralgies et les entéralgies, très-bien décrites, sous différens noms, par nos prédécesseurs, même dès la plus haute antiquité, mais dont l'existence était niée par la doctrine physiologique, sont reconnues, depuis la publication de notre ouvrage, pour des affections particulières, et admises par la plupart des médecins, tant dans les livres que dans la pratique. Nos principales idées sur ces maladies sont même entrées si avant dans le domaine de la science, elles se sont infiltrées, si nous pouvons parler de la sorte, si profondément dans l'esprit de plusieurs médecins, qu'ils les ont reproduites comme si elles leur appartenaient; ils ne se sont fait aucun scrupule de s'en emparer, sans citer l'auteur qui, à l'époque où leurs yeux étaient fascinés par les erreurs de la nouvelle école, les avait rappelées à leur attention, et avait eu le courage de secouer le joug que cette école voulait imposer aux médecins. Ce qui prouve aussi l'utilité du *Traité sur les Gastralgies*, et nous fournit un nouveau motif de satisfaction, c'est que la troisième édition de ce livre est traduite en cinq langues étrangères.

Un succès si flatteur ne nous aveugle cependant pas sur les imperfections de notre travail. C'est pour remplir, autant qu'il nous sera possible de le faire, les lacunes qu'il présente, que nous publions ce second volume. Il se composera de faits intéressans, inédits ou disséminés dans d'autres livres; de nouveaux développemens, que notre expérience nous a suggérés, sur l'étiologie, le diagnostic et le traitement des maladies qui nous occupent; de citations puisées aux meilleures sources, et venant a l'appui de nos opinions. On remarquera surtout celles qui nous seront fournies par l'ouvrage de

Comparetti (1), et par celui de Johnson (2), que nous regrettons vivement de n'avoir pas connus plus tôt. Nous invoquerons leurs témoignages avec d'autant plus de plaisir, que leurs doctrines sont conformes à la nôtre, sauf de légères dissidences, qui ne portent que sur des points accessoires, et ne viennent peut-être que de la différence de climats, de mœurs, de constitutions individuelles, etc. Ces deux autorités, jointes à celle de Schmidtmann, doivent, ce nous semble, exciter l'intérêt des lecteurs. Nous espérons, du moins, que les plus difficiles à convaincre, s'il y en a encore, ne pourront s'empêcher de nous accorder quelque confiance, quand ils verront que nos principes, qui ne sont que le résultat de l'expérience de tous les siècles, se trouvent confirmés par l'observation de trois célèbres praticiens modernes, et en harmonie avec les idées répandues en Italie, en Allemagne et en Angleterre, sur les maladies qui font le sujet de notre étude. On doit être frappé, en effet, de voir que quatre médecins, qui ont étudié les gastro-entéralgies d'une manière spéciale, et dans des pays

(1) *Occursus medici de vaga ægritudine infirmitatis nervorum, Andreæ Comparetti. Venetiis*, 1780.

(2) *An essay on indigestion; or morbid sensibility of the stomach and bowels, as the proximate cause or characteristic condition of dyspepsy, nervous irritability, mental despondency, hypochondriasis, and many other ailments of body and mind. By James Johnson, M. D. 6e édition. London*, 1829.

différens, en aient conçu, à peu de chose près, la même opinion. Cette conformité de vues et de sentimens est d'autant plus digne d'être remarquée, que trois de ces médecins (1) ont souffert eux-mêmes les maux qu'ils ont décrits, et que le quatrième était dans les circonstances les plus favorables pour les bien observer.

Quoi qu'il en soit, parmi les nombreuses maladies auxquelles l'estomac et les intestins sont sujets, il n'y en a peut-être pas de plus fréquentes que celles qui ne consistent que dans une sensibilité morbide, dans des modifications de susceptibilité et des anomalies de sensations. Cette fréquence peut s'expliquer par le grand nombre de nerfs que ces organes reçoivent de deux sources, du système cérébro-spinal et du système ganglionnaire; par les fonctions essentielles qu'ils sont chargés de remplir, et les étroites sympathies qui les lient à presque toutes les autres parties de l'organisme. L'étude des gastralgies et des entéralgies est donc d'une vaste étendue, et d'une haute importance, d'abord parce que ces affections nerveuses dérangent telle-

(1) Schmidtmann était sujet à la colique nerveuse, et Johnson à la sensibilité morbide des premières voies, qu'il a si bien décrite. Singulier rapprochement! L'ouvrage de Johnson a été publié, comme le nôtre, pour combatre la doctrine physiologique, qui commençait à pénétrer en Angleterre, où elle a cependant été mal accueillie de presque tous les médecins.

ment notre être, au moral comme au physique, qu'on ne saurait dire si l'esprit les ressent plus vivement que le corps, ou le corps plus vivement que l'esprit, et ensuite parce qu'elles frappent tous les rangs de la société, depuis le monarque jusqu'au bas peuple, depuis le nouveau né jusqu'à la décrépitude : elles sont plus répandues chez les habitans des villes que chez ceux des campagnes, dans les classes aisées que dans les classes pauvres, pendant l'âge moyen que durant l'enfance et la vieillesse ; mais on les observe dans toutes les modifications de la vie, et il n'y a pas d'individu qui ne puisse en être atteint. Le philosophe, le littérateur, le mathématicien, le prêtre, le général, l'administrateur, le juge, l'avocat, le médecin, le commerçant, l'homme laborieux, le fainéant, l'avare, le prodigue, etc., deviennent également la proie de cet ennemi redoutable. Ce qui agrandit encore le domaine des névroses gastriques, c'est qu'elles naissent de tant de causes diverses, prennent tant de formes différentes, produisent des symptômes si étranges et quelquefois si disparates, exigent des moyens curatifs tellement variés, que leur histoire est une sorte de protée, ou un abrégé de toutes les maladies. Il y en a bien peu en effet que les gastro-entéralgies ne puissent simuler. Aussi serait-il fort difficile de les faire connaître toutes dans une description générale, si exacte qu'elle pût être. Bien que ces névroses consistent toujours dans une lésion de la sensibilité gastro-intestinale, leurs caractères extérieurs offrent de telles variétés, de telles anomalies, qu'il n'y en a peut-être pas deux qui se ressemblent parfaitement, et qu'on ne peut en donner des idées nettes qu'en en multipliant les histoires particulières. La première que nous allons rapporter est très-curieuse. Quoiqu'elle soit déjà consignée dans la *Revue Médicale* du mois d'octobre 1830, nous n'hésitons pas à la reproduire, parce qu'elle justifie ce que nous venons de dire sur les emprunts que l'on fait au *Traité sur les gastralgies*, sans le citer. Nous laisserons parler M. Alexandre Laborderie, D. M. M., auteur de cette histoire.

CHAPITRE PREMIER.

HISTOIRES PARTICULIÈRES.

Ire OBSERVATION.

« La doctrine physiologique a dirigé seule mes premiers pas dans la pratique médicale. Telle était ma prévention, que les maladies les moins identiques me semblaient appartenir à la même classe! En vain je me disais : l'identité ne peut exister dans des affections différentes par leurs causes, leurs symptômes, leur traitement et leurs altérations de tissu. Tout raisonnement, selon mon opinion, se taisait devant l'idée de la gastro-entérite! L'occasion de réparer deux années d'erreur n'était pas encore arrivée pour moi ; mon ami et ancien condisciple, qui en ce moment subit de brillans examens à la Faculté de médecine de Montpellier, devait me la fournir.

» M. de V***, âgé de vingt-quatre ans, d'un tempérament très nerveux, d'une taille élevée, et sujet depuis long-temps à des pesanteurs d'estomac, eut la négligence, bien excusable sans doute, de n'écouter jamais que son zèle, sans tenir aucun compte de sa position pathologique. Néanmoins, dans les vacances de 1829, il se détermina à venir dans sa famille, espérant y trouver un terme à ses malaises gastriques, sous l'empire du repos, du changement d'air et d'alimentation. Vain espoir! n'étant plus distrait par ses études médicales, son esprit est bientôt assailli par des inquiétudes chimériques sur sa santé.

» L'apparition subite de quelques douleurs du côté de l'estomac réveille, chez ce jeune homme, l'idée d'une inflammation de cet organe. La pensée d'aggraver cette gastrite imaginaire par une alimentation trop substantielle le porte à s'interdire désormais toutes substances analeptiques. Dès lors les fonctions digestives se troublent, le moral s'affecte; il tombe dans l'hypocondrie.

» Alarmé de son état et imbu des principes de la nouvelle école, il cherche avec précipitation à triompher des symptômes qui l'effraient. En conséquence, sangsues appliquées à l'anus et à l'épigastre, bains tièdes, boissons mucilagineuses, diète sévère, tout est mis en œuvre. Sous l'influence de ces moyens, les symptômes gastriques prennent de l'intensité; le sommeil se perd, les forces s'épuisent, l'embonpoint diminue. Un confrère voisin est appelé. Croyant qu'une gastrite aiguë est entée sur la gastrite chronique, pour laquelle mon ami lui dit qu'il se traitait, ce médecin conseille une application de vingt sangsues sur l'épigastre, et un régime débilitant très-sévère.

» Dans les premiers jours qui suivirent cette application de sangsues, les douleurs épigastriques parurent s'amender; mais le peu de forces qui restait au malade avant la dernière saignée fut bientôt anéanti, et la maigreur touchait au marasme. La perte du fluide sanguin ayant déterminé une prédominance excessive du système nerveux, une irritabilité extrême en fut la conséquence. En même temps une fièvre intermittente tierce s'allume, caractérisée surtout par une distension et un ballonnement énormes de l'épigastre; de là des étouffemens et des suffocations imminentes, qui faillirent plusieurs fois éteindre la vie de ce malheureux jeune homme. Cependant, pour combattre les accidens périodiques, qui deviennent de plus en plus inquiétans, on propose le sulfate de quinine; le malade proteste contre et demande à me voir, malgré la distance considérable qui nous sépare.

» C'est dans de semblables conditions pathologiques que je trouve cet ancien condisciple. Après lui avoir donné toutes les marques de l'amitié la plus sincère, je me livre avec attention à l'examen de sa maladie ; je recueille toutes les circonstances commémoratives ; j'interroge les organes et les fonctions ; je suis pas à pas la marche de l'affection, et j'apprends que la méthode atonique a produit les résultats les plus fâcheux. Cette dernière circonstance me frappe d'autant plus que j'étais jusque-là très disposé, je l'avoue, à porter le diagnostic erroné qui avait fait naître des indications thérapeutiques si meurtrières. Alors la fascination qui m'empêchait de voir les objets tels qu'ils étaient, tombe tout à coup ; elle est remplacée par un rayon de lumière qui dévoile l'erreur à mes yeux. « Non, mon ami, m'écriai-je, vous n'êtes point at-» teint de gastrite ; c'est une gastralgie, une sus-» ceptibilité nerveuse de l'estomac en excès, et » rien de plus. Votre guérison est certaine et sera » prompte. » Ces paroles, prononcées avec conviction, portèrent la joie et l'espérance dans l'ame de ce malheureux qui se vouait à la mort. A l'instant, les phénomènes périodiques sont attaqués par des pilules où l'acétate de morphine entre pour base ; ils sont enlevés d'emblée, et le malade est soumis dès lors à l'usage des potages au gras, des viandes blanches rôties, avec prescription de passer graduellement à des substances plus analeptiques ; le vin vieux, d'abord très étendu d'eau froide, et ensuite plus concentré, termine notre ordonnance ;

en peu de temps on triomphe complètement d'une affection qui semblait tendre vers une terminaison mortelle.

» Cette observation, dont le souvenir doit rester toujours empreint dans ma mémoire, nous rappelle, 1° qu'il existe une foule de cas semblables, où l'art médical semble n'être employé qu'à nuire au malade; 2° que la thérapeutique ne repose pas tout entière sur les sangsues et l'eau de gomme, comme l'ont prétendu certains adeptes de la doctrine physiologique; 3° qu'il faut repousser cette théorie mensongère qui proclame que toutes les maladies résident dans l'excès du sang; 4° enfin, qu'il faut tenir compte, dans leur production, de l'influence nerveuse, dont les modifications, variées à l'infini, sont bien propres à mettre en défaut les plus savantes comme les plus nombreuses combinaisons du praticien. »

Réflexions. Voilà un médecin qui a abjuré franchement une erreur de la médecine physiologique. Mais pourquoi n'a-t-il pas fait un aveu complet? Il se serait pourtant acquis, nous le croyons, un titre de plus à l'estime de ses confrères, s'il avait eu la bonne foi de dire que le trait de lumière qui lui a dévoilé cette erreur était parti du *Traité sur les gastralgies.* Cet ouvrage n'a pas seulement dessillé les yeux du docteur Laborderie, il lui a encore servi de modèle pour rédiger l'histoire qu'on vient de lire; car il s'est servi de nos propres expressions, et plusieurs de ses phrases sont si bien calquées sur les nôtres, qu'elles n'en sont que des copies. Les lecteurs qui douteraient de cette ressemblance, pourront s'en convaincre en comparant l'observation de notre confrère avec celle qui nous est personnelle, son préambule avec celui du fait consigné à la page 104 de notre troisième édition, et ses conclusions avec celles qui terminent la page 94 du même ouvrage. Ce n'est pas, au surplus, un reproche que nous faisons au docteur de Montpellier, c'est une simple remarque. Si nous étions mû par un sentiment de vanité, nous nous plaindrions de ce manque de probité littéraire; mais notre principal but n'étant que de répandre des vérités utiles, nous lui devons, au contraire, de la reconnaissance, pour avoir rapporté une observation qui tend à les confirmer.

Si nous avions pu rédiger tous les faits que nous avons observés, nous pourrions en exposer une multitude du même genre que le précédent; mais nous en avons déjà tant publié de semblables dans le *Traité sur les gastralgies*, et les recueils périodiques en contiennent un si grand nombre, qu'il pourrait sembler superflu d'en rapporter de nouveaux Nous demandons, cependant, la permission d'en citer encore quelques uns, qui sont extraits des Mémoires de la société royale des sciences, de l'agriculture et des arts, de Lille (années 1827 et 1828). Comme ces faits y sont perdus au milieu d'objets étrangers à la médecine, et qu'ils resteraient, par cette raison, ignorés de la plupart des praticiens, nous nous faisons un devoir de les remettre sous leurs yeux. Il est utile, d'ailleurs, qu'ils soient placés ici, non seulement parce qu'ils sont très concluans, mais encore parce que l'anonyme qui les a fait insérer dans ce recueil était alors chaud partisan de la doctrine physiologique, et qu'il lui a fallu des preuves plus claires que le jour pour le déterminer à reconnaître des névroses gastro-intestinales. Ce qu'il y a de plus curieux, c'est que son expérience l'ayant enfin forcé à les admettre malgré lui et à son corps défendant, ce n'est qu'en tremblant qu'il a fait imprimer les observations que sa pratique lui avait procurées sur ces maladies; il craignait qu'on ne l'accusât de renier ses principes; il craignait sans doute aussi de déplaire aux maîtres, dont le despotisme médical ne s'est que trop fait sentir. Il est vraisemblable que c'est cette double crainte qui a décidé notre auteur à taire son nom. « Nous sommes loin, dit-il, d'oser nous mettre en opposition avec la doctrine physiologique, dont les bases sont si solides; mais nous pensons qu'il convient de séparer des affections du même organe celles dont le mode de traitement doit varier, et nous ne publions ces faits que pour confirmer le danger reconnu de toute exclusion systématique, persuadé qu'ils ne nous feront pas encourir le reproche d'être anti-physiologiste. » Les bases de cette doctrine étaient si solides en effet, qu'elle s'est écroulée de tous les côtés, et qu'il n'en reste presque plus rien. Si notre auteur anonyme avait prévu une chute si prompte, il aurait été moins craintif. Quoi qu'il en soit, nous devons féliciter cet auteur de ce que sa conscience a triomphé de l'esprit de système : sa conversion nous réjouit d'autant plus que nous pouvons peut-être nous glorifier d'y avoir contribué; car les considérations générales qui précèdent les faits qu'on va lire sont tirées, presque mot à mot, du *Traité sur les gastralgies*, et les réflexions qui suivent ces faits s'accordent en tout point avec les principes de notre ouvrage.

IIe OBSERVATION.

« Le 13 août 1828, madame Chartier, âgée de soixante ans, demeurant rue St-Léger, vint nous consulter pour des douleurs qu'elle éprouvait à l'estomac depuis cinq ans. Cessation de ce symptôme immédiatement après les repas; augmentation au bout de quelques heures et pendant la nuit, selles rares, appétit tantôt naturel, d'autres fois diminué. On avait employé en vain le traitement antiphlogistique. Nous lui prescrivîmes un grain d'acétate de morphine dans quatre onces de sirop simple, à prendre de ce mélange quatre cuillerées à café par jour, une à la fois. Des viandes blanches rôties pour nourriture, et l'éloignement de toute tisane rafraîchissante. Jusqu'au 13 novembre, je n'eus point de nouvelles de la malade; mais à cette époque je fus surpris de la voir venir chez moi et me dire que du jour même où elle avait commencé à prendre le sirop, ses douleurs avaient diminué; que le lendemain elles avaient disparu, et que depuis ce moment elles ne s'étaient plus manifestées. Qu'alors, après avoir consommé ses quatre onces de sirop, elle avait cessé toute espèce de médication, mais qu'elle avait différé à venir me voir, parce qu'osant à peine croire à cette guérison subite, elle voulait s'assurer si elle serait durable. »

Réflexions. Prétendre qu'il y a eu gastrite chonique, ne serait-ce point fermer les yeux à l'évidence, ou montrer un esprit de système? Dira-t-on que si les sédatifs calment momentanément les douleurs d'estomac, bientôt elles reparaissent avec autant et plus d'intensité qu'auparavant? Si, après trois mois, leur action bienfaisante se faisait encore sentir, pouvons-nous supposer qu'ils aient été inutiles ou nuisibles? Quel médicament a-t-on vu marquer pendant un pareil espace de temps ses propriétés sur l'économie animale, et comment expliquerait-on cette faculté? N'en doutons point, l'acétate de morphide a calmé l'éréthisme nerveux de l'estomac, et l'alimentation tonique, en établissant l'équilibre dans toutes les fonctions, a consolidé la guérison.

IIIe OBSERVATION.

« Dans la rue de Trianon, madame Lecque, âgée de quarante ans, nous appela à lui donner des soins pour des douleurs vives qu'elle éprouvait dans la région de l'estomac, qui irradiaient dans le dos et les épaules, et l'empêchaient de se livrer à ses occupations. Cet état durait depuis deux ans. L'appétit peu développé était quelquefois dans l'état naturel; jamais les alimens n'aggravaient immédiatement la maladie. La langue était humide, un peu blanche, le teint naturel. A ces symptômes, jugeant que c'était une gastralgie, nous prescrivons une cuillerée à café de sirop de morphine, quatre fois par jour, l'usage de veau et de poulet rôtis, les fruits cuits et sucrés au lieu de café pour déjeuner. Pendant huit jours amélioration progressive, jusqu'au point de rendre la douleur d'estomac nulle. Nous crûmes devoir continuer quelque temps les mêmes moyens; mais au douzième jour réapparition des symptômes antérieurs, quoiqu'à un degré moindre. Pensant alors qu'ils pouvaient dépendre de la prolongation de l'emploi de l'acétate de morphine, nous lui substituâmes des pilules de sous-carbonate de fer avec poudre de kina et de petite centaurée. Ce traitement acheva la guérison, qui se soutient depuis cinq mois, et la malade jouit d'une pleine santé. »

Réflexions. Le sirop de morphine, qui calma d'abord l'irritation nerveuse qui durait depuis deux ans, a amené ensuite par son usage prolongé un état opposé, qui se manifesta par de nouvelles douleurs. Des pilules toniques remédièrent à ce nouvel état, et la guérison a été achevée. Il est probable que si nous eussions arrêté à temps l'emploi du sel végétal, l'alimentation corroborante aurait suffi pour amener la guérison, mais cela ne fut point fait. L'état nerveux dont je parle paraîtra peut-être un paradoxe à quelques uns ; mais si l'on pense à l'autorité d'illustres maîtres qui l'admettent, si l'on réfléchit que beaucoup de faiblesses, d'anxiétés et de douleurs d'estomac sont occasionnées par l'usage prolongé de substances mucilagineuses, et que ces symptômes disparaissent par l'emploi des toniques, bientôt toute surprise aura cessé.

IVe OBSERVATION.

« M. A..., vérificateur des domaines, âgé de trente-deux ans, d'un tempérament billioso-nerveux, éprouvait depuis plusieurs années des douleurs d'estomac, qui se propageaient dans le dos et les épaules. Toujours préoccupé de sa maladie, il se persuadait qu'il était poitrinaire. Des tentatives multipliées n'ayant amené aucun soulagement à son état, il fut consulter, à Paris, un professeur qui lui dit que son affection n'était que nerveuse, et lui conseilla les bains de mer. Son imagination cependant ne se trouva point calmée. Il eut ensuite recours à nous; je vis qu'il avait de la tendance à l'hypocondrie. En cherchant à remonter à la cause de sa maladie, il dit qu'il ne lui en reconnaissait aucune applicable; mais lorsque je lui demandai s'il n'avait point éprouvé quelque affection morale antérieure, il répondit qu'à l'âge de vingt ans il avait eu de vives contrariétés, parce que ses parens s'étaient opposés à une union qu'il désirait; que cependant il n'y songeait plus, mais que depuis cette époque il s'était laissé aller insensiblement à la tristesse. Du reste, il n'avait jamais pensé à attribuer sa maladie à cette cause. Je lui dis que son mal venait de là, et que sa prolongation était due à l'abattement moral dans lequel il demeurait.

» Par des raisonnemens autant que possible à la portée d'un homme étranger à la médecine, je cherchai à lui prouver que toute idée d'affection de poitrine devait être bannie comme n'ayant aucun fondement. Du sirop de morphine pendant quinze jours, pour calmer les douleurs, ensuite des pilules toniques et une alimentation corroborante, constituèrent le traitement. La susceptibilité nerveuse de M. A... était telle que le sirop lui occasionnait de légers vertiges; il était devenu pâle pendant son emploi. Il n'en prenait cependant qu'un vingt-quatrième de grain, réitéré trois fois par jour. Au bout de quinze jours, se trouvant mieux, nous en cessâmes l'emploi pour lui substituer les pilules. Mais voulant à peine se persuader qu'il pouvait guérir, il fallut continuer à agir sur son moral, et nous l'assurâmes qu'il recouvrirait totalement la santé. Quelque temps après il vint enfin nous annoncer qu'il était guéri. »

Réflexions. La maladie que nous venons d'exposer était une véritable gastralgie; mais un esprit habile à se tourmenter a bientôt entrevu une affection plus grave. En détruisant l'idée erronée de lésion des poumons, nous agissions d'une manière favorable sur la véritable maladie. L'acétate de morphine calma les douleurs réelles, le traitement tonique releva les forces générales, et par cela même rétablit l'équilibre entre le physique et le moral. L'importance du traitement moral est assez connue pour que nous n'en fassions pas ressortir les avantages. Des contrariétés étaient la cause originelle de la maladie; à son tour celle-ci agit sur l'imagination, de manière à faire oublier les premières pour n'être occupée que de la lésion physique, et l'effet devint cause. Telle est du moins la manière dont nous croyons pouvoir expliquer le fait.

Ve OBSERVATION.

« Mademoiselle P...., âgée de dix-huit ans, d'une constitution délicate, fille d'un riche négociant, éprouvait, depuis deux ans, de la difficulté à digérer, peu d'appétit, des douleurs à l'estomac, et plusieurs fois par jour des palpitations insupportables. Maigre et pâle, elle avait de l'éloignement pour toute espèce de mouvement, qui d'ailleurs renouvelait les palpitations. Pensant que la maladie n'était que nerveuse, le sirop de morphine fut employé à la dose d'une cuillerée à café deux fois par jour, ensuite les pilules de valériane et de sous-carbonate de fer. Nous invitâmes la malade à prendre un léger exercice malgré sa répugnance. Au bout de huit jours, il y avait un peu de mieux, l'appétit était constant, les digestions faciles, le teint légèrement rosé, mais les palpitations toujours à peu près de même. Continuation des pilules, et, tous les jours, promenade à pied de courte durée. Trois semaines après mademoiselle P.... en fit une de six heures sans en être incommodée. Au bout d'un mois, les palpitations avaient cessé, et la malade put se passer de soins. Il y en a six que la guérison se soutient. »

VIe OBSERVATION.

« Madame Moré, habitant la rue Grande, nous appela un jour qu'elle éprouvait à l'estomac et au ventre des douleurs atroces, semblables à des arrachemens de ces parties. Depuis dix ans elle avait cette affection; mais il y en avait deux surtout qu'elle souffrait cruellement. Elle était depuis longtemps au régime végétal et lacté, aux boissons mucilagineuses et acidules; on lui avait appliqué, à plusieurs reprises, des sangsues à l'épigastre. La maigreur et l'abattement étaient considérables. Nous ayant dit que les émolliens ne lui avaient jamais procuré aucun soulagement, nous pensâmes que c'était une gastralgie exaspérée par le traitement antiphlogistique. Quatre cuillerées à café par jour de sirop de morphine, éloignement de toute boisson rafraîchissante, et pour nourriture un léger bouillon avec des viandes rôties. Le surlendemain la malade souffrait déjà moins, et huit jours après elle se livrait aux occupations de son ménage, ce qu'elle n'avait pu faire depuis plusieurs années. Cependant nous craignions une récidive. Cette femme était peu à l'aise; distraite de sa maladie, elle fut bientôt tourmentée de l'idée des malheurs qui l'avaient privée du nécessaire. Aussitôt convalescente, j'aurais désiré qu'elle pût aller passer un mois de la belle saison à la campagne ; mais ses moyens la mettaient dans l'impossibilité de le faire. Ma crainte ne se réalisa que trop ; car, après quinze jours, je fus appelé pour la récidive des souffrances auxquelles se joignait une affection rhumatismale. Mais que prescrire ? Madame Moré m'objecta qu'elle ne voulait faire que ce que ses moyens lui permettaient. La cause de la maladie ne pouvant être détruite, il fallut renoncer à toute espèce de médication. »

VIIe OBSERVATION.

« A l'époque où j'étais étudiant, M. T..., avocat et mon ami, fut atteint tout à coup d'une maladie qui l'obligea à s'aliter. Absent dans le moment, on fit appeler un médecin qui, ayant reconnu tous les symptômes d'une gastrite aiguë, pratiqua quelques saignées, appliqua en trois fois quatre-vingt-dix sangsues à l'épigastre, et ordonna la diète. Après dix-huit jours de ce traitement, le malade allait assez bien; mais il restait de la douleur à l'estomac, et la convalescence demeurait stationnaire. Craignant alors le passage de la maladie à l'état chronique, on recommanda le laitage pour toute nourriture. Six semaines de ce traitement n'avaient amené aucune nouvelle amélioration. Lorsque je revins près de mon ami, plein de la nouvelle doctrine qui fut la première que j'étudiai, je vis avec plaisir que le traitement employé était celui que je goûtais le mieux. Mais la mère du convalescent, tourmentée de voir son fils ne prendre que du lait et perdre ses forces, le supplia de consulter au moins un autre médecin. Pour la satisfaire, M. T... le fit. On lui dit de nouveau qu'il avait une gastrite chronique, et qu'au lieu d'une pinte de lait qu'il prenait par jour, il devait se contenter d'une demi-pinte, que c'était le seul moyen d'améliorer sa situation. Ce conseil ne dut pas peu satisfaire mon amour-propre, et, simple étudiant, j'étais heureux de voir deux docteurs partager mon opinion. Diète plus sévère qu'auparavant, mais point d'amélioration, au contraire. Nouvelle supplique de voir un troisième médecin; on le fait encore. Celui-ci, au lieu de la diète lactée recommanda de légers bouillons gras, quelques fécules, ensuite des viandes blanches, afin, dit-il, que l'estomac, qui a perdu ses fonctions, y soit ramené peu à peu. « Que pensez-vous, me dit M. T..., de cet avis opposé aux autres, et quel parti faut-il prendre? » Désespéré de le voir s'affaiblir tous les jours, et déjà offrir peu d'espoir de guérison, je l'invitai à tenter le nouveau régime qu'on lui proposait, quoique je n'en espérasse pas de mieux, mais pensant qu'il ne ferait pas assez de mal pour qu'on ne pût y remédier à temps. Ce régime fut employé, et trois semaines après le malade était bien. Au bout de ce temps il fit un voyage dans les Vosges, qui dura quinze jours ; marcha journellement pendant cinq à six heures dans les montagnes, prit une nourriture proportionnée à l'exercice qu'il faisait, et à son retour il était engraissé, fort, et complètement rétabli. »

Réflexions. Je pense que la maladie fut, à l'origine, une gastrite aiguë, quoique je n'aie pas vu le malade à cette époque. Cette gastrite ayant été combattue avec succès par les antiphlogistiques, on a craint, avec raison, son passage à l'état chronique, un reste de douleur se faisant sentir à l'estomac. Mais de ce moment une gastralgie avait remplacé l'inflammation, ce qui s'explique, chez un sujet nerveux, par la nécessité où l'on avait été de multiplier les émissions sanguines et de prescrire la diète. Tout aurait pu revenir à l'état normal en ramenant graduellement le malade à l'alimentation ordinaire; mais l'idée d'une gastrite chronique ne pouvant le permettre, le régime lacté et en quantité si faible avait exaspéré la gastralgie, à tel point que le malade aurait fini par succomber.

VIIIe OBSERVATION.

« M. Lesueur, bijoutier, d'un tempérament bilioso-nerveux, éprouve des douleurs d'estomac, des flatuosités accablantes, et de la constipation, depuis six ans. Pendant tout ce temps, il a fait un usage abondant de boissons acidules. « J'ai pris une immense quantité de rafraîchissans, me dit-il; plus j'en prends, plus la constipation devient opiniâtre, et souvent je suis obligé d'en interrompre l'emploi, tant les douleurs qu'ils m'occasionnent sont violentes; et, chose singulière, si je fais un repas abondant, loin d'en être incommodé, je m'en trouve bien. » Je lui prescrivis le sirop de morphine; il n'en obtint aucun soulagement. J'en cessai l'emploi pour lui substituer des pilules toniques et une nourriture succulente, avec défense de la diète, du laitage et des boissons tempérantes. Le malade se trouve bien, les douleurs actuellement sont presque nulles, et les selles sont moins rares. »

IXe OBSERVATION.

« Madame G..., rentière, âgée de quarante-cinq ans, d'un tempérament nerveux, souffre cruellement de l'estomac depuis cinq ans. Elle a, dit-elle, une gastrite chronique, et espère peu en guérir; mais elle se soumet avec trop de rigueur au régime antiphlogistique, pour que sa maladie n'augmente point. Des saignées réitérées, des boissons gommeuses, la diète ou le régime végétal et lacté, constituent depuis cinq ans son mode d'existence. Le sirop de morphine pour prescription ne procure pas de bien; elle dit même qu'il lui occasionne des chaleurs à la gorge et à l'estomac. Alors je ne recommande que l'alimentation succulente et de l'exercice. Au bout d'un mois madame G... se trouvait bien. « Je fais à pied deux lieues par jour, me dit-elle, et auparavant je ne pouvais pas me promener un quart d'heure. Je mange bien, ce que je ne faisais pas depuis longtemps, et les substances les plus indigestes, telles que le pâté, la viande de porc, ne me font aucun mal; mais si je prends des fruits, du laitage, des boissons acidules, ou même une cuillerée de sirop de guimauve, j'éprouve des douleurs aussi violentes qu'autrefois. »

Les caractères de la gastro-entéralgie sont si nettement dessinés dans ces faits, que l'on ne pourrait, sans un aveuglement complet, les confondre avec la gastro-entérite chronique. Il serait, par conséquent, tout-à-fait inutile de les commenter. Nous croyons faire plus de plaisir aux lecteurs en choisissant deux autres faits dans l'ouvrage de Comparetti. Huit observations, également instructives, servent de base à ce travail; leur étendue nous empêche de les rapporter toutes; mais la lecture de celles que nous allons traduire, si elle n'engage pas les médecins à recourir à l'original, suffira du moins pour leur donner une idée du talent observateur de Comparetti, et leur faire voir la confiance qu'il doit inspirer. Toutes ces observations sont tracées de main de maître, et confirment pleinement les principes que nous avons cherché à faire prévaloir. C'est un nouveau et puissant témoignage en notre faveur. Nous disons nouveau, parce que nous n'avons connu cet ouvrage, qui a cependant paru en 1780, qu'après avoir publié la troisième édition du *Traité sur les gastralgies*. Il est étonnant qu'un livre si remarquable ne soit pas cité par les médecins qui ont écrit depuis sur les névroses; car, à l'exception du chapitre où Comparetti cherche à expliquer ces affections par les communications nerveuses, ce livre est un véritable chef-d'œuvre, qui aurait mérité les honneurs d'une traduction. Mais venons aux faits; ils feront apprécier leur auteur beaucoup mieux que nous ne pourrions le faire par des éloges.

Xe OBSERVATION.

« Un homme âgé d'environ trente-deux ans,

grêle, intelligent, vif et d'un tempérament bilioso-mélancolique, avait été affecté, dans sa tendre enfance, de croûtes de lait, de vers intestinaux, de douleurs de ventre et de dévoiement. Plus tard, il fut atteint d'*épistaxis*, de céphalée, de flux de ventre, d'inquiétudes mentales, et d'une légère nostalgie, qui lui survint au collège. Les tourmens de l'esprit, et les pensées fixes, avaient augmenté au point que le germe de la mélancolie paraissait éclore et se développer dans son jeune corps. L'insomnie, les lassitudes, la constipation, une sensation de pesanteur et de serrement dans les jambes, tourmentaient souvent cet enfant, qui ne se livrait que de loin en loin à la société, aux exercices corporels et aux jeux; il avait même peu d'attrait pour ce genre de récréations. En entrant dans l'adolescence, il lui était survenu, après avoir subi à la campagne l'action d'un air froid et humide, une fièvre tierce, qui fut combattue avec le quinquina. Comme elle récidiva, on revint au même médicament, dont on continua l'usage pendant l'hiver, le printemps et l'été. Le foyer de cette fièvre étant vaincu par les décoctions amères et le séjour de la campagne, d'autres symptômes se manifestèrent: c'était une constipation opiniâtre, de fréquentes coliques, des battemens de cœur, l'intermittence du pouls, une grande disposition à se fatiguer, un sentiment de pesanteur et de morsure dans les extrémités inférieures. La colique se développait six ou sept heures après le dîner; elle était plus fréquente et plus forte lorsque le corps était agité, et qu'il faisait chaud; mais il arrivait souvent que la pression sur l'abdomen, en faisant rendre des vents, apaisait cette douleur. Les battemens du principal organe de la circulation venaient souvent après l'ingestion d'alimens venteux, et plus promptement encore après de la tristesse ou des craintes. Il y avait aussi quelquefois, dans le côté gauche de la poitrine, une douleur telle, qu'il semblait au malade que son cœur était piqué, resserré ou comprimé. Ces symptômes disparurent peu à peu durant les progrès de l'adolescence, à l'exception cependant de l'intermittence du pouls, qui continuait à se manifester par un moment de repos après huit à dix pulsations artérielles, et par une sensation d'anéantissement que le malade éprouvait en même temps dans la région cordiale. L'étude assidue des sciences abstraites, à laquelle il s'appliqua vers la fin de l'adolescence, lui causa une grande perte des forces digestives, de l'anorexie, une disposition à la diarrhée, et quelquefois de la fièvre, qui se manifestait sous la forme d'éphémère ou de synoque simple. Une vive inquiétude sur sa santé s'étant réunie à cet état physique, il usait d'une nourriture ténue, mais animale plutôt que végétale, et ne faisait que peu d'exercice. Les excès dans le travail de l'esprit, la paresse du corps, les longues veilles, une grande chaleur de l'atmosphère, les dérangemens et l'inégalité de la perspiration, affectèrent si gravement les fonctions digestives qu'il en résulta un dévoiement fort long, copieux et pénible. La maigreur faisait des progrès rapides, sans que la tête cependant et les facultés intellectuelles fussent affectées. Enfin, le marasme approchait, lorsque le changement d'air, le séjour de la campagne, l'exercice corporel, la société et le repos de l'esprit, réparèrent la perte des forces digestives, de la nutrition, du teint et de l'embonpoint. L'intermittence du pouls cessa également à cette époque.

» Il mangeait et buvait alors copieusement, sans danger ; l'abus même du pain, de la viande, des acides et d'un vin âpre, ne paraissait lui faire aucun mal. Sa santé se fortifia donc d'une manière remarquable pendant l'hiver, le printemps et l'été. Revenu à Venise vers l'automne, il reprit ses calculs analytiques, abandonna l'exercice du corps, ainsi que les délassemens de l'esprit, s'exposa tantôt aux rayons d'un soleil ardent, qui provoquaient la sueur, et tantôt à un air frais, qui la répercutait. Ce changement d'habitation, de conduite, et ces imprudences, altérèrent de nouveau sa santé : toux sèche, respiration fréquente, enrouement. Une boisson chaude adoucit ces symptômes; mais peu de jours après, douleur ou sensation, soit de pesanteur, soit d'augmentation de volume, soit de fourmillement autour de la malléole externe du pied gauche, sans tumeur ni rougeur. Tristesse et crainte qu'un petit chien, qui peu de jours auparavant avait approché la gueule de cette malléole, n'y eût fait une morsure et déposé quelque venin. On lava la partie souffrante avec de l'eau froide, on frictionna toute la surface du corps; le malade prit en même temps des tisanes sudorifiques et des poudres absorbantes. Un ictère, des douleurs vagues et fugaces dans les membres, une crépitation des jointures, des tressaillemens musculaires, un tremblement des membres, notamment des doigts des mains, aggravèrent cette situation. La jaunisse disparut promptement au moyen des amers, des apéritifs et de l'arrivée de l'hiver; mais les autres incommodités restèrent, et devinrent même plus intenses. L'affection de la malléole s'étendit d'abord au mollet, puis au genou et à la hanche du même côté; elle passa ensuite à l'extrémité inférieure droite sans quitter l'autre. Le malade ne changea rien à son régime, et continua ses études, qu'il prolongeait quelquefois fort avant dans la nuit; il prit seulement de l'eau miellée et nitrée.

» Enfin, après de nombreuses fatigues de tête et des yeux; après des excès de table, notamment dans l'usage du café et d'autres boissons âcres ; après des pertes insolites de l'humeur spermatique, qui ne l'affaiblissaient cependant pas beaucoup, et après avoir éprouvé l'action d'une température froide et humide contre laquelle il ne se garantissait pas assez, il fut pris, au commencement du printemps, de douleurs abdominales, de fréquentes déjections alvines, de ténesme et de tranchées. Ces symptômes s'accrurent encore dans un voyage qu'il fit en voiture sans avoir eu la précaution de se soutenir le ventre, pour préserver les viscères qui y sont contenus des violentes secousses mécaniques qu'il devait éprouver. Le dévoiement, qui avait disparu lorsque la température s'adoucit, fut remplacé par de la lassitude, un sentiment de fatigue et une perturbation dans les organes de l'abdomen. On ne fit aucun traitement. Peu de temps après, il survint de la pesanteur de tête et un rhume de cerveau, que l'on calma avec de l'eau chaude miellée, et qui furent suivis des phénomènes que voici : faiblesse des facultés intellectuelles, tintement de l'oreille gauche ; sensation gravative, constringente, douloureuse, des yeux et du gosier ; il semblait au jeune homme que cette dernière partie était fermée par un globe, ou qu'une main la pressait fortement à l'extérieur. Effrayé de ces nouveaux symptômes, il demanda des secours. Le pouls étant grand et développé, quoique rare, on fit une saignée du pied de sept onces. Le sang était peu cohérent, séreux et décoloré. On donna de doux laxatifs et des décoctions amères, qui, loin de soulager le mal, l'aggravèrent.

» L'affection des yeux augmenta en effet d'intensité ; elle se propagea même aux narines, aux mâchoires, aux tempes, au sinciput et au menton : elle était plus ou moins forte, plus ou moins longue, continue ou intermittente. Une lumière trop vive, les mouvemens du corps, les contentions de l'esprit, augmentaient tous ces symptômes. Pour les soulager, on eut recours aux huiles douces, aux eaux dites antispasmodiques, aux bains de pieds. En adoucissant les incommodités des yeux et de la tête, ces moyens déterminaient un poids sur la poitrine et une anxiété considérable, qui gênaient beaucoup, à cause de l'obstacle qu'ils apportaient à la sortie des vents par la bouche. Comme la langue était chargée, on fit usage de la rhubarbe ; mais aussitôt qu'une faible dose de ce médicament était ingérée dans l'estomac, les accidens de la tête, des yeux et de la gorge, se renouvelaient. La manne, la casse, la crême de tartre, et les autres purgatifs légers produisaient le même effet. On prescrivit alors le quinquina comme un remède qui apaiserait les symptômes. Vain espoir ! Dès qu'il fut ingéré, il réveilla et augmenta les phénomènes de la tête. Abandonnant alors l'étude et toute médication, le malade chercha du soulagement dans le régime, l'exercice corporel et les distractions. On remarqua que le repos et une abstinence sévère nuisaient autant, et même plus, que les mouvemens du corps et une certaine quantité d'alimens. Les incommodités de la gorge, des yeux, des oreilles et des autres parties, étaient plus fortes le matin et le soir qu'après l'ingestion d'une nourriture modérée. Les promenades à pied convenaient mieux que l'équitation et la voiture. Ce n'était pas seulement une lumière très vive, mais aussi une faible lumière dans une chambre obscure, et le passage subit d'un endroit peu élevé dans un autre qui l'était davantage, qui fatiguaient les yeux et les autres parties. Non seulement une profonde réflexion, mais encore une courte lecture et la moindre attention fixée sur un objet, avaient le même résultat. Tous ces symptômes diminuèrent enfin d'intensité ; mais à la sensation constringente des yeux succéda une légère ophthalmie, accompagnée de phénomènes singuliers : pendant les accès, le malade croyait voir des points brillans, et des stries noirâtres durant les intermissions Le premier de ces phénomènes, qui était fugace et passager, augmentait par l'emploi des irritans et des réfrigérans ; c'était alors comme des étincelles voltigeant devant les yeux. Le second, qui était permanent, devenait plus sensible par l'usage des substances relâchantes, oléagineuses et chaudes; c'étaient alors des lignes noires qui obscurcissaient la vue. En outre, les membres étaient sujets à un tremblement, à un sentiment de formication, ou à une sorte de stupeur qui, il est vrai, n'étaient pas de longue durée. La main gauche, néanmoins, conserva long-temps une sensation d'engourdissement et de serrement, qui venait peut-être d'une flexion et d'une pression que l'avant-bras avait éprouvées pendant le sommeil. Quoi qu'il en soit, cette sensation, ainsi qu'une autre toute semblable de la malléole, était facilement augmentée par l'excrétion trop abondante du fluide spermatique. Ces nombreux symptômes s'interrompaient, revenaient et se diversifiaient, selon les variations de leurs causes. Telle fut la situation du malade pendant tout l'été.

» De nouveaux phénomènes se manifestèrent à l'approche de l'automne : c'étaient d'abord des frémissemens et des pulsations dans l'épigastre et les hypocondres, des battemens désordonnés du cœur, qui survenaient après l'ingestion d'une nourriture copieuse, âcre et flatulente, ou pendant une abstinence complète d'alimens. Il y avait aussi une véritable intermittence de la respiration, qui, se prononçant surtout au moment du sommeil, empêchait le malade de dormir. Enfin, agitation des yeux et trouble de la vue, tintement et bourdonnement d'oreilles, sentiment de tension et d'obstruction dans le fond du méat auditif, faiblesse et confusion des idées, impossibilité de se livrer à quelque réflexion, d'appliquer son esprit à quelque objet sans éprouver aussitôt un obscurcissement de l'intelligence, une sensation de serrement au sinciput, de la pesanteur et de la chaleur à la tête. Quelquefois nausées et vomituritions; souvent gonflement du ventre et borborygmes, notamment après les repas trop copieux. La faim tourmentait fréquemment le malade, et si elle n'était pas satisfaite, il éprouvait un tremblement des parties internes, avec une sensation de langueur et d'anéantissement à la région épigastrique. La plus petite quantité de café, de vin âpre, de suc acide et de potion âcre, excitait les incommodités ordinaires des yeux, de la gorge et de la tête. Les changemens atmosphériques exerçaient une grande influence sur l'état du malade. C'est ainsi que le vent nord-est et un léger degré de froid augmentaient le resserrement des yeux, le tintement d'oreilles, la sensation de plénitude dans la tête et l'énergie du corps; tandis que le vent sud-ouest et la température chaude amenaient la lassitude, la tristesse, la paresse et l'affaiblissement de l'organisme, quoique les incommodités de la tête fussent alors moins prononcées. La diminution de la transpiration était suivie de douleurs vagues et fugaces dans les membres et les jointures, de soubresauts et de palpitations des muscles. Ces symptômes, qui étaient aussi le résultat d'une nourriture trop abondante et d'une boisson âcre, cessaient lorsque la transpiration se rétablissait, et que le malade se mettait à un régime plus modéré. Il y avait des circonstances où l'excrétion spermatique exaspérait la sensation pénible des malléoles, de la paume des mains, de la tête, des yeux, de la gorge, et d'autres circonstances où elle soulageait ces symptômes. Les bâillemens, les pandiculations et les distensions des membres, occasionnaient des crépitations dans les jointures et des tressaillemens musculaires. La plus légère crainte accélérait et troublait les battemens du cœur, déterminait une sensation gravative dans le thorax, et quelquefois une constriction fugace au sinciput. Mais si ces différens phénomènes se développaient aisément, ils se dissipaient aussi avec la plus grande facilité; car il arrivait souvent qu'une conversation agréable, le rire et un peu de gaîté, faisaient disparaître toutes les affections des yeux, de la gorge et de la tête. Il arrivait aussi qu'une légère dose de chocolat adoucissait l'irritation de l'estomac et les incommodités cérébrales. Il arrivait enfin qu'un violent prurit de toute la surface du corps disparaissait aussitôt après une légère transpiration, ou après l'ingestion d'un aliment convenable.

» Dans une si longue maladie, notre jeune homme

étudia et apprit à connaître, sans recourir aux médecins, ce qui lui convenait, et ce qu'il devait éviter. Il revint à la rhubarbe, qu'il prenait en infusion aqueuse, tantôt tous les jours, tantôt tous les deux jours, et tantôt à de plus longues distances. Il revint aussi au quinquina, sous forme de potions, à doses légères, mais fréquentes. La rhubarbe purgeait l'estomac, et le quinquina le fortifiait, sans nuire, cette fois, à la tête et aux autres parties. Il arrivait, au contraire, que les incommodités habituelles disparaissaient momentanément après l'ingestion de ces substances. Il supprima le souper, proscrivit le vin âpre ainsi que les acides, et s'efforça de s'accoutumer au lait de vache, quoique son estomac eût de la peine à le supporter, et qu'il ne le digérât qu'en le coupant avec moitié eau. Il parvint de cette manière à éviter les borborygmes et la diarrhée, que le lait produisait auparavant. Il rejeta le café, qui l'empoisonnait, et prit du bon chocolat, qui le calmait et le fortifiait. L'expérience lui apprit à redouter, plutôt qu'à désirer, les plaisirs vénériens ; à se méfier du repos corporel, et lui fit sentir la nécessité de l'exercice. Ayant continué ce régime pendant deux années, il s'en trouva si bien qu'il put reprendre ses travaux de l'esprit, auxquels il avait été obligé de renoncer depuis long-temps. Mais il lui survint alors des pustules dans la bouche, sous la langue, aux gencives, dans les oreilles, sur la tête et d'autres parties. Après avoir passé à l'état d'ulcération, ces pustules cédèrent au suc de cresson, de chicorée et de fumeterre, dont l'usage fut continué au delà d'un mois. Le lait coupé avec une décoction amère termina la guérison. C'est ainsi que ce jeune homme acquit une assez forte santé physique, et que son moral, qui avait été si affecté, reprit toute son énergie. »

Réflexions. Cette histoire est un modèle de narration. Nous n'avons point voulu l'abréger, parce qu'elle prouve l'exactitude de Comparetti à noter tous les phénomènes propres à caractériser la maladie. Une autre raison nous a déterminé à la traduire dans tous ses détails, quelque minutieux qu'ils puissent paraître ; c'est que les causes et les symptômes que nous avons attribués à la gastro-entéralgie hypocondriaque y sont peints d'après nature et d'une ressemblance frappante. Elle confirme aussi ce que nous avons dit sur la marche de cette névrose, sur les variations que les différens états de l'atmosphère lui font subir, et sur les effets des différentes médications employées pour la combattre. C'est ainsi qu'elle fait voir, d'un côté, les inconvéniens des purgatifs, des antiphlogistiques et des stimulans, et, de l'autre, les avantages des toniques doux ; car les remèdes légèrement astringens étaient facilement supportés, et réussissaient, ainsi que Comparetti en fait la remarque dans l'analyse qu'il a faite de son observation : *Actio remedii paulo astringentis facile perfertur et expedit.* Enfin, cette observation prouve, comme nous l'avons dit, que les névroses en général, et celles des premières voies en particulier, guérissent par le traitement hygiénique plutôt que par les agens médicinaux. Ce qu'il y a de positif, du moins, c'est que le régime a été plus utile ici que les médicamens, ainsi que Comparetti le remarque encore : *Paucis medicamentis, multo regimine valetudo restituitur.* Dans l'observation qui va suivre on verra une complication hystérique ; mais le fait n'en est que plus intéressant : il est bon d'étudier les névroses gastro-intestinales sous les nombreuses formes qu'elles peuvent prendre.

XIe OBSERVATION.

« Une femme âgée de plus cinquante ans, douée d'un tempérament bilioso-mélancolique, d'une forte corpulence et de fibres molles, mariée à un homme robuste, qui ne la rendit cependant jamais mère, avait éprouvé, pendant sa jeunesse, des douleurs de tête, des sifflemens d'oreilles et de la surdité. Ces phénomènes, qui provenaient des vents, de la pluie et du froid, auxquels elle s'était exposée, en passant des nuits entières à une fenêtre ouverte, pour attendre son mari, n'avaient pas toujours la même intensité; ils étaient très-prononcés dans certains temps, légers dans d'autres, et disparaissaient quelquefois entièrement, à l'exception néanmoins d'un bruit à l'intérieur des oreilles, qui ne cessait presque jamais, quoiqu'il y eût de longs intervalles où il n'y avait point de cophose, et où l'ouïe conservait toute sa finesse. Cette femme avait atteint sa quarantième année, lorsqu'elle commença à être en proie à des inquiétudes, à des querelles de famille, et à d'autres infortunes, qui lui causèrent de la tristesse, des craintes, des angoisses de l'esprit, et la rendirent très-faible. Etant un jour à l'église dans cette disposition, les vapeurs de l'encens, et peut-être aussi les exhalaisons qui s'élèvent d'une grande réunion de monde, la firent tomber en syncope. Ses sens, qui manquèrent tout à fait, ne purent être rappelés par les plus fortes essences spiritueuses qu'on lui appliqua sous le nez. La saignée fit revenir la connaissance; mais la maladie continua sous mille formes diverses. La répétition de la saignée, les purgatifs, les cordiaux, les anti-hystériques, les anodins, ne furent d'aucune utilité. L'estomac ne supporta pas les eaux minérales acidules; car elles faisaient vomir les matières ingérées.

» Au bout de huit ans de cet état, durant lesquels on avait employé, sans succès, une foule de remèdes, je fus appelé auprès de la malade, qui se plaignait alors de la tête et de l'abdomen. L'affection du ventre répondait à la région ombilicale : c'était une sensation comme si les intestins eussent été agglomérés, roulés, ou tortillés, et comme s'ils eussent monté et descendu. Il y avait en même temps, dans cette partie, un gonflement inégal, composé de plusieurs bosselures. On entendait bientôt des borborygmes et des éructations, qui soulageaient toujours les incommodités abdominales, et les faisaient quelquefois cesser. Peu de temps après le soulagement ou la disparition de ces incommodités, la malade était prise d'un mouvement singulier de l'estomac, d'obscurcissement de la vue, de vertiges, de chaleur et de rougeur à la face, de tintemens d'oreilles, d'un sentiment de plénitude et de faiblesse de la tête. Tantôt il survenait de la lassitude et de la fatigue dans tout le corps, de la tristesse et des craintes chimériques; tantôt des douleurs et des soubresauts dans les membres, principalement dans les cuisses, qui étaient aussi tourmentées d'une sensation de morsure ou de constriction. Le développement, la succession, le changement et la connexion de ces symptômes étaient variables. Ils se manifestaient quelquefois tout à coup, d'autres fois peu à peu; les uns disparaissaient, tandis que les autres restaient.

» Nous étions au printemps, lorsque de nouvelles

craintes, de nouvelles insomnies et de nouvelles inquiétudes tourmentèrent la malade. Ces symptômes, qui avaient redoublé depuis quelques semaines, se manifestaient plus particulièrement vers la nuit. J'ai provoqué des selles qui manquaient, j'ai ouvert le veine du pied, et prescrit l'écorce du Pérou. Le sang n'avait point de fermeté, et il était très séreux. Les symptômes diminuèrent peu à peu. Mais, pendant les chaleurs de l'été, la malade fut prise de nouveau de lassitude, de tristesse, de craintes et de somnolence, surtout l'après-midi, et avant le repas. Les forces revenaient le soir, mais les affections de l'ame augmentaient. A la fin de l'été, le ventre étant libre, on tira quelques onces de sang du pied, et la malade fut soulagée le même jour; ce qui n'empêcha pas que le lendemain matin la face ne fût le siège d'une grande chaleur et d'une rougeur prononcée; il y avait aussi des éblouissemens, des vertiges, un sentiment de faiblesse et de plénitude dans la tête. Le pouls était fréquent, mais mou. Les symptômes diminuaient après l'ingestion de la nourriture. Effrayée, peu de temps après, par un grand bruit qui, sans être prévu, frappa ses oreilles, elle fut aussitôt prise d'un sentiment de constriction autour de l'ombilic, et d'un mouvement extraordinaire dans cette partie. L'affection passa ensuite dans les cuisses, qui furent prises aussi d'un sentiment de constriction et de morsure, pendant que la tête était libre. Le pouls, sans être fréquent, était raide et contracté. La crême de tartre, donnée à titre de laxatif, le quinquina, l'exercice et l'air de la campagne, calmèrent tellement la violence des symptômes, que l'hiver se passa assez bien.

» A l'arrivée du printemps, la maladie se montra d'une autre manière. Le ventre se tuméfia vers le pubis; une douleur se fixa aux lombes, et s'étendit à la cuisse droite, dont elle rendait les mouvemens difficiles. Comme il y avait, depuis longtemps, du dégoût, de l'amertume de la bouche, de la pâleur à la langue et de la constipation, j'ordonnai deux laxatifs, et quelques autres médicamens, qui soulagèrent la malade, en laissant, néanmoins, subsister la douleur. On tira un peu de sang du bras et du pied, et ce liquide se couvrit d'une légère couenne. La douleur des lombes diminua, et finit par cesser; mais celle de la cuisse persista, elle se propagea même jusqu'à la jambe. Les sucs et les décoctions des plantes apéritives gonflèrent l'abdomen, et nuisirent. La douleur de la jambe dura tout l'été, sans interruption, tandis que les autres symptômes s'apaisaient. Elle se calma enfin par une enveloppe de laine, le séjour de la campagne, l'exercice corporel, le repos de l'esprit. Et c'est encore à ce traitement hygiénique, bien plus qu'aux médicamens, que la malade a dû sa guérison. »

Qu'on nous permette maintenant de puiser quelques observations dans notre pratique. Nous aurons soin, pour éviter des répétitions, et montrer la maladie sous des formes différentes, de choisir celles qui offrent des particularités remarquables. La première que nous allons rapporter nous paraît digne d'intérêt, par le danger imminent qu'elle a fait courir à la personne qui en était atteinte.

XIIe OBSERVATION.

Madame G...., âgée d'environ trente-cinq ans, d'un tempérament lymphatique et nerveux, femme d'un notaire dans le département du Loiret, avait éprouvé, quelques années avant la maladie dont nous allons rendre compte, une longue affection de l'estomac, qui, d'après ce qu'on nous a dit, réunissait tous les caractères d'une gastro-entéralgie. Prise d'abord pour une gastrite chronique, et aggravée par un long usage des antiphlogistiques, cette affection s'était enfin dissipée par un régime substantiel. La guérison n'était cependant pas si complète qu'elle le paraissait, car il restait un appétit vorace, qui forçait madame G.... à manger beaucoup plus que dans son état de santé ordinaire. Aussi fut-elle prise d'une nouvelle maladie vers la fin de l'été 1833. Selon le rapport du médecin, très-instruit, qui lui donnait des soins, c'était une fièvre lente nerveuse, compliquée d'un état muqueux des premières voies. Quoiqu'on n'eût point abusé des antiphlogistiques, et que le traitement eût été sagement dirigé, madame G.., loin de se rétablir, dépérissait de jour en jour. On nous demanda pour aller la voir au mois de janvier 1834. Arrivé près d'elle, nous la trouvâmes dans le marasme le plus complet, n'ayant plus que la peau sur les os, et n'étant pas sortie de son lit depuis soixante-cinq jours; elle n'avait pas même la force de faire le moindre mouvement : on était obligé, pour prévenir la formation des escarres, de la retourner comme un corps inerte. La langue était blanche et humide, l'estomac paraissait le siège d'angoisses extraordinaires, et ne pouvait plus rien supporter ; on sentait à peine le pouls, si ce n'était par momens, où il y avait une légère excitation fébrile. La malade, complètement anéantie, ne connaissait plus personne, pas même son mari ni sa sœur qui lui prodiguaient les soins les plus assidus ; la parole était suspirieuse et presque éteinte. En un mot, madame G... n'avait plus que le souffle. Son médecin ordinaire en désespérait, et les voisins s'étonnaient qu'on eût fait venir un médecin de Paris pour une personne qui n'avait plus que quelques minutes à vivre. Le bruit de sa mort courait même dans la ville qu'elle habitait. Persuadé aussi qu'il était impossible de la sauver, nous nous hâtâmes de partir, après notre consultation, pour qu'elle ne succombât pas en notre présence. Que faire dans une pareille situation ? Sans aucun espoir de succès, mais pour l'acquit de notre conscience, nous conseillâmes du lait d'ânesse et du bouillon de bœuf, par cuillerées à bouche, tantôt l'un et tantôt l'autre; eu égard aux accès fébriles, nous ajoutâmes une potion dans laquelle entraient quelques grains de sulfate de quinine. Nous aurions voulu lui faire prendre des bains gélatineux; mais la crainte qu'elle ne mourût dans les mouvemens qu'on aurait été obligé de lui imprimer pour la mettre dans la baignoire et l'en retirer, nous ayant interdit l'usage de ce moyen, nous y suppléâmes par des flanelles trempées dans une eau fortement chargée de gélatine, et appliquées autour des membres. De petits lavemens de bouillon complétèrent l'ordonnance.

Quatre jours après notre retour à Paris, nous reçûmes du mari de la malade une lettre qui nous annonçait un mieux très sensible. Encouragé par ce résultat inattendu, nous conseillâmes de la mettre dans les bains gélatineux aussitôt qu'elle pourrait les supporter; d'augmenter d'abord la quantité du lait et du bouillon, de passer ensuite à de petits potages. L'amélioration ayant continué, madame

G... commença bientôt, d'après notre avis, à prendre des œufs à la coque, à sucer de la viande rôtie, et à en avaler quelques bouchées. La convalescence a été longue et entravée par de petites rechutes, presque toujours dues à des fautes de régime; mais en augmentant avec plus de circonspection la quantité des alimens, et en ayant soin d'éviter ceux qui étaient contraires, la santé physique s'est enfin rétablie. Il ne restait qu'une grande faiblesse des facultés intellectuelles, qui a aussi fini par disparaître. Madame G... est venue nous voir au mois de juin 1835; elle se portait alors parfaitement bien, et nous n'avons point appris qu'elle soit retombée malade depuis cette époque.

Réflexions. On sera peut-être étonné de nous voir classer cette affection parmi les gastralgies; on pourra dire que madame G... n'avait, à l'époque où nous avons été appelé près d'elle, qu'un épuisement complet amené par la fièvre. Nous croyons cependant que l'étonnement cessera, et que l'on se rangera de notre avis, si l'on considère que l'appétit vorace dont elle n'a cessé d'être atteinte, depuis sa première maladie jusqu'à la seconde, annonçait une suite de l'excitation nerveuse du canal digestif, notamment de l'estomac, et que c'était à un surcroît de cette excitation qu'on devait attribuer la fièvre qui est survenue en dernier lieu. Selon nous, madame G... n'a donc eu qu'une maladie qui a présenté trois phases différentes : la première a été caractérisée par les symptômes ordinaires de la gastro-entéralgie; la seconde par la boulimie seulement, et la troisième par la fièvre, qui n'a été que l'expression d'un plus haut degré de souffrance nerveuse du tube alimentaire. Rien n'est plus commun que de pareilles métamorphoses dans les caractères extérieurs des névroses gastro-intestinales. Ces névroses consistent toujours dans une lésion de la sensibilité des premières voies; mais les symptômes de cette lésion peuvent varier à l'infini, se succéder les uns aux autres, et changer à tel point que l'on croirait avoir affaire à une affection d'une autre nature, bien qu'au fond ce soit la même maladie. Quelle que soit, au surplus, l'idée que l'on se formera de la maladie de madame G..., le fait n'en mérite pas moins d'être connu des médecins; il contribuera à leur faire sentir qu'on ne doit pas désespérer légèrement des forces de la nature, et qu'il y a espoir de guérison, si bas que soit le malade, aussi long-temps que les tissus ne sont point désorganisés.

XIIIe OBSERVATION.

Madame M...., âgée de quarante-quatre ans, d'une constitution bilioso-nerveuse, demeurant aux Batignolles, perdit une fille qu'elle chérissait. Le violent chagrin que cette perte lui fit éprouver altéra profondément ses fonctions digestives. La bouche devint pâteuse; il y avait de l'inappétence, des douleurs et des anxiétés à la région épigastrique, des vomissemens de glaires verdâtres, des agitations passagères du pouls. Les sangsues au creux de l'estomac, les calmans de toute espèce, tant à l'intérieur qu'en topiques, ordonnés par son médecin, M. Rousseau, adoucirent les symptômes gastralgiques sans amener la guérison. Malgré le régime lacté et la continuation des adoucissans, ces symptômes persistèrent pendant plusieurs mois; seulement ils étaient moins intenses, si ce n'était par momens, où ils reprenaient leur violence primitive. Il est vrai que la malade, lorsqu'elle se trouvait mieux, s'écartait du régime prescrit, et que les rechutes étaient souvent dues à ces imprudences. Deux célèbres médecins, appelés en consultation, soupçonnant un épaississement des parois de l'estomac, prescrivirent une saignée du bras, et, au besoin, de nouvelles sangsues à l'épigastre, des émolliens sur cette partie, des bains chauds, des boissons délayantes, et du lait pour principale nourriture. Aucune amélioration ne suivit ce traitement, qui ne différait du premier qu'en ce qu'il était plus actif; la maladie s'aggrava, au contraire, d'une manière notable : le mieux qui existait auparavant, par intervalles, fut moins prononcé; l'estomac, devenu plus sensible, rejetait presque tout ce qui était avalé. Désespérée de sa position, madame M.... désira consulter un médecin homœopathique. Ce médecin promit un prompt rétablissement, défendit les antiphlogistiques, ordonna une alimentation succulente, et une potion dans laquelle entrait la noix vomique, comme nous l'avons vu dans la formule qu'il avait faite. Une forte sensation de brûlure s'étant fait sentir dans l'estomac à chaque cuillerée de la potion, la malade ne voulut plus en prendre, et perdit toute confiance dans l'homœopathie.

On vint alors nous prier de la voir, avec son médecin ordinaire, qui nous donna les détails qu'on vient de lire. C'était à la fin de 1835. Il y avait plus d'un an que la maladie avait commencé : le moral était vivement affecté, la maigreur ainsi que la faiblesse étaient considérables, l'agitation continuelle, le sommeil presque nul, l'appétit fantasque, la constipation invincible; les vomissemens de matière verdâtre se répétaient souvent; la flatulence était si grande que les parois de l'abdomen, amincies par l'émaciation du sujet, présentaient de fréquentes bosselures, causées par des distensions gazeuses du canal digestif: une de ces bosselures, s'apercevant plus fréquemment vers l'extrémité droite de l'estomac, faisait croire à madame M....

que cet organe s'était dilaté dans un point, pour y former une poche, qu'elle sentait, disait-elle, se remplir et se vider.

Quoique l'exploration attentive de l'abdomen ne nous fit découvrir ni tumeur, ni rénitence, ni même de douleur, cette situation nous alarma; les vomissemens surtout nous firent craindre une lésion organique. D'un autre côté, l'absence de la fièvre, la non-altération du teint, et le développement subit de la maladie par une cause morale, nous rassurèrent un peu, en nous donnant à penser qu'elle pouvait n'être que nerveuse. Notre pronostic fut donc douteux pour les parens, mais tranquillisant pour la malade. Après avoir cherché à relever son courage, qui était complètement abattu, et à lui inspirer plus d'espérance que nous n'en avions, nous prescrivîmes, pour médicamens, de la magnésie et du bi-carbonate de soude, dont la malade, au dire de M. Rousseau, s'était déjà bien trouvée; pour nourriture, du lait d'ânesse et du bouillon fait avec moitié bœuf et moitié poulet, pris en petite quantité à la fois. Nous recommandâmes, en outre, à madame M.... de ne pas rester au lit, de faire autant d'exercice que ses forces le lui permettraient, sans se fatiguer, et de reprendre les occupations de son ménage, auxquelles elle avait renoncé, tant elle était découragée. La magnésie et le bi-carbonate de soude ayant paru irriter l'estomac plutôt que le calmer, on y renonça au bout de quelques jours. La malade étant dégoûtée du lait d'ânesse, à cause de la grande quantité de laitage qu'elle avait pris depuis le commencement de sa maladie, on fut aussi obligé de l'abandonner. Le bouillon faisait plus de plaisir et passait mieux, surtout lorsqu'on le rendait plus consistant par l'addition de quelque fécule. C'était une indication positive de s'en tenir à une alimentation douce et substantielle, et c'est ce que nous fîmes. En augmentant cette alimentation graduellement, tous les symptômes se dissipèrent, les forces et l'embonpoint revinrent à vue d'œil; et, malgré quelques coliques qui se manifestèrent pendant la convalescence, et qui cédèrent facilement à une potion opiacée, madame M.... était si bien au mois de février, que nous cessâmes nos visites. Nous convînmes seulement qu'elle irait prendre les eaux de Néris l'été suivant pour compléter sa guérison. Elle vint nous voir au mois d'avril; si elle n'eût pas été avec son mari, nous ne l'aurions pas reconnue, tant elle avait pris de fraîcheur et d'embonpoint. Sa visite avait pour but de nous dire qu'étant parfaitement guérie, elle ne croyait pas qu'il fût désormais nécessaire qu'elle allât à Néris, et nous fûmes de son avis. Une indigestion lui causa cependant une rechute quelque temps après; mais la diète pendant trois ou quatre jours, et le retour graduel à la nourriture, suffirent pour la rétablir. Ne l'ayant pas revue depuis cette époque, nous avons lieu de croire qu'elle a continué à se bien porter.

Réflexions. Il serait sans doute inutile de commenter ce fait; nous ne pensons pas, du moins, qu'on puisse y voir autre chose qu'une gastro-entéralgie, qui s'est prolongée par la continuation du chagrin qui l'avait produite, les imprudences que la malade commettait dans le régime et l'abus des antiphlogistiques. La preuve que ces trois causes entretenaient la maladie, c'est que la guérison a eu lieu lorsqu'elles cessèrent d'agir. Nous disons que la guérison a eu lieu, parce que l'idée d'une lésion organique, qui avait été soupçonnée par deux médecins, et que nous avons craint nous-mêmes, a dû s'évanouir quand on a vu les fonctions digestives, les forces et l'embonpoint complètement rétablis. Une altération des tissus de l'estomac peut rester stationnaire plus ou moins long-temps, et ne produire alors que de légers symptômes; mais nous ne croyons pas qu'elle puisse exister avec l'apparence d'une parfaite santé. Quoi qu'il en soit, la maladie de madame M..... a présenté un phénomène très-fréquent dans les gastralgies, et très-important à connaître, parce qu'il peut servir de pierre de touche pour les distinguer des autres affections de l'estomac, et qu'il fournit une indication pour les bien traiter; c'est la plus grande facilité à supporter les potages que les bouillons seuls, la faculté de digérer les solides mieux que les liquides. Mais ayant déjà indiqué ce phénomène dans le *Traité sur les gastralgies*, et devant en parler encore, nous nous bornons à le faire remarquer aux praticiens.

XIVe OBSERVATION.

La narration suivante nous a été apportée du département des Deux-Sèvres, au commencement de février 1834. Nous n'y changerons rien, parce qu'elle donne une idée nette de la maladie.

« Monsieur de M...., âgé de cinquante-et-un ans, grand et bien constitué, directeur des contributions indirectes avant la révolution de juillet, mais sans occupations depuis cette époque, a joui d'une bonne santé pendant sa jeunesse; seulement il a toujours eu des dispositions aux glaires, et bien des années avant de tomber malade, il était quelquefois obligé, après avoir mangé sa soupe, d'en aller rendre, puis il revenait à table, et mangeait de bon appétit. De plus, il était sujet, dans ces dernières années, à des douleurs qu'on croyait rhumatismales, ensuite à une toux sèche, provenant d'une irritation au larynx, et se prolongeant des mois entiers. Il avait aussi des sueurs abondantes, qui l'ont forcé à porter des gilets de flanelle. Il y a dix-huit mois, à la suite de vertiges, d'un peu de fièvre, et de ses quintes de toux, on l'a saigné trois fois. Depuis cette époque, ses sueurs ont disparu, et il a toujours été souffrant.

» Néanmoins la maladie actuelle de M. de M.... ne date que de huit à dix mois; elle a débuté par des douleurs d'estomac, qui se sont présentées sous bien des formes. Dès le commencement de cette maladie, il éprouvait le malaise qu'on ressent lorsqu'un vomitif va produire son effet, sans cependant avoir jamais eu de vomissemens. Par la suite, les douleurs étaient des crispations dans les nerfs de l'estomac qui s'étendaient aussi dans les côtes, la poitrine et tournaient jusqu'aux reins. Habituellement, c'est un travail pénible qui part de l'épigastre et remonte jusqu'à la gorge, comme une personne remplie de vents qu'elle ne pourrait rendre. Souvent il a eu des battemens au creux de l'estomac, ainsi que des chaleurs dans cette partie; à présent les douleurs sont moins vives et se rapprochent de l'état où il était au commencement de la maladie. Ce qui a surtout causé ses souffrances, depuis quelques mois, c'est une abondance d'eaux et de glaires que rien, jusqu'à présent, n'a pu diminuer. Après chaque repas, il est obligé d'en rendre une quantité énorme, et ce sont principalement les liquides ou le moindre aliment aqueux qui les provoquent ; en sorte qu'il a renoncé à boire pendant les repas, et, dans la journée, il y supplée par un ou deux verres d'eau sucrée, avec de l'eau de fleurs d'oranger, et quelquefois un peu de lait. En rendant ces eaux et ces glaires aussitôt ses repas, ou pendant la journée, il ne rend jamais aucun aliment; il est, en outre, à chaque instant obligé de cracher; la salive qu'il rend est blanche et épaisse, et ses urines sont excessivement chargées; il a une constipation si opiniâtre que pendant quelque temps il ne pouvait la faire cesser qu'avec des lavemens d'une once d'huile de ricin; il en prenait tous les huit jours, et ressentait à la suite une extrême fatigue. Maintenant son médecin lui conseille les lavemens d'eau froide qui produisent un effet prompt, et paraissent lui faire du bien. Il n'a jamais eu de colique ni de dévoiement; la langue n'a été rouge que momentanément, elle est habituellement blanche, sans être cependant fort épaisse; quoiqu'il n'ait point d'appétit, et qu'il éprouve un sentiment continuel de plénitude dans l'estomac, les alimens qu'il mange, par raison, ne lui semblent pas mauvais : toutes les fois que le médecin lui a tâté le pouls, il l'a trouvé calme, tranquille et un peu lent; jamais de fièvre; il dort très-bien, et il est à remarquer que les glaires, qui le fatiguent pendant le jour, n'interrompent nullement son sommeil; il n'en rend point non plus lorsqu'il est fortement distrait. Ses forces et son embonpoint ont considérablement diminué, son moral s'affecte par momens, les variations de l'atmosphère augmentent ses malaises et troublent son repos.

» Les médecins qui l'ont vu dès le commencement de la maladie, le croyant atteint d'une gastrite chronique, lui ont prescrit quatorze sangsues au creux de l'estomac, des vésicatoires volans autour de cette partie, et le régime antiphlogistique. Ces moyens n'ayant pas réussi, on leur substitua la magnésie calcinée, des pilules de gentiane, de belladone et de thridace, plus tard on y ajouta le quinquina; on a essayé les eaux de Seltz, de Vichy, coupées avec l'eau de chiendent, puis une forte décoction de chicorée et de laitue, et cette décoction a causé plus de mal que les autres remèdes, qui n'avaient eu qu'un effet négatif, car les pilules ne lui faisaient absolument rien. L'eau de Sedlitz et l'huile de ricin ont aussi été données sans succès. Enfin M. de M... a porté pendant près de trois mois, à la région épigastrique, un emplâtre de savon camphré, dont il n'a point éprouvé de soulagement. Les applications de laudanum et de pavot ne calmaient que momentanément ses souffrances. Il est allé, au mois de juillet dernier, prendre les bains de mer; ses nerfs s'en trouvaient mieux, du moins il se sentait plus fort; mais il est revenu mangeant à peine et d'une maigreur effrayante. A la vérité, il ne prenait que des alimens maigres, du laitage et de l'eau sucrée, qui le dégoûtaient si fort, qu'il aurait fini par mourir d'inanition. Les médecins ayant alors déclaré qu'ils le croyaient atteint d'un cancer à l'estomac, ou au moins d'un ramollissement de la membrane muqueuse de cet organe, sa famille, déjà inquiète sur son état, en fut vivement alarmée.

» Heureusement que, dans ces circonstances, votre ouvrage est venu nous montrer, dans ce que M. de M.... éprouvait, tous les symptômes de la gastralgie. Comme le médecin qui le traite habituellement est de bonne foi, il a douté de son pronostic fâcheux, et n'a pas insisté pour faire continuer à son malade le régime qu'il avait d'abord cru le meilleur. Il lui a permis, au contraire, tous les alimens toniques, bouillon, fécules, viandes rôties, en un mot tout ce qui est arrangé au gras, et qui n'est pas d'une nature indigeste. M. de M.... a pris aussi un peu de vin de Bordeaux mêlé d'une grande quantité d'eau; mais il y a renoncé, ne buvant qu'entre ses repas, comme je l'ai déjà dit plus haut. Ce nouveau régime, qu'il suit depuis le mois de septembre, a bien produit du mieux; l'amaigrissement n'est pas tout-à-fait si sensible. Cependant, depuis que l'abondance des glaires est revenue, les joues sont plus creuses, le teint, qui s'était soutenu assez bien, paraît plus jaune; le dessous des yeux est gonflé et un peu violet; les lèvres ne sont pas colorées, mais M. de M.... est habituellement fort pâle. Cet état nous jette dans de nouvelles inquiétudes. »

Telle était sa situation, lorsque son beau-frère, que nous avions guéri autrefois d'une entéralgie, vint nous apporter cet exposé de la maladie, en nous priant d'aller voir le malade, si nous pensions qu'il y eût encore moyen de le sauver. Quoique ce cas nous parût grave, nous ne crûmes pas cependant qu'il fût désespéré, et nous consentîmes à faire, au milieu de l'hiver, un voyage de plus de cent lieues. Arrivé près de lui, nous vîmes avec satisfaction que le danger n'était pas si grand qu'on le croyait : tous les symptômes décrits dans le tableau ci-dessus existaient réellement, mais aucun n'aurait dû donner tant d'inquiétude. Aussi, l'examen le plus minutieux de tous les organes, et de toutes les fonctions, nous ayant donné la certitude qu'il n'y avait pas la moindre lésion de tissu, n'hésitâmes-nous pas à porter un pronostic des plus tranquillisans. Les médications antiphlogistique, tonique, anodine, absorbante et purgative, n'ayant pas réussi, et le régime substantiel n'ayant été mis en usage qu'à demi, et en tremblant, il était même facile d'ordonner un traitement convenable. En considérant l'inutilité et les inconvéniens des moyens employés jusqu'à ce jour, il ne fallait qu'insister fortement sur la nécessité de suivre ce régime dans toute sa plénitude, sans restriction et sans crainte. C'est ce que nous fîmes avec une assurance de succès qui, en relevant le courage du malade, contribua beaucoup à la guérison. Nous y ajoutâmes seulement le lait d'ânesse, pris matin et soir, et nous fîmes sentir le besoin absolu de se conformer en tout point aux préceptes de l'hygiène. A notre départ, au bout de huit jours, M. de M.... était déjà si bien, qu'il pouvait faire de longues promenades à pied, et toutes les lettres que nous reçûmes depuis notre retour à Paris, nous annoncèrent son rétablissement progressif. Nous en avons encore des nouvelles de temps en temps, et nous avons la certitude que sa santé est devenue meilleure qu'avant sa maladie.

Réflexions. Nous avons rapporté ce fait pour montrer un exemple de gastro-entéralgie *glaireuse*, c'est-à-dire accompagnée du rejet, par la bouche, d'une quantité plus ou moins considérable d'eau et de glaires, ressemblant quelquefois à du blanc d'œuf, et provenant, sans doute, d'une sécrétion vicieuse des sucs salivaire, gastrique et pancréatique. C'est dans cette espèce de névrose gastro-intestinale, qui est assez fréquente, et dont quelques auteurs ont fait une maladie particulière, sous différens noms, que les remèdes absorbans et alkalins, tels que la magnésie, le bi-carbonate de soude, l'eau de Vichy, etc., réussissent généralement. Il est vrai qu'ils ont été inutiles dans le cas que nous venons d'exposer; mais leurs effets salutaires n'ont-ils pas été annulés par la grande quantité des autres médicamens mis en usage, et, surtout, par une mauvaise nourriture? Ce qu'il y a de certain, c'est que le régime doit faire la base du traitement des gastro-entéralgies, et que sans une alimentation convenable les médicamens les mieux indiqués ne réussissent pas. On peut même assurer, sans crainte d'être démenti par l'expérience, que le régime seul peut les guérir, et que dans bien des cas les médicamens ne servent qu'à retarder la guérison. Mais laissons ce point de thérapeutique, pour y revenir par la suite, et passons à un autre fait, qui offrira aussi quelques phénomènes particuliers.

XVe OBSERVATION.

M. B...., propriétaire dans le département de la Haute-Loire, nous a envoyé, le 10 août 1827, un mémoire à consulter, qui fait bien connaître sa maladie; nous n'en supprimerons que quelques détails superflus.

« La lecture de votre *Traité sur les gastralgies* a fait naître en moi l'espoir d'obtenir de vos conseils la cure radicale d'une affection chronique de l'estomac, dont, jusqu'à ce jour, je m'estimais heureux d'être à moitié guéri. Voici l'histoire de cette affection, et des traitemens que l'on m'a fait subir.

» J'ai trente-deux ans; mon tempérament, d'ailleurs assez robuste, est irritable et nerveux. Jusqu'à l'âge de vingt ans, j'ai joui d'une bonne santé. A cette époque je fus, sans pouvoir en indiquer positivement la cause, atteint d'une violente boulimie : mon appétit quadrupla; il fallait le satisfaire, même pendant la nuit. Néanmoins, je maigrissais, et mon caractère tournait vers la mélancolie la plus profonde; j'avais presque continuellement des douleurs de tête, des bâillemens et des oppressions. Du reste, point de douleur aiguë à l'estomac; seulement cet organe était dans un état de langueur tel, qu'il me semblait que j'allais tomber en défaillance, même après le repas le plus succulent. Quoique je digérasse facilement, mes forces, et surtout celles des organes de la génération, s'affaiblissaient d'une manière très-sensible.

» On me soumit à un traitement tonique. Je fis usage de vin de quinquina, d'un opiat de cachou et de valériane, des ferrugineux, et d'une nourriture substantielle. J'en éprouvai du soulagement; l'appétit devint modéré, et les forces se rétablirent un peu. Toutefois, les autres symptômes persistèrent; c'est-à-dire que je continuai à éprouver une sorte de vide, pour ne pas dire de douleur, à la région épigastrique, de légers maux de tête, des bâillemens, etc. L'embonpoint ne revenait pas, les organes génitaux restaient très-faibles, et tous les caractères de la maladie devenaient plus intenses lorsque j'avais quelques peines morales. Quatre à cinq ans se passèrent dans cette situation.

» En 1821, un jeune médecin, revenu de Paris enthousiaste de la nouvelle doctrine médicale, me conseilla le traitement antiphlogistique. Il me fit appliquer plusieurs fois des sangsues à l'épigastre, supprimer l'usage des toniques et du vin pur; il m'ordonna de l'eau de gomme, et une nourriture débilitante, sans m'astreindre néanmoins à un régime trop sévère.

» Que la maladie, de nerveuse qu'elle était originairement, fût devenue inflammatoire par l'emploi de toniques trop actifs, ou qu'elle n'eût jamais consisté que dans l'éréthisme nerveux, toujours est-il que ce traitement me fit du bien : les malaises de l'estomac, les maux de tête et les bâillemens diminuèrent d'intensité. Il ne faut pas croire cependant que je sois guéri. Depuis cinq à six ans que je suis au régime antiphlogistique, mon état, quoique plus supportable qu'auparavant, n'est qu'une pénible convalescence. En mangeant peu je digère sans peine, mais quand j'ai faim, et trois ou quatre heures après le repas, je ressens toujours un malaise indéfinissable à la région épigastrique, de la chaleur à l'estomac; j'ai des bâillemens, et j'éprouve une certaine fatigue à parler; les forces et l'embonpoint ne se rétablissent pas; j'ai beaucoup de pollutions nocturnes, sans éréthisme des organes génitaux, car ils sont dans l'atonie la plus complète.

» Deux ou trois verres d'eau sucrée, quelques morceaux de sucre pur et les pastilles de M. Darcet, calment les malaises que j'éprouve avant et après les repas, mais ils ne les empêchent pas de se renouveler presque tous les jours. Les émotions vives, l'usage du café et des liqueurs, aggravent la maladie, qui conserve les mêmes caractères, avec la différence qu'ils sont moins intenses qu'autrefois. Telle est ma situation présente, sur laquelle j'appelle votre attention. La netteté de la langue, la continuation de l'appétit, l'augmentation des symptômes par un régime trop rigoureux, et le bien-être qui arrive immédiatement après l'ingestion des alimens dans l'estomac, me semblent exclure l'idée de la gastrite : je ne crois pas non plus avoir une névrose par atonie, puisque l'usage du vin pur, du café, etc., m'excite beaucoup, et me rend plus malade. Quoi qu'il en soit, je vous prie de m'indiquer le régime propre à rétablir complètement les fonctions digestives, et surtout les moyens capables de faire cesser l'inertie désespérante des parties de la génération. »

Puisque les fortifians énergiques, employés long-temps seuls, n'avaient que modéré les symptômes, et que, tout en faisant aussi du bien, les antiphlogistiques purs, également continués l'espace de plusieurs années, ne guérissaient pas non plus, il était naturel de penser que les toniques doux, qui tiennent le milieu entre ces moyens opposés, réussiraient. Nous conseillâmes donc au malade de renoncer au régime antiphlogistique, et de prendre peu à peu une nourriture plus analeptique, en évitant néanmoins toute substance stimulante. Espérant que cette nouvelle alimentation, soutenue par la tranquillité morale et la stricte observation des autres règles de l'hygiène, suffirait pour rétablir les fonctions digestives, et que l'action des parties génitales, dont la faiblesse n'était qu'un effet sympathique de la névrose des premières voies, se relèverait au fur et à mesure que cette névrose disparaîtrait, nous ne prescrivîmes d'abord aucun médicament; mais ayant appris, par une seconde lettre du 4 septembre, que le mieux qui se manifesta, sous le rapport des digestions, était léger, et que les organes génitaux restaient dans le même état, il nous parut alors nécessaire de seconder le régime par le sirop de quinquina à l'eau, ou l'extrait de gland de chêne torréfié, et par des applications de glace, ou au moins d'eau froide, sur ces organes.

Le 23 janvier 1828, M. B... nous écrivit que sa guérison faisait des progrès sensibles : les malaises devenaient plus rares et moins intenses; il pouvait satisfaire impunément son appétit; son teint se colorait, et il prenait de l'embonpoint. Cette amélioration lui donnait l'espérance d'être incessamment débarrassé de la cruelle maladie qui l'affligeait depuis douze ans. Un seul point restait *in statu quo*; c'était l'atonie des parties de la génération. Les ablutions d'eau froide, qui parurent d'abord de quelque utilité, n'ayant plus de succès, nous lui proposâmes de frictionner ces parties avec de la teinture de quinquina, et, au besoin, d'étendre quelques gouttes de teinture de cantharides sur la région du *sacrum*.

Lè 9 mai suivant, M. B.... nous annonça que, grace au régime tonique, son estomac allait parfaitement bien; que cet organe acquérait même tous les jours de la force, de manière à être bientôt dans l'état le plus complet de guérison. Mais il nous dit aussi que les frictions dont nous lui avions proposé l'usage ne produisaient aucun effet avantageux; qu'elles avaient, au contraire, l'inconvénient d'occasionner des cuissons dans le canal de l'urètre, de faire gonfler les testicules et de rendre l'excrétion du sperme, qui avait toujours lieu sans éréthisme, beaucoup plus fréquente. Contrarié de cette situation, il nous demandait instamment d'autres aphrodisiaques; mais l'inutilité, et plus encore le mauvais résultat de ceux qu'on avait déjà employés, nous firent penser qu'il était plus prudent d'abandonner cette impuissance à la nature, en se conformant au sage conseil de Montaigne (*livre* I, *chapitre* XX).

Nous fûmes sans nouvelles de M. B.... jusqu'au 13 avril 1829, et voici ce qu'il nous écrivait à cette époque. « C'est à votre ouvrage sur les gastralgies, et à vos conseils, que je dois le rétablissement de ma santé, qui était altérée par douze ans de maladie, et par des traitemens peu rationnels. La nourriture tonique, mais non excitante, dont vous m'avez indiqué l'usage, a si complètement rétabli mon estomac, que je fais deux repas solides par jour, et que mes digestions sont parfaites. Je n'aurais plus rien à désirer, si l'affection des parties génitales était aussi bien guérie que celle des organes digestifs. Elle va cependant beaucoup mieux, et j'ai maintenant l'espoir qu'elle ne tardera plus à se dissiper. Croyez-vous que les eaux du Mont-d'Or me seraient utiles? Si vous les approuvez, j'irai les prendre aussitôt que la saison le permettra. » Comme ces eaux, et surtout l'air des montagnes et les distractions du voyage, ne pouvaient lui être qu'avantageux, nous l'engageâmes à exécuter son projet; mais nous en ignorons le résultat : il ne nous a plus écrit.

Réflexions. On a commis une faute dans le commencement de cette maladie. Au lieu du vin de quinquina, du cachou et de la valériane, qui sont plus stimulans que toniques, et, par conséquent, généralement contraires dans les gastralgies, on aurait dû donner, matin et soir, soit du lait d'ânesse ou de vache, soit du bouillon de veau ou de poulet, et, à la place d'une nourriture très-succulente, on aurait dû conseiller des alimens doux, mais riches en principes nutritifs. A l'aide de ces moyens, on aurait vraisemblablement calmé l'irritation nerveuse qui donnait lieu à la faim canine, et arrêté par là les progrès de la maladie. Une autre faute, dans le sens contraire, a été commise en 1821 ; c'était de prescrire le traitement antiphlogistique pur. Aussi le malade, malgré son incroyable constance à le suivre pendant cinq à six années, n'en a-t-il retiré qu'une légère amélioration. Long-temps excité par des fortifians énergiques, il devait en effet être soulagé par les débilitans. Pomme guérissait les maux de nerfs avec l'eau de poulet, parce que ses malades avaient été irrités par les stimulans, dont ses confrères faisaient un grand usage; mais il n'aurait pas fait tant de cures, si, en même temps qu'il les inondait de boissons gélatineuses, il n'eût pas été sobre d'évacuations sanguines, et ne leur eût pas ordonné une bonne nourriture, des bains et des lavemens froids. Le second médecin de M. B.... aurait fait une cure à la manière de Pomme, si, mettant de côté les sangsues et le régime atonique, il ne lui eût prescrit que quelques adoucissans, avec une nourriture substantielle, sans être irritante. Quoi qu'il en soit, il n'y a pas beaucoup d'observations plus instructives que la précédente; il y en a peu qui montrent aussi clairement que les corroborans actifs ne conviennent pas dans le commencement des névroses gastro-intestinales; que l'usage prolongé des antiphlogistiques éternise ces névroses, et que ce sont les toniques doux qui constituent leur véritable thérapeutique. Elle prouve encore qu'une gastro-entéralgie qui compte douze ans d'existence peut néanmoins guérir, lorsqu'on la traite d'une manière convenable.

L'inertie des organes génitaux, qui désespérait notre malade, est fréquente dans les gastro-entéralgies hypocondriaques, quoique l'état contraire, c'est-à-dire trop d'activité de ces organes, s'y rencontre quelquefois, comme nous en avons rapporté un exemple dans le *Traité sur les gastralgies;* mais il est très-rare qu'elle ne se dissipe pas avec les autres symptômes de la maladie. Sur un grand nombre de gastralgiques qui se sont plaints à nous de cette inertie, M. B.... est le seul chez lequel elle ait persisté après le rétablissement des fonctions digestives, et nous ne doutons pas, d'après sa dernière lettre, qu'il n'ait fini par en guérir.

XVIe OBSERVATION.

Cette observation est si bien rédigée, qu'il serait impossible d'en retrancher quelque chose, sans diminuer son mérite; c'est ce qui nous engage à la publier telle qu'on nous l'a envoyée, le 20 juin 1829, du département d'Indre-et-Loire.

« Madame B. est âgée de trente-six ans; son tempérament est bilieux, mélancolique : elle est assez grande et née bien constituée. Sa jeunesse a été pénible; elle a eu toutes les maladies régnantes jusqu'à l'âge de seize ans. Les règles ont commencé à paraître entre seize et dix-sept ans, et elle en a beaucoup souffert : cette évacuation a, dans tous les temps, été précédée de malaises insupportables, souvent suivis de syncope. Malgré tout cela elle avait l'apparence ordinaire d'une belle santé, des couleurs très-vives et même trop fortes, beaucoup d'embonpoint, un caractère égal et gai. Elle s'est mariée à vingt-deux ans, et a été veuve à vingt-sept. Son union a été des plus malheureuses. Douée d'une extrême sensibilité, elle a eu à dévorer les plus cruels chagrins. Il en est résulté une altération extraordinaire dans sa constitution ; son moral seul n'a pas changé ; sa sensibilité n'a point été émoussée. Aussitôt après la mort de son mari, elle eut à essuyer de nouveaux chagrins domestiques, et bientôt elle tomba dans un marasme assez inquiétant : sa figure se décolora et devint terreuse. L'estomac était dérangé au point que les digestions ne se faisaient plus ; des indigestions affreuses augmentèrent le désordre ; l'appétit était nul : on ne pouvait rien ingérer dans l'estomac sans en éprouver de vives douleurs. La faiblesse était extrême ; les règles, sans être supprimées, étaient peu abondantes, de très-mauvaise couleur, et quelquefois irrégulières. La peau devint sèche et squammeuse. Des douleurs se faisaient sentir partout, et particulièrement aux lombes et dans la région épigastrique. Les bains entiers, les demi-bains, les frictions, les sangsues aux grandes lèvres fréquemment appliquées, quelques légères purgations, l'usage de la flanelle sur la peau, un choix minutieux dans les alimens, le lait d'ânesse, le tilleul et l'éther, tous ces moyens ne remédièrent point aux maux qu'on éprouvait, souvent ils les augmentèrent. Plusieurs médecins furent consultés ; tous furent d'avis que les nerfs étaient seuls affectés ; tous s'accordèrent dans leurs prescriptions, qui furent ponctuellement suivies. On n'en obtint aucun résultat satisfaisant.

» Un second mariage, qui fut conseillé à madame B., a eu lieu dans le mois d'octobre 1822. Elle a trouvé la paix et le bonheur dans cette nouvelle union; mais sa santé ne s'est point améliorée: la maladie a pris toutes sortes de formes et de caractères, et a produit une série de maux inexplicables. Les digestions ont constamment été pénibles et mauvaises. Les règles, sans être trop irrégulières, n'ont jamais bien été, et ont toujours fait souffrir d'horribles malaises. Pendant long-temps, il y a eu une douleur fixe dans les flancs, tantôt d'un côté, tantôt de l'autre, mais plus ordinairement dans le côté gauche. L'épigastre est et a toujours été douloureux et comme enflé; il a de la peine à supporter le poids seul des vêtemens, la moindre pression y est insupportable: on a toujours des oppressions, des étouffemens, des vents en abondance avec des éructations presque continuelles; on a ressenti et on ressent encore quelquefois comme une boule qui remonte du ventre à la gorge, et y cause une constriction très douloureuse; la bouche est souvent sèche sans altération habituelle; on a de la peine à faire le mouvement de déglutition. Pendant les quatre ou cinq premières années de cette singulière maladie, on avait presque tous les jours des palpitations de cœur, et un sentiment de froid glacial dans tout le corps, avec tremblement. Les fomentations et les linges chauds réchauffaient difficilement. L'éther et le tilleul, qu'on prodiguait dans ces circonstances, ont, en définitive, fait plus de mal que de bien. Quoique la chaleur cutanée succédât quelquefois au refroidissement, il n'y avait pas une véritable fièvre, puisque la peau ne devenait que très-rarement moite, et que les mains et les pieds étaient alors, et sont presque toujours, d'un froid glacial. La figure est quelquefois d'un rouge écarlate, d'autres fois très-pâle. La joue gauche est souvent fort colorée, tandis que la droite est dans l'état ordinaire. La langue a toujours été comme en bonne santé. Pendant long-temps la malade a été constipée : elle ne l'est plus ordinairement ; mais les déjections se font difficilement et mal. Il y a rarement diarrhée. Les urines sont quelquefois blanches comme de l'eau, surtout dans les crises ; d'autres fois elles sont colorées, et même chargées, au point de déposer un sédiment briqueté. Les crachats sont souvent blancs, épais, collans et savonneux, surtout dans les grandes souffrances. Le sommeil est rarement bon ; il est agité par des rêves pénibles. La malade souffre beaucoup en se couchant, davantage encore au moment du réveil ; elle éprouve alors des malaises, des pesanteurs, et une grande lassitude dans tous les membres. Le ventre est souvent gonflé et comme ballonné. Outre le tilleul et l'éther, on employa des potions calmantes, les sangsues au siège et aux grandes lèvres, quelques médecines, beaucoup de minoratifs avec la rhubarbe, les sels et la magnésie, un grand nombre de lavemens et de demi-lavemens, des bains entiers et des demi-bains, des frictions, etc. Excepté les bains, qui soulageaient, tous ces moyens furent inutiles, ou même nuisibles. Les bains froids, que l'on essaya, ne purent être supportés. L'exercice et la dissipation ont aussi été ordonnés ; mais l'exercice à pied était impossible, à cause de l'état de faiblesse où était la malade, et, d'un autre côté, le mouvement de la voiture, même la plus douce, donnait une courbature. Le régime a toujours été très-doux, et plutôt débilitant que tonique. La malade est naturellement très-sobre ; elle mange peu et a rarement de l'appétit ; mais elle éprouve souvent des fatigues d'estomac, qu'elle prend pour des besoins.

» Indépendamment de cet état, qui est pour ainsi dire habituel, madame B... éprouva il y a deux ans une maladie inquiétante, et dont les symptômes furent regardés comme très-graves. Cette maladie se manifesta par de violentes douleurs d'entrailles, qu'on attribua à des pilules de rhubarbe qui étaient prises tous les matins ; la langue était rouge sur les bords et à la pointe : il y avait une forte fièvre, et toutes les apparences d'un commencement d'inflammation dans les intestins. Chez un sujet aussi délicat et déjà épuisé, le danger parut imminent. Quarante-huit sangsues furent appliquées en cinq fois, et à de courts intervalles, sur le ventre et l'estomac; la diète absolue fut recommandée; l'eau de gomme et l'eau de riz furent ordonnées. Les symptômes inflammatoires ne persistèrent pas; mais depuis ce temps on a rarement été sans quelques douleurs d'entrailles, et il paraîtrait que les sangsues appliquées sur le ventre sont la cause des irritations qu'on y éprouve; car leurs piqûres occasionnent de vives démangeaisons, qui sont toujours accompagnées d'une forte exaltation dans les symptômes nerveux. Quoi qu'il en soit, la malade a continué à souffrir, malgré des fomentations émollientes sur l'abdomen, la privation du vin, et une nourriture plus débilitante.

» Il y a environ quatre mois, elle eut une légère évacuation de sang par l'anus, qui fut suivie de violentes épreintes. Cet état dura trois semaines. Peu de temps après, elle eut des hémorrhoïdes, qui étaient petites, serrées, et formaient un chapelet autour de l'anus; elles durèrent plus de quinze jours, et furent si douloureuses qu'on se trouva mal plusieurs fois; elles finirent par rendre un peu de sang, et les souffrances s'apaisèrent peu à peu.

» Dans le mois qui a suivi ces hémorrhoïdes, la

malade s'est trouvée mieux, ses douleurs intestinales étaient un peu calmées; elle avait moins d'étouffemens, l'appétit était meilleur, elle digérait plus facilement, et le sommeil était assez bon. Rien ne pouvait faire présager les nouveaux symptômes dont elle a été atteinte peu de temps après.

» C'étaient de fortes angoisses, et un vomissement effréné, qui se répéta plus de vingt fois en trois jours, pendant lesquels elle rejeta sept à huit pintes de matières bilieuses. On aurait cru à une forte indigestion, bien que la malade eût été très sobre, et qu'elle n'eût rien pris d'indigeste. Au bout de quinze jours de ménagement et de régime, elle se trouvait assez bien, sauf quelques tranchées, lorsqu'il survint un second vomissement tout à fait semblable au premier, si ce n'est que la durée en fut moins longue. Huit ou dix jours après ce second vomissement les règles parurent; mais, comme de coutume, elles furent peu abondantes et de mauvaise couleur. La malade ayant toujours des coliques, on jugea à propos de lui appliquer huit sangsues au siège, et justement le lendemain de cette évacuation sanguine, il y eut encore un vomissement de dix-huit heures; elle rendit plus de six pintes de bile mêlée de glaires et de matières épaisses que la vue ne pouvait analyser, mais qui paraissaient être le résidu de mauvaises digestions. Quoique la malade ne fût pas trop mal après, et qu'elle ne se plaignît plus que de la continuation des tranchées, on décida de lui ouvrir la veine du bras. Il n'y eut ni mieux ni pire les deux premiers jours qui suivirent cette saignée; mais le troisième, en se mettant à table pour dîner, elle ressentit quelques coliques plus vives qu'à l'ordinaire : ayant faim cependant, elle prit cinq cuillerées de vermicelle au gras, et deux bouchées de bouilli. Les tranchées devinrent plus fortes; elle fut obligée de se mettre au lit, et vomit deux fois dans la soirée. La nuit se passa dans une vive agitation, et avec des douleurs extrêmes. Le médecin ordonna une abstinence complète; on ne prit que de l'eau froide pour rafraîchir la bouche et calmer l'irritation. Le matin, nouveau vomissement, précédé et accompagné des mêmes tranchées et d'angoisses insupportables. Le soir il y eut encore un vomissement copieux, qui fut suivi d'un mieux marqué; la malade dormit un peu pendant la nuit, et le lendemain matin tous les symptômes inquiétans avaient disparu.

» Le vomissement revint cependant plusieurs fois, mais il fut moins considérable que celui dont nous venons de parler. En outre, il y a toujours un état de malaise et des douleurs intestinales plus ou moins fortes. Ces douleurs se font souvent sentir au nombril, où elles paraissent profondes; elles partent de là, comme d'un centre, pour se ramifier au creux de l'estomac, à l'utérus, dans les flancs, dans le dos, entre les épaules, et dans les reins. L'eau gazeuse et les pastilles de Darcet, que l'on emploie depuis quelque temps, font plus de mal que de bien. L'eau de Sedlitz, dont on fait également usage, semble plus utile; ce que je puis assurer, c'est qu'il y a un peu de calme après les abondantes évacuations qu'elle provoque. A la vérité, les symptômes ordinaires reviennent bientôt, et s'exaspèrent toujours de temps à autre. Pendant ces exaspérations, au développement desquelles les variations atmosphériques paraissent souvent contribuer, le pouls est dur et élevé, sans qu'il y ait pour cela de véritable fièvre, car il revient bientôt à son rhythme normal. La langue n'a pas cessé d'être belle. La maigreur, qui était déjà très-prononcée avant les vomissemens, est considérable aujourd'hui, et approche du marasme. La faiblesse est si grande que madame B. a de la peine à marcher; la moindre secousse, un faux pas, augmentent les douleurs abdominales. La tête seule n'est point affectée, si ce n'est de quelques migraines. On ne remarque d'autre affection de l'esprit que la tristesse, l'ennui, le découragement, l'inquiétude, etc., inséparables d'une maladie qui compte neuf années d'existence. Telle est la situation de la malade pour laquelle on demande vos conseils. Les médecins qui l'ont examinée et palpée, au nombre desquels se trouve M. Bretonneau, se sont tous accordés à dire que la maladie était purement nerveuse, et qu'il n'y avait aucune apparence de lésion organique quelconque. »

Réflexions. Les détails qu'on vient de lire nous firent partager l'opinion de ces médecins sur la nature de la maladie : c'était évidemment une gastro-entéralgie hystérique ; car la boule qui montait du ventre jusqu'à la gorge constitue le principal symptôme de l'hystérie, et annonçait que cette névrose de l'utérus compliquait celle des premières voies. Il était clair aussi qu'il y avait eu, deux ans auparavant, une complication d'entérite, que l'on attribua, avec raison, à l'abus des purgatifs, et qui céda promptement à l'usage des antiphlogistiques. A l'égard des vomissemens qui survinrent pendant les derniers mois de la maladie, et que l'on aurait pu regarder comme l'effet d'une inflammation gastro-intestinale, ils n'étaient que nerveux. Une chose certaine du moins, c'est que l'irritation nerveuse du canal digestif suffisait pour les occasionner, et qu'en s'étendant au foie elle pouvait donner lieu à la surabondance de bile que la malade rejetait. On trouve des faits de ce genre dans les recueils d'observations, et nous en avons rapporté plusieurs dans le *Traité sur les gastralgies*, notamment le premier de ceux que le docteur Bodson nous a communiqués. L'inutilité des évacuations sanguines, ou, pour mieux dire, les mauvais résultats qu'elles eurent chez madame B..., à l'époque de ses vomissemens, confirment d'ailleurs cette manière de voir. Et l'eau de Sedlitz aurait-elle procuré du soulagement s'il y avait eu gastro-entérite ? n'aurait-elle pas, au contraire, produit des accidens fâcheux? Tout concourait donc à prouver que la maladie était purement nerveuse. Mais, en adoptant l'avis de nos confrères sur ce point, nous ne pûmes approuver leur thérapeutique; nous fûmes même étonné qu'on n'eût pas renoncé plus tôt à des médicamens qui, loin de guérir le mal, contribuaient peut-être à le prolonger. Il est vrai que les évacuations amenées par l'eau de Sedlitz étaient suivies d'un mieux sensible; mais il ne durait pas, et l'usage répété de cette eau pouvait entretenir l'irritation nerveuse des premières voies. Ce qu'il y avait de positif, c'est que ce mieux n'empêchait point que la maladie ne reprît ensuite sa marche accoutumée. L'expérience des plus grands observateurs, et une multitude de faits qui se sont passés sous nos yeux, prouvent du reste que les purgatifs aggravent les névroses gastro-intestinales; qu'on ne doit les employer, dans ces névroses, qu'avec une extrême circonspection, et seulement lorsqu'elles sont compliquées d'un embarras gastrique qui ne céderait pas à l'abstinence. Conduit par ces motifs, nous proposâmes un traitement plus rationnel et fort simple. Il consistait : 1° pour les momens d'exaspération des symptômes, dans la diète presque absolue et une médication calmante et anodine ; 2° pour les intervalles des accès, dans une nourriture douce, analeptique et la suppression de tout médicament ; 3° dans la sécurité morale, les distractions, en un mot, dans une bonne hygiène. Persuadé que les remèdes sont souvent plus nuisibles qu'utiles dans les névroses, surtout dans celles du canal digestif, et qu'il suffit quelquefois d'en cesser entièrement l'usage pour obtenir la guérison, nous espérions que madame B.... était dans ce cas, et qu'une alimentation convenable ramènerait l'estomac et les intestins à leur état naturel.

Une lettre que le mari de la malade nous écrivit le 16 juillet fortifia cet espoir. « La santé de ma femme, disait-il, s'est sensiblement améliorée depuis qu'elle suit vos prescriptions ; le vomissement n'est point revenu, et les douleurs d'entrailles, bien qu'elles n'aient pas tout-à-fait cessé, sont cependant peu de chose en comparaison de celles qu'elle ressentait auparavant. » Obligé de passer dans le département d'Indre-et-Loire au commencement d'août, nous pûmes nous convaincre par nous-même de cette amélioration ; elle était si grande, que madame B.... prenait et digérait assez facilement, à l'aide d'un peu d'eau de Seltz dans son vin, une quantité modérée de nourriture, et qu'on ne se serait point aperçu qu'elle sortait d'une maladie aussi longue et aussi douloureuse que celle qu'elle venait d'éprouver, s'il ne lui fût pas resté de la maigreur et de la faiblesse. A cela près, elle avait l'apparence extérieure d'une bonne santé; elle se livrait à ses occupations ordinaires, et tout portait à croire que le mieux ne se ralentirait pas. Il continua en effet, comme on peut s'en assurer en lisant la lettre suivante, qu'on nous adressa le 8 octobre.

« Depuis votre visite à madame B..., elle n'a éprouvé que des malaises, des étouffemens, des chaleurs errantes, et des flatuosités; encore ces phénomènes ont-ils été beaucoup moins intenses et plus rares qu'autrefois. Du reste, les digestions étaient bonnes, et les règles, quoique toujours précédées et suivies de quelques incommodités, allaient assez bien aussi; sans être très colorées, elles étaient meilleures que de coutume. Enfin, les forces et l'embonpoint revenaient d'une manière très-sensible.

» Madame B.... était dans cet état satisfaisant, lorsqu'elle fut prise, le 2 de ce mois, d'une fièvre tierce, qui règne dans notre pays depuis une quinzaine de jours. Les accès, composés d'un violent frisson, d'une chaleur ardente et de sueurs, durent dix à douze heures. La malade en est très-fatiguée et se tourmente. La tête et les membres sont brisés; la soif, les nausées et le dégoût pour les alimens commencent à reparaître; le ventre redevient sensible au toucher; il y a un mouvement bilieux et un commencement de diarrhée; la sortie des urines et celle des matières fécales s'accompagne d'une sensation de brûlure. Le médecin ne paraît pas inquiet, et propose le sulfate de quinine. Veuillez nous dire ce que vous penserez de cette nouvelle maladie, et nous indiquer les moyens que vous croirez les plus propres à la guérir. »

Quoiqu'il fût à craindre que la fièvre ne rappelât l'ancienne névrose, et que la principale indication consistât à arrêter les accès, nous crûmes cependant qu'il fallait d'abord combattre, avec les adoucissans et les anodins, à l'extérieur comme à l'intérieur, la vive irritation qui paraissait se renouveler dans le canal digestif, et que l'on ne devait faire prendre le sulfate de quinine qu'après avoir calmé cette irritation. Nous ajoutâmes que la prudence voulait encore que l'on émoussât l'action de ce médicament, en le combinant avec le beurre de cacao ou du mucilage.

Ces conseils furent suivis, la fièvre disparut en peu de jours, madame B.... supporta fort bien l'hiver rigoureux de 1829 à 1830, et nous avons lieu de croire que sa santé s'est soutenue depuis cette époque. Il est à présumer, du moins, qu'on nous en aurait informé, si elle se fût troublée de nouveau.

Voilà encore une gastro-entéralgie qui s'est dissipée, après avoir existé près de dix ans. Il nous serait facile de multiplier les exemples de ce genre. Tel est celui de M. G..., de la Nouvelle-Orléans, qui, après avoir épuisé toutes les ressources médicales de son pays, est venu en France, dans l'espoir de se guérir d'une névrose gastro-intestinale très-invétérée. Ne se trouvant pas mieux des conseils qu'il avait demandés à plusieurs célèbres médecins de Paris, il vint nous consulter à la fin d'août 1835. Ayant bon appétit, mais ne pouvant rien manger sans souffrir, il était dans un état d'irritation, physique et morale, difficile à décrire. Ennuyé de ne trouver aucun soulagement à ses maux très-réels, mais exagérés par l'imagination, il voulait se débarrasser de la vie, tant elle lui était à charge. D'après le récit des divers traitemens qu'on lui avait fait subir, nous n'eûmes pas de peine à voir que cet état d'irritation venait, en grande partie, des remèdes actifs qu'on lui avait prescrits, en France comme en Amérique, et principalement de deux cautères qu'on venait de lui mettre sur les hypocondres. Notre avis fut qu'il laissât fermer ces cautères au plus tôt, qu'il renonçât à toute médication, pour s'en tenir à un régime doux, léger, substantiel, et à quelques voyages d'agrément. En moins de six mois, la santé de M. G.... fut parfaitement rétablie. Elle est si bonne aujourd'hui, qu'il en abuse de manière à se donner une rechute.

Tel est aussi le cas d'une dame du département de l'Orne, qui est venue nous demander des conseils, il y a quelques mois, pour une gastro-entéralgie, dont elle souffrait depuis sept à huit ans, et qui l'avait réduite dans une situation inquiétante, au physique comme au moral. Cette dame, âgée de trente-deux ans, et d'une forte constitution, avait un appétit dévorant, mais elle ne prenait que du laitage, des bouillies et des alimens maigres, persuadée qu'elle n'aurait pu en supporter d'autres. Nous eûmes beaucoup de peine à lui faire comprendre que c'était ce régime qui entretenait sa maladie, et qu'elle ne guérirait qu'en usant d'une nourriture analeptique. Quoiqu'elle ne l'essayât qu'en tremblant, elle en éprouva un mieux si prompt, qu'elle repartit pour son pays au bout de quinze jours, non pas complètement guérie, cela était impossible, mais si bien, en comparaison de l'état où elle était à son arrivée à Paris, qu'on ne pouvait douter de sa prochaine guérison.

De pareils faits doivent donner du courage aux personnes qui sont atteintes de ces longues névroses des premières voies, et qui désespèrent d'en guérir. A la vérité, tous les gastralgiques ne sont pas aussi heureux que ceux dont nous venons de rapporter les observations ; il y en a malheureusement chez lesquels la maladie est si invétérée, si profondément enracinée dans l'économie, qu'il n'est plus possible de leur procurer un rétablissement complet. Dans ces cas, beaucoup plus rares que les autres, on ne peut que soulager leurs maux, et leur rendre la vie supportable, en leur recommandant de se conformer aux préceptes de l'hygiène. Nous allons en rapporter trois, dans le but de montrer la maladie sous sa forme constitutionnelle, et pour qu'on ne puisse pas nous accuser de cacher nos revers. Les médecins qui ne rapportent que leurs succès doivent inspirer peu de confiance; car aucun de nous ne peut se glorifier de guérir tous ses malades. En reconnaissant l'impuissance de la médecine pour quelques uns, on leur rend, d'ailleurs, un grand service, si l'on parvient à les préserver des médications qui ne servent qu'à aggraver leurs souffrances.

XVIIe OBSERVATION.

Un professeur de rhétorique au collège de B.... nous a adressé la narration de sa maladie, le 10 décembre 1828. Persuadé que les malades instruits décrivent très bien leurs souffrances, et craignant d'affaiblir l'intérêt de cette narration, en y faisant des retranchemens, nous la reproduisons tout entière. Elle est un peu longue; mais une maladie qui dure depuis quinze ans ne peut pas être décrite en peu de mots, à moins de n'en donner qu'une idée imparfaite. L'omission d'un phénomène qui paraît indifférent peut donner le change sur sa nature, et faire commettre des fautes dans la thérapeutique. Voici le fait; le malade va parler lui-même.

« Malade de profession, et en cette qualité avide de tous les livres de médecine, j'ai lu votre ouvrage sur les névroses de l'estomac et des intestins; mais, quelle que soit votre sagacité à distinguer les gastralgies des gastrites, les gastro-entéralgies des gastro-entérites, j'avoue que je ne sais pour lesquelles je dois opter. Je prends donc le parti de vous écrire, et de vous tracer, le plus succinctement qu'il me sera possible, l'historique de ma maladie. Elle vous fournira peut-être un nouveau sujet d'observation, et pourra contribuer à fixer vos idées, si franchement et si utilement exprimées dans votre livre. Je reprends les choses de haut, car il y a quinze ans que je suis malade, et il y en a quatorze que je compte mourir dans l'année.

» J'ai trente-quatre ans, ou peu s'en faut. Pendant mon enfance, j'ai beaucoup souffert des suites d'une dyssenterie. Jusqu'à quinze ans, j'ai eu de vives douleurs d'estomac qui, à dater de cet âge, ont été beaucoup moins fréquentes, et se sont portées sur les intestins. D'un tempérament frêle et délicat, j'ai porté au dernier degré d'exaltation une sensibilité exquise dont m'avait doué la nature, et qui a fait mon supplice. A dix-sept ans, je planais dans un monde enchanté; un amour pur m'enivrait de ses rêveries et de ses extases: cet amour ne fut point heureux. A dix-huit ans, j'entrai dans la carrière de l'enseignement pour me soustraire à la conscription. Envoyé dans une petite ville dont les environs étaient fort pittoresques, j'y passais ma vie dans les forêts, sur le bord des ruisseaux, au milieu des prairies, entouré de mes regrets, qui n'étaient pas sans quelque charme, et de mes illusions, qu'un premier revers n'avait pas découragées. Je contemplais la nature, je rêvais l'amour, j'appelais le bonheur, les succès, les plaisirs; mon cœur se remplissait d'une molle langueur, mes yeux se mouillaient de larmes délicieuses: ajoutez à tout cela une vive passion pour la poésie, et vous jugerez du degré d'exaltation où j'étais monté. Une affection de poitrine, accompagnée de fièvre lente, loin de nuire au charme de cet état, y ajoutait je ne sais quel plaisir d'inquiétude et de mélancolie, que je n'aurais pas échangé contre toute autre impression.

» La fièvre cessa, l'hiver vint, et je tombai tout à coup dans un état dont voici l'exacte description: vertiges, qui redoublaient au moindre bruit, au plus léger mouvement; salivation continuelle, faim insatiable, que la présence des alimens irritait encore. On crut que j'avais des vers, et on me traita en conséquence ; on crut voir des indices du ver solitaire, et tous les spécifiques furent employés contre le prétendu ténia. On me purgea avec des pilules qui produisirent de prodigieux effets. La maladie fit des progrès : les étourdissemens étaient tels qu'il me fallait un bras pour marcher, et plusieurs fois j'essayai de me rassasier, sans pouvoir en venir à bout. L'inquiétude s'en mêla ; je revins dans ma famille. On me fit prendre force magnésie. Les vertiges diminuèrent sensiblement ; mais la boulimie persista, et les aigreurs arrivèrent. Ce n'étaient pas des rapports acides, mais un goût aigre dans la bouche, extrêmement désagréable, et que le moindre aliment, ne fût-ce qu'une pastille ou même une gorgée de liquide, produisait aussitôt. Mes gencives étaient prodigieusement engorgées et saignantes. Je commençais toutefois à me porter sensiblement mieux; j'engraissais à vue d'œil : j'étais frais; mais ma tête était prise. Je mis le nez dans un livre de médecine, je me crus menacé du scorbut, et me voilà au vin antiscorbutique. Ce fut alors, au commencement du printemps, que je me trouvai fort incommodé des chaleurs qui me montaient au visage. Un jour je faillis me trouver mal à table, dans un grand dîner. Cette impression me resta, et chaque fois que je dînai en ville, le même symptôme reparut, produit par mes souvenirs. Depuis long-temps mon imagination se promenait de crainte en crainte; dès lors elle se fixa : je me persuadai que je mourrais d'un coup de sang. Ne pouvant plus songer sans terreur à un dîner en ville, j'y renonçai. Débarrassé de cette inquiétude, j'en eus de bien plus terribles; la même chose m'arriva dans un simple repas de famille. Je n'avais pas mis dans ma bouche la première cuillerée de soupe, qu'il me sembla que le sang affluait avec force vers le cerveau; la tête me tournait, mes artères battaient, et je quittai la table, n'osant achever mon dîner, pour qu'on pût me saigner si je tombais en apoplexie. De ce moment toutes mes idées disparurent, et se confondirent en quelque sorte dans cette unique pensée. J'étendis ma crainte à tous les instans du jour; je ne fis plus que rougir, bâiller et pleurer. Je tombai dans une morose et profonde mélancolie : j'oubliai tous mes autres maux; la nuit et le jour j'étais également en proie à cette bizare monomanie. Un jour que je rougis plus fort que de coutume, je tombai dans une courte syncope; dès lors je dis adieu à la vie. Cet adieu, je l'exprimai dans des vers fort touchans : j'eus souvent à le renouveler depuis. A ces symptômes il s'en joignit un autre plus terrible encore. Vingt fois par jour il me prenait un étranglement qui me faisait croire que je touchais à ma dernière heure. Il me semblait que j'avais toujours quelque chose à avaler, et chaque fois que j'avalais, je croyais perdre le souffle et la vie.

» Cet état dura un an. Je ne vous peindrai pas toutes mes angoisses pendant cet intervalle; les détails de ma journée auraient quelque chose de risible, s'ils n'avaient un côté triste pour l'humanité. Enfin je pris mon parti; je voulus aller faire mon droit à Paris. J'y allai en effet; mais, durant trois mois que j'y restai, je ne marchai qu'en cabriolet, craignant à chaque instant de tomber mort dans la rue, et d'être transporté à la morgue, asile qui n'était nullement de mon goût. Trompé dans ma dernière espérance, j'imaginai d'aller m'ensevelir dans un séminaire; pensant qu'en renonçant aux plaisirs de la vie je perdrais par là même les terreurs de la mort. Aussitôt fait qu'imaginé. Me voilà avec des robes noires et des tonsures, entendant dire autour de moi, et croyant en effet que les agitations secrètes de mon cœur étaient une preuve manifeste des desseins de la providence sur moi. Je ne tardai pas à être détrompé : cette vie régulière ne pouvait cadrer avec mon imagination désordonnée. Après quelques mois de calme, je ne manquai pas de retrouver toutes mes agitations dans l'asile du repos. Je me vis dépérir au printemps, ce qui arrive presque toujours, et je quittai le séminaire aussi promptement que j'y étais entré. Ma tête était alors entièrement détraquée ; je croyais mourir à chaque instant, et je courus me réfugier dans ma famille, qui s'étonna, me plaignit et me consola. Je repris mes anciennes fonctions, et je retrouvai un peu de calme. Cependant l'idée de la mort me poursuivait toujours, et il s'y joignit de nouveaux symptômes. C'étaient des glaires abondantes que je rendais avant et après les repas, sans vomissemens, mais amenées par des rapports. Pour cela je pris de la liqueur d'absinthe, et je m'en trouvai bien. Néanmoins j'étais toujours triste et tourmenté, jusqu'au moment où une maladie d'un genre différent fit disparaître insensiblement l'hypocondrie déjà décroissante. Je devins amoureux, et je repris peu à peu le sentiment et le goût de la vie. Cet amour, comme l'autre, fut malheureux; j'étais aimé, et je ne pus obtenir celle que j'adorais. Alors j'eus une sorte de toux nerveuse, pour laquelle l'eau de veau et autres remèdes de ce genre furent impuissans, et qui ne céda qu'au temps et à la distraction. Je quittai le pays, et j'allai faire la rhétorique dans une ville voisine. Là j'eus de fréquentes atteintes d'un embarras gastrique, symptôme nouveau qui me revenait à de certains intervalles, et qui, par un sentiment de malaise prolongé, me jetait dans une tristesse sauvage et une humeur intraitable qui me faisaient fuir la société et la rencontre des hommes. C'était un sentiment de plénitude et de gonflement, une sorte de barre tirée sur la région abdominale. J'avais alors le teint jaune et blême, et mon hypocondrie revenait dans toute sa force. J'étais tourmenté par des renvois, par des vents, par des bâillemens continuels, et par une envie de dormir : je mangeais sans appétit, et mes forces diminuaient après l'ingestion des alimens. Je pris pour cela le remède de Doussin-Dubreuil contre les glaires, et je m'en trouvai bien. Je prenais alors souvent, après mes repas, de la liqueur comme remède ; je n'en éprouvais aucun effet sensible.

» Je restai trois ans dans cet état, avec des alternatives de mieux et de plus mal. La crainte de mourir diminua insensiblement, et finit par n'être plus qu'un accessoire. A cette époque, je prenais beaucoup d'exercice, et le mal n'empirait que faiblement. Je remarquai seulement une faible diminution d'embonpoint. Vers la fin de la troisième année, j'eus un prix de poésie à l'Académie française. Ce succès me réveilla, et je crus naître à une nouvelle vie. Je passai plusieurs jours dans un enchantement délicieux. Il me semblait que je respirais à longs traits la gloire et le bonheur. Je fus envoyé professeur au collége de R.... Là un confrère me persuada de faire une tragédie ; je la fis en effet ; mais je payai cher cette tentation. Il me devint impossible de digérer, et mon hypocondrie se raviva. Ne connaissant personne, et ne pouvant me procurer que de faibles distractions, je fus livré à tout le délire de mon imagination. Mes selles furent irrégulières, ce qui, jusque-là, n'était point arrivé. Une diarrhée, que je gardai trois mois, avec une petite fièvre, me réduisit à une sorte de marasme, pendant lequel j'eus le temps de me préparer à la mort, que je regardais de nouveau comme inévitable. J'éprouvai cependant d'assez bons résultats de l'eau gommée, et surtout d'un petit voyage que je fis à Paris, où m'attendaient quelques personnes de ma famille. Mais j'éprouvai bientôt un échec dans un concours de poésie, et, tout me manquant à la fois, je tombai dans un profond dégoût de la vie. J'aurais voulu mourir, mais promptement et sans langueur. Pendant les vacances, je fis connaissance d'un médecin physiologiste; il m'ordonna le lait froid soir et matin: contre mon attente, il passa; mais je ne pris pas pour cela d'embonpoint, seulement la diarrhée ne reparut pas de quelque temps. La distraction et le repos me refirent un peu. De retour à R....., des sueurs nocturnes me firent quitter le lait. J'eus de la constipation, des maux de gorge et de tête auxquels j'étais sujet: je pris des lavemens, et je me rafraîchis plusieurs jours. Un hiver sec survint, je changeai l'ordre de mes repas, et je repris un embonpoint passable, qu'une passion malheureuse fit disparaître. Les symptômes décrits plus haut, et qualifiés d'embarras gastrique, reparurent; la diarrhée se renouvela: mais je la chassai à l'aide de l'eau gommée, qui me réussirait bien, si elle ne me débilitait l'estomac, et ne me donnait de ces aigreurs insupportables, auxquelles je préfère, je crois, tout autre symptôme.

» Les vacances furent bonnes, et je fus envoyé professer la rhétorique à B...., où je suis actuellement. Ce fut là que je me liai avec un grand partisan de M. Broussais, et qu'après avoir, jusqu'à ce moment, rêvé l'une après l'autre toutes les maladies, je me persuadai que j'avais une gastro-entérite chronique, qui avait eu de fréquentes rémissions, et amènerait tôt ou tard la désorganisation de l'estomac et des intestins. La première année se passa avec des alternatives de diarrhée et de constipation; l'été ranima les symptômes. Je m'avisai de lire des tragédies dans ma classe, et j'eus une atteinte d'hémoptysie. On m'ordonna alors les saignées et les sangsues, dont je me trouvai fort mal, et une diète sévère, qui faillit m'envoyer dans l'autre monde. Bref, une violente hypocondrie, et la certitude de mourir, furent les résultats de cette médication et de ce régime. Au moment où je renaissais à l'espérance, j'eus une insomnie; je me persuadai que je ne dormirais plus, et en effet je ne dormis plus. Cette idée me poursuivit trois ans, et durant cet espace de temps la lassitude seule amenait le sommeil.

» Enfin, une amélioration très-sensible, et telle que je n'en avais point éprouvé de semblable depuis le commencement de la maladie, se manifesta, et dura près de trois années. Pendant cet intervalle, l'esprit était bon, et les digestions se faisaient bien: je n'avais point de dévoiement, ou il n'était qu'éphémère; je dormais, et le moral était presque tranquille. Mais un violent chagrin, causé par la mort de mon père, vint interrompre cet état satisfaisant, qui me rendait heureux, et amena une rechute, dont voici les caractères. La diarrhée reparut, et fut à peu près continuelle; ce que je mangeais me laissait un goût aigre et désagréable dans la bouche; je sentais mes alimens descendre aussitôt que je les avais pris; il me semblait qu'ils allaient se réunir dans un centre commun, où ils me pesaient; j'avais des douleurs dans les hypocondres, des borborygmes, des flatuosités et des bâillemens plus fréquens qu'à l'ordinaire: les urines étaient quelquefois rouges, mais le plus souvent claires, limpides et fréquentes: le pouls était petit, faible et assez vite; le sommeil agité et interrompu par des rêves sinistres; la langue épanouie, humide et rose dans toute son étendue: point de soif, appétit modéré, qui s'animait par la présence des alimens ; beaucoup de chaleur à la peau et dans la paume des mains, surtout le soir : teint variable, amaigrissement, grande agitation de l'esprit, et la presque certitude que je touchais au terme inévitable de ma vie.

» Cette situation a duré quatre mois, au bout desquels la diarrhée disparut ; les intestins se raffermirent, l'appétit et les digestions devinrent meilleurs ; je reprenais même de l'embonpoint, lorsqu'un symptôme dont je me croyais à peu près débarrassé est revenu plus fort que jamais, et me fait regretter mes autres maux : les insomnies ont repris leur cours, la mélancolie est revenue sur leurs pas, et tout mon être pensant se réduit aujourd'hui à ces deux phrases : *J'ai dormi, je n'ai pas dormi.* Il y a près de six semaines que cet état dure, et j'en ai passé trois sans fermer l'œil. Quand j'ai le bonheur de m'endormir en me couchant, je suis sûr de ma nuit ; mais si je manque mon premier sommeil, nulle force humaine ne peut fermer mes yeux : l'opium lui-même a échoué contre mes agitations, et je n'en ai retiré que des soulèvemens de cœur qui m'ont beaucoup fatigué. Je ne souffre cependant pas durant les nuits ; seulement je sens qu'il m'est impossible de perdre le cours de mes idées. Je compte toutes les heures ; j'ai de fréquentes envies d'uriner, et le jour arrive sans que j'aie pu dormir. Pour comble de malheur, l'espérance de faire cesser cet état m'a à peu près abandonné, et je me persuade qu'il amènera une lente destruction. J'avoue que je désire vivement la mort, mais prompte, et sans tout ce cortège de douleurs morales qui la répètent à tout moment. Ma sensibilité est fort exaltée ; je pleure en secret mes amis et le bonheur dont j'aurais pu jouir sans cette singulière maladie. On ne comprend rien à mes souffrances; j'ai honte de moi-même, et je ne puis me pardonner ma faiblesse. Un médecin mon ami a entrepris de me traiter ; il m'a mis aux bains, aux narcotiques, aux rafraîchissans. Rien ne me fait. Deux choses seules me guériraient, je le sens : des voyages et le mariage. L'un et l'autre me sont interdits par mon état de fortune. Il faut traîner jusqu'au bout ce fardeau de mélancolie et de dégoût qui m'accable. Il y a trois jours encore je me croyais heureux, j'avais dormi une semaine. Quelle différence aujourd'hui ! Ne pas dormir, c'est peu de chose quand c'est le résultat d'une indisposition particulière ; mais moi je ne dors pas, parce que j'ai peur de ne pas dormir, parce que je suis assiégé de cette ridicule terreur, parce que je me couche avec un violent désir de goûter le sommeil, et que cette idée unique me possède. Le siège de cette insomnie est dans le cerveau, et je ne la crois pas guérissable. Dites-le-moi franchement, car il serait cruel de me donner un espoir qui ne pourrait être réalisé. Je préfère la certitude du contraire : j'aurai du moins l'avantage de ne pas me tourmenter en remèdes inutiles.

» Quoique j'éprouve au plus haut degré tous les symptômes moraux décrits par vous à l'article Gastralgie, il vous sera difficile de me persuader que je n'ai point de gastro-entérite. Ces diarrhées fréquentes, cette petite fièvre, cet amaigrissement, la douleur que j'ai sentie il y a quelques années à une pression sur l'abdomen, et qui toutefois n'existe point aujourd'hui, et par dessus tout l'affirmation positive de mon ami le médecin physiologiste, ont enraciné cette idée dans mon esprit. Au surplus, si vous parvenez à me guérir, vous vous serez acquis mon éternelle reconnaissance. Amant passionné de la nature et de la poésie, j'ai perdu dans de puériles agitations toutes les nobles et douces idées qui nourrissaient autrefois mon cœur, et qu'alimentait le génie du poète. J'ai en quelque sorte enseveli ma tête dans mon ventre ; j'écoute tout ce qui se passe dans cette partie de moi-même. Insensiblement l'émulation s'éteint, l'enthousiasme disparaît, le talent s'efface. Je m'indigne, mais c'est en vain : de courtes lueurs d'espérance s'en vont au bruit d'un borborygme, ou au sentiment d'une pénible digestion. Quelquefois je retrouve le courage et l'inspiration ; mais tous les effets de la méditation et de l'enthousiasme s'engloutissent dans les intestins, et ma muse effrayée s'enfuit devant ce fantôme hideux de gastro-entérite qui est pour elle comme la tête de Méduse.

» En terminant cette longue histoire, il est bon de remarquer que l'appétit ne m'a abandonné que pendant les paroxysmes; que le vin ne m'a jamais réussi, à moins qu'il ne fût très étendu d'eau; que les écarts de régime ont presque toujours exaspéré mes souffrances, que je ne me suis soumis aux évacuations sanguines et à un régime sévère qu'à l'époque de l'hémoptysie; que j'ai toujours pris indistinctement des viandes blanches ou noires, observant toutefois que le veau ne me convenait guère. En un mot, je n'ai suivi Broussais qu'à l'égard des boissons: pour le reste je ne l'ai point écouté, d'abord parce que je n'ai pas le choix des alimens, ensuite parce que je crains par dessus tout de maigrir, et que je ne saurais imaginer qu'un homme qui ne mange pas ne maigrisse point. Je porte si loin ce sentiment, que, si l'on me dit par hasard que je suis maigre, je tombe dans un accès de désespoir qui dure plusieurs jours, et que je ne me ferais pas peser pour tout l'or du monde, attendu que la certitude d'une diminution dans ma pesanteur me donnerait le coup de la mort.

» Tel est le tableau fidèle de ma cruelle situation. Je compte, monsieur, sur votre intérêt et votre exactitude, et j'attends votre réponse comme j'attendrais la santé : car on a beau s'inquiéter et s'abattre, l'espérance se glisse toujours dans le cœur de l'homme par quelque issue secrète que la douleur n'a pas vue. J'espère donc encore dans les conseils que vous voudrez bien me donner. »

Réflexions. Quoique cette observation soit fort longue, on ne regrettera sûrement pas de l'avoir lue ; elle est si bien écrite et si attachante, qu'on est pris d'un vif intérêt pour son auteur, et qu'on ne peut lui refuser un sentiment de compassion. Les symptômes de la maladie y sont, d'ailleurs, exposés avec tant de précision, que l'on ne pouvait se méprendre sur le diagnostic; la névrose gastro-encéphalique, à laquelle le malade était prédisposé par une constitution éminemment nerveuse et une sensibilité exquise, y est peinte avec une telle clarté, qu'il était impossible de la révoquer en doute. On devait également reconnaître qu'il y avait eu, par intervalles, une phlegmasie de la muqueuse intestinale, à laquelle le malade était aussi disposé dès son enfance, comme l'atteste la dyssenterie dont il fut atteint à cet âge ; mais cette phlegmasie n'avait été qu'une complication, au développement de laquelle les vermifuges, les purgatifs, l'absinthe, le vin antiscorbutique et les liqueurs, dont il avait fait usage, ont dû contribuer. Ainsi, l'élève de M. Broussais avait raison, du moins en partie, lorsqu'il prit la maladie pour une gastro-entérite; mais il ne voyait pas qu'il y avait en même temps, derrière cette phlegmasie, une affection nerveuse, qui était permanente, et constituait la maladie principale. Les médecins de son école n'ont jamais vu qu'un côté de la science. Quoi qu'il en soit, la maladie de notre professeur de rhétorique était une gastro-encéphalalgie hypocondriaque, qui s'était compliquée plusieurs fois d'entérite chronique. D'après ce diagnostic, la principale indication consistait à combattre la névrose sans raviver la phlegmasie; ce qui n'était point facile, attendu que les moyens propres à guérir les névroses de l'estomac et des intestins, pourraient déterminer l'inflammation de la muqueuse de ces organes, surtout chez des sujets très susceptibles de la contracter. Il était donc à craindre que les toniques, qui convenaient pour la gastro-encéphalalgie, ne ranimassent l'entérite; et l'on ne pouvait non plus s'en rapporter aux antiphlogistiques seuls, puisque leur emploi à l'occasion de l'hémoptysie avait fortement aggravé la situation du malade. Ce qui contre-indiquait encore l'usage exclusif de l'un de ces traitemens, c'est que, d'un côté, le vin, qui est tonique, n'était supporté qu'autant qu'on l'étendait dans beaucoup d'eau, et que, de l'autre, les substances rafraîchissantes et atoniques, comme le veau et l'eau de gomme, étaient mal digérées, délabraient l'estomac, et produisaient des aigreurs. Dans cette situation inquiétante, nous ne vîmes qu'une seule marche à suivre; elle était tracée par les effets des moyens qu'on avait déjà employés, et consistait à associer les toniques aux adoucissans, c'est-à-dire à ordonner une alimentation douce et fortifiante, et à la seconder par quelques médicamens de même nature. Nous engageâmes, en outre, vivement cet infortuné professeur à faire tous ses efforts pour tranquilliser son moral, et maîtriser son imagination. C'était même là le principal moyen de succès, et sans lequel il n'y avait point de rétablissement à espérer. Nous aurions également insisté sur la nécessité des voyages, si le malade, qui en sentait le besoin, ne nous eût pas prévenu qu'il était dans l'impossibilité de les entreprendre. Nous ignorons les résultats de nos conseils; mais nous craignons qu'ils n'aient pas répondu à l'espoir du consultant, ni au vif désir que nous avions de lui être utile. La névrose était trop enracinée, puisqu'elle tenait à l'organisation primitive du sujet, et l'esprit était trop profondément affecté, pour que nous pussions concevoir de grandes espérances. En supposant même que le régime et la médication eussent amélioré la gastro-encéphalalgie, et que le malade pût dompter le désordre de son imagination, l'entérite chronique se renouvelait si facilement que l'on devait en redouter les suites.

Nos craintes venaient, en effet, de cette phlegmasie secondaire, bien plus que de l'affection principale, qui, quoique fort intense et très invétérée, ne faisait cependant courir aucun danger immédiat, et ne pouvait devenir mortelle que par l'inflammation qu'elle entraînait, ou en déterminant quelque autre maladie.

On pourrait nous accuser de grossir inutilement notre livre par des histoires incomplètes. Il est certain que les observations terminées par la guérison ou l'ouverture du corps offrent un degré d'instruction de plus. Remarquez, néanmoins, que la description fidèle des causes, des symptômes et des effets thérapeutiques, donne une connaissance assez exacte des maux de nerf; tandis que l'autopsie n'a d'autre avantage que de prouver qu'ils étaient réellement nerveux. Nous pouvons d'ailleurs nous autoriser de l'exemple de plusieurs médecins célèbres, notamment de celui de *Stahl* qui, voulant faire connaître les névroses, dans son *Collegium casuale*, ouvrage fort estimé et très recherché, s'est borné à en exposer des exemples, sans parler même du traitement. Voici celui qu'il cite pour donner une idée de la gastralgie simple. « Un jeune homme de vingt-quatre ans, d'un tempérament sanguin et mélancolique, accoutumé à une vie très-active, et à beaucoup de distractions, passa subitement à la vie sédentaire et au travail du cabinet, prit une nourriture plus débilitante que de coutume, et négligea de se couvrir l'épigastre. Peu après ce changement dans sa manière de vivre, il lui arriva fréquemment, surtout lorsqu'il avait mangé et bu avec avidité, d'éprouver la sensation d'un poids énorme et fort incommode dans la région de l'estomac. Cette sensation s'accompagna de dégoût, de nausées, de pâleur, d'une salivation abondante, de refroidissement des extrémités et d'une sueur pénible. » L'observation suivante, que l'on trouve aussi dans l'ouvrage de *Stahl*, est un tableau frappant de la gastralgie hypocondriaque. « Un jeune homme de vingt ans, mangeant, digérant et se portant bien, livré à une vie sédentaire et à des travaux intellectuels, commença à éprouver de la tension dans les hypocondres, de la gêne à la région épigastrique, des anxiétés; il devint excessivement méticuleux, eut un sommeil fatigant et de pénibles insomnies. A ces symptômes il se joignit de la lassitude et de la pesanteur dans les membres, du dégoût pour le travail, de l'insouciance, et une sorte d'impossibilité de se livrer aux méditations; les craintes chimériques se manifestèrent et devinrent plus fortes. Enfin, l'appétit se dérangea, et le malade sentit de grandes incommodités après le repas. » Certes, à ces descriptions, qui ne sont pourtant pas complètes, il s'en faut de beaucoup, tout le monde reconnaîtra deux névroses gastriques, l'une simple et l'autre accompagnée de cette affection morale qui caractérise l'hypocondrie. Il serait inutile, à la vérité, de multiplier les observations incomplètes, si la gastro-entéralgie présentait toujours les mêmes symptômes; mais comme elle se montre sous mille formes différentes, ces observations sont utiles, en ce qu'elles font connaître ses nombreuses variétés. C'est ainsi que l'histoire de la maladie de notre professeur donne une idée juste de la gastro-encéphalalgie hypocondriaque compliquée d'entérite chronique, et qu'elle offre plusieurs autres particularités dignes de l'attention des praticiens.

Un autre motif nous a déterminé à exposer cette histoire dans tous ses détails; c'est l'instruction que pourront en retirer les individus qui sont dans les conditions où était ce professeur, c'est-à-dire excessivement nerveux et très-sensibles. Cet exemple doit leur faire sentir la nécessité absolue, pour ne pas tomber dans le même état, de corriger ce vice de leur organisation, de raffermir leurs nerfs et de diminuer l'excès de leur sensibilité, par une bonne alimentation et des soins hygiéniques sagement dirigés. Si, malgré toutes les précautions que ces individus pourront prendre pour conserver leur santé, il leur arrivait d'avoir des douleurs d'estomac, des digestions laborieuses, etc., cet exemple doit les engager à s'abstenir des vermifuges, des drastiques, des préparations d'absinthe, du vin antiscorbutique, des liqueurs, et de toute autre substance capable d'exaspérer la névrose dont leurs premières voies sont atteintes, et de provoquer même l'inflammation de ces parties. Il doit les déterminer, enfin, à se tenir en garde contre les idées tristes et les terreurs paniques; à ne pas craindre, par exemple, de mourir d'apoplexie, parce qu'ils auront des faiblesses dans les extrémités inférieures, des bouffées de chaleur vers la tête, des étourdissemens et des vertiges; à ne pas s'imaginer non plus qu'ils ont un anévrisme, parce qu'ils éprouvent des palpitations de cœur; car ces différens symptômes, quoique très fréquens chez les hypocondriaques, n'ont presque jamais de suites fâcheuses. Il est vrai que leurs pensées tristes et leurs frayeurs imaginaires ne sont qu'une émanation de l'état morbide de leur système nerveux, et que le meilleur moyen pour dissiper les premières serait de guérir le second; mais il est vrai aussi que ces pensées et ces frayeurs réagissent sur cet état morbide, et qu'elles l'entretiennent en dépit du régime et de la médication qui tendent à le calmer. En les surmontant, à force de courage et de persévérance, les malades contribuent donc à leur guérison. Des philosophes assurent qu'une forte volonté a reculé même la mort chez des hommes d'un grand caractère, et que de puissans motifs soutenaient dans le dernier effort de leur courage. Barthez cite plusieurs exemples de ces effets de la volonté chez des mourans. Il prétendait lui-même, dans ses derniers momens, qu'il lés retardait, par sa ferme volonté de ne pas mourir. Or, s'il est possible de reculer la mort par une grande force d'ame et une volonté énergique, il doit l'être bien plus d'éloigner des craintes chimériques et des inquiétudes mal fondées. Mais il est temps de passer à un autre fait.

XVIIIe OBSERVATION.

Nous ne pouvons résister au désir de publier les détails suivans : ils sont extraits d'un volumineux mémoire à consulter, que nous avons reçu, en mars 1828, du département de Loir-et-Cher. On y verra encore une hypocondrie constitutionnelle, mais si différente, sous bien des rapports, de celle qui précède, que nous jugeons utile de l'exposer ici, pour en faire connaître une autre variété. C'est un exemple de la réunion d'une névrose du foie à celle des premières voies, c'est-à-dire d'une gastro-hépatalgie, si bien décrite par Johnson, et sur laquelle nous reviendrons plus tard. Les évacuations bilieuses que le malade avait à la fin des crises sont le caractère distinctif de cette névrose gastro-hépatique. Une description générale en donnerait une idée moins juste que le récit dans lequel nous allons entrer.

Monsieur P...., âgé de soixante-six ans, prêtre, est d'un tempérament bilioso-sanguin et surtout nerveux. En tout temps, il a été excessivement irritable, à en juger par tous les accidens qu'il a éprouvés depuis sa jeunesse jusqu'à son âge actuel. Dans son enfance il était timide et peureux, la moindre chose le faisait tressaillir ; mais rien ne lui faisait une plus vive impression que les orages et le tonnerre, qu'il ne pouvait entendre gronder sans que tout son corps en fût ébranlé. Cette disposition à une maladie nerveuse ne fit que s'accroître jusqu'à ce qu'il eût vingt-ans; et si à cette époque il cessa d'être aussi effrayé de ces évènemens naturels, une peur d'un autre genre vint remplacer la première : il ne voulait plus coucher seul dans aucune chambre, tant son imagination était exaltée par une infinité d'histoires romanesques dont on l'avait entretenu, les premières années qu'il fut au collège. Ainsi tout annonçait en lui la maladie qui se développa ensuite avec des symptômes vraiment extraordinaires.

Pour décrire cette maladie, il faut donc remonter à son âge de quatorze à quinze ans, époque à laquelle il fut envoyé au collège du Mans, pour y continuer ses études, et se destiner ensuite à une profession quelconque. Brûlant du désir de faire quelques progrès dans les sciences, ce jeune homme s'appliqua au travail, pendant plusieurs années, avec un zèle excessif. Non content d'étudier le jour, il étudiait encore la moitié des nuits, et quelquefois des nuits entières. Ses études avancées, il manifesta à sa famille le désir d'embrasser l'état ecclésiastique, et entra, en conséquence, au séminaire en 1784. Une fois dans cet établissement, il s'y livra aussi avec une ardeur extrême à ses nouvelles études et y souffrit beaucoup du froid. A la suite de ces excès de travail et de cette rigueur de l'hiver, il fut atteint d'une maladie des plus violentes, et dont les symptômes étaient des douleurs, des tiraillemens et des angoisses inexprimables au creux de l'estomac, des palpitations de cœur, des vertiges, une insomnie complète, et mille autres phénomènes tout-à-fait insolites. Les médecins du Mans, ne pouvant la définir, ni la connaître à fond, la traitèrent de différentes manières, sans pouvoir s'accorder sur aucun point. A l'aspect des accidens fâcheux qu'éprouvait le malade, l'un prétendait qu'il avait un polype au cœur, qui gênait la circulation, et qui d'un moment à l'autre pouvait le faire périr. On eut recours alors à de fréquentes saignées, tantôt au pied, tantôt au bras, qui ne procurèrent aucun soulagement. Un autre, témoin de la voracité du malade, le traita pour le ver solitaire. Un troisième, persuadé que la circulation se faisait difficilement chez lui, l'électrisa plusieurs fois par jour. L'électricité était fort en vogue à cette époque ; mais elle ne convenait nullement au malade, qui n'était déjà que trop agité. On ne se doutait pas que le genre nerveux fût attaqué chez lui, et qu'en l'électrisant, c'était jeter de la poudre sur des charbons ardens. On continua outre cela les saignées, qui ne firent qu'aggraver le mal, et rapprocher les accidens, au point que, par ces traitemens si opposés et si contraires à la maladie, on parvint en peu de temps à conduire notre jeune homme aux portes du tombeau.

Cependant la vigueur de l'âge (il n'avait alors que vingt et un ans), la force du tempérament, l'air natal et une année de repos, triomphèrent de cette affreuse maladie, qui n'était réellement qu'une affection nerveuse des mieux caractérisées. Il se rétablit assez bien; mais il lui resta une grande disposition à s'irriter, à s'emporter même à la moindre contrariété qu'il éprouvait. Néanmoins, il put achever son cours de théologie, fut ordonné prêtre à vingt-quatre ans, et exerça son ministère avec goût, jusqu'au moment où la révolution le força de cesser ses fonctions. Le refus du serment exigé l'ayant rangé au nombre des proscrits, il fut obligé de se cacher. Bientôt après reparurent les symptômes fâcheux d'une maladie mal guérie, et dont le principe avait toujours existé. La vie sédentaire qu'il mena alors, les craintes, les alarmes qu'il éprouva pendant tout le temps que dura la persécution, les dangers même qu'il courut plusieurs fois pour sa vie, ayant été arrêté comme suspect, et à la veille d'être guillotiné s'il eût été reconnu pour prêtre, son séjour habituel dans un endroit malsain, dont l'air n'était jamais renouvelé, tout cela sans doute contribua à exalter son imagination, et, d'un homme naturellement gai, à en faire un véritable hypocondriaque. Dès lors il ne songea plus qu'à repaître son esprit des idées les plus tristes et les plus accablantes, prévoyant et prophétisant toujours le mal avant qu'il arrivât, se rendant par conséquent malheureux d'avance, sans perdre cependant courage lorsque ses prédictions se réalisaient. Malgré tout, il exerçait en secret son ministère à Orléans, où il était inconnu, et il jouissait dans cette ville de plus de liberté que bien d'autres de ses confrères, moyennant la profession de marchand à laquelle il se livrait réellement ; ce qui lui donnait la facilité de parcourir çà et là les campagnes, pour y faire son petit commerce.

Ce fut au retour d'une excursion de ce genre, faite à pied dans les plus mauvais chemins, et après s'être beaucoup fatigué à parler, en remplissant les fonctions de son ministère sacré, qu'il éprouva une espèce de défaillance d'estomac extrêmement douloureuse, qui fut suivie le lendemain d'une violente irritation de tout le système nerveux, provoquée peut-être par une potion dite fortifiante, que lui administra un chirurgien d'Orléans. Ce qu'il y a de certain, c'est qu'après avoir pris cette potion, vraisemblablement trop active et trop spiritueuse, M. P.... eut des accès épouvantables, des déchiremens affreux d'estomac, qui quelques jours après furent suivis d'une voracité telle, qu'il était obligé de manger à toute heure, la nuit comme le jour. Ces besoins, faux ou vrais, se firent sentir pendant plusieurs semaines consécutives. De là des mauvaises digestions, des anxiétés à la région épigastrique, et de grands malaises dans tout le corps. On appela un autre chirurgien, qui se conforma tout bonnement aux désirs de son malade, tant pour le régime que pour une foule de remèdes qui avaient déjà été employés inutilement, et qui furent encore pris sans aucun effet salutaire. Les bains tièdes, en très grand nombre, ne réussirent pas mieux. M. P.... passa trois mois dans cet état, entièrement livré à lui-même, ne voulant voir personne, pas même ses meilleurs amis, dont les visites et la présence lui faisaient du mal, soit en réveillant d'anciens souvenirs, soit en excitant le regret qu'il éprouvait de ne pouvoir plus prendre part à leurs jouissances.

Désespéré enfin de sa triste situation, contre

laquelle tous les moyens employés jusqu'alors avaient échoué, il se décida à faire le voyage de Paris pour y consulter un habile médecin : il fut adressé au docteur Désessart. Voyant un embonpoint qui annonçait plus la santé que la maladie, et un teint fortement coloré, ce médecin crut sans doute que les souffrances du plaignant venaient d'une pléthore sanguine, car il ordonna force saignées au bras, et quelques boissons délayantes, comme le petit-lait. Dès qu'il fut de retour à son domicile ordinaire, le malade se conforma à cette ordonnance, et se fit faire plusieurs saignées; mais elles ne lui apportèrent aucun soulagement. Son affection nerveuse resta la même jusqu'au retour du printemps, dont il profita pour prendre l'air de la campagne. Au moment des grandes chaleurs, M. P.... fut demandé par un gentilhomme des environs d'Orléans, malade depuis fort long-temps, pour lui porter les secours de la religion. Ce malade octogénaire, et atteint d'une maladie grave, gardait la chambre, sans peut-être en avoir renouvelé l'air pendant plus de six mois. Resté dans cet appartement le temps nécessaire pour les fonctions qu'il allait remplir, l'ecclésiastique se trouva comme suffoqué par un méphitisme infect et concentré. A peine en fut-il sorti qu'il frissonna, et se trouva dans un malaise des plus pénibles. Dès le lendemain de cette visite, il fut attaqué d'une fièvre violente continue, qui, par la suite, devint tierce, puis quarte, et d'une opiniâtreté désespérante. Pour délivrer le malade de ce surcroît de souffrances, on lui administra force doses de quinquina en poudre; mais, comme à cette époque les persécutions contre les prêtres avaient redoublé, et qu'il était obligé de se cacher pour se soustraire aux visites domiciliaires, ce vermifuge, qui aurait pu réussir en toute autre circonstance, n'eut aucun résultat satisfaisant : la fièvre continua et tourmenta le malade pendant dix mois consécutifs, sans qu'il éprouvât le moindre soulagement de tous les moyens qu'on employait pour la couper.

Heureusement pour M. P..... que feu le docteur Maloet, médecin de Paris, se trouva par hasard à Orléans. Il fut prié, de la part des amis du malade, de lui faire une visite. Il se rendit à leurs vœux avec empressement ; et, sur l'exposé qu'il lui fit de son état, il le palpa avec attention, et ne fut pas long-temps sans découvrir une forte obstruction à la rate. Il fit son ordonnance en conséquence ; et, par le moyen d'un emplâtre de ciguë, de pilules fondantes et de jus d'herbes, il fit disparaître au bout de quelques semaines cette énorme obstruction. D'autres médicamens sagement prescrits délivrèrent en même temps le malade de sa fièvre opiniâtre, et même de ses accès nerveux. Il ne resta plus à M. P..... que sa disposition ordinaire à s'irriter d'un rien, à se fâcher à l'occasion, et à se laisser aller à l'emportement en cas de résistance. Le mieux continua d'une manière sensible et satisfaisante : la gaîté naturelle reparut ; il reprit ses occupations ordinaires, et rentra en place en 1801 pour y remplir son ministère. Mais à peine sept à huit mois s'étaient écoulés depuis la reprise de ses fonctions, que, d'un côté, l'excès du travail, l'ennui de la solitude, le défaut de distractions, et, de l'autre, de nouvelles tracasseries, de mortelles inquiétudes d'esprit, on peut même ajouter de violens chagrins, qu'il fut impossible de surmonter, rappelèrent les malheureux symptômes de l'affection nerveuse, et replongèrent le malade dans un état de souffrances inouies. L'hypocondrie était alors à son comble ; il fallut, bon gré mal gré, cesser toute occupation, il fallut, en un mot, prendre du repos et voyager de côté et d'autre, pour faire diversion à l'affreuse mélancolie à laquelle il était en proie. Cet état durait depuis quelques mois lorsqu'on eut recours à un médecin de Vendôme très-renommé et vraiment instruit. Après avoir interrogé le malade, ce docteur prétendit que la maladie était dans le sang ; qu'il passait difficilement dans la veine-porte, et que de cet embarras de la circulation naissaient les accidens qu'il éprouvait très-fréquemment. Il le traita en conséquence, et ce traitement lui procura un mieux assez positif pour qu'au bout d'un certain temps il fût capable de reprendre ses fonctions, et de les continuer plusieurs années de suite, sans éprouver d'autre incommodité que sa grande susceptibilité et la facilité de se mettre en colère à la moindre contrariété. Du reste, il était assez gai, buvait et mangeait de bon appétit, remplissait avec autant de plaisir que de zèle les devoirs de son état; mais ce calme et ce mieux disparurent à l'époque où ayant été chargé par ses supérieurs de desservir trois paroisses à la fois, il lui fallut tripler le travail pour faire face aux besoins de ses ouailles. Obligé de voler au secours des malades et de parcourir à pied une circonférence de douze lieues, par toutes sortes de temps et des chemins ffreux; forcé, d'un autre côté, de rester au confessionnal, et d'y faire des séances de plusieurs heures de suite avant les jambes et les pieds mouillés et engourdis par le froid, cet ecclésiastique ne fut pas long-temps à s'apercevoir que ces excès de travail et ces fatigues le replongeraient infailliblement dans la déplorable situation où il s'était trouvé à différentes époques de sa vie. En effet, sa cruelle et interminable maladie se renouvela avec des symptômes effrayans en février 1818. Elle s'annonça d'abord par un dégoût extraordinaire pour le pays qu'il habitait depuis nombre d'années, et par une répugnance invincible pour son ministère, qu'il avait toujours exercé avec plaisir étant en meilleure santé. Dans cette fâcheuse position, il sollicita son changement; et, comme ses supérieurs purent croire qu'il désirait un poste plus avantageux et plus agréable, ils lui offrirent plusieurs cures, avec le droit de choisir celle qui lui conviendrait le mieux. Un jour il était parfaitement décidé à accepter une des places offertes, le lendemain il avait changé d'avis, et n'en voulait plus. Cette instabilité, cette inconstance, ces sortes d'irrésolutions, tenaient à sa terrible maladie. Bref, il préféra rester à son ancien poste, et il eut tout lieu de s'en féliciter par la suite; car il se trouva bientôt hors d'état d'exécuter un déplacement quelconque, à cause des progrès que faisait la maladie. Elle se manifesta alors d'une manière tout-à-fait sérieuse et grave, par des faiblesses extraordinaires dans les jambes, une violente douleur au bas des reins, des tiraillemens à l'estomac, et une agitation sans égale dans tout son être. Enfin le malade était dans une angoisse inexprimable, et tourmenté d'une insomnie des plus pénibles; rien ne pouvait le calmer : la figure s'enflamma, les yeux devinrent hagards. Il était dans cet état horrible lorsque le médecin du pays fut appelé. Au premier aspect il crut M. P..... menacé d'un coup de sang, le saigna au bras, et peu d'instans après au pied. Ces fortes saignées diminuèrent l'excitation, et amenèrent un calme momentané; mais elles ne rendirent ni le sommeil ni la tranquillité de l'esprit. On eut recours à d'autres moyens qui n'eurent pas plus de succès : les calmans, les potions antispasmodiques, les linimens de toute espèce, les frictions sèches, furent employés inutilement; l'exaltation était extrême, tout annonçait un désordre épouvantable dans le système nerveux. L'antipathie pour certaines choses, l'aversion pour le monde, le dégoût de son état, devinrent plus forts que jamais : la machine était fatiguée, l'équilibre dérangé; il fallait bien du temps pour le rétablir. Cependant les grands bains procurèrent quelquefois un peu de repos, et même du sommeil; mais le plus souvent ils étaient sans effet sensible.

Dans cette situation, M. P.... quitta son domicile, et alla passer un mois à Orléans, où il continua l'usage des bains, et suivit un nouveau régime que lui prescrivit un médecin de cette ville. Ce régime n'eut pas un plus heureux résultat que les moyens employés précédemment. Lassé et rebuté de tant d'essais infructueux, il se détermina de nouveau à faire le voyage de Paris. La fatigue de la route fut pour lui un véritable supplice; il se plaignait tantôt d'être serré comme avec des cordes à la région de l'estomac, tantôt de manquer d'air dans la voiture et de ne pouvoir respirer; parfois il accusait une grande faiblesse générale, et l'instant d'après il se trouvait fort et dans une agitation extrême. Arrivé dans la capitale, l'hypocondrie se manifesta d'une manière terrible; il fallut pleurer amèrement, se lamenter et se désespérer. Dans ce fâcheux état, se repentant d'avoir entrepris un voyage qu'il croyait lui devenir funeste, il voulait repartir dès le lendemain, persuadé qu'un séjour de 24 heures dans Paris lui porterait le coup mortel. La crise passée, M. P..... reconnut cependant la nécessité de ne pas manquer le but de son voyage, et alla consulter le professeur Pinel, qui, comme tous ceux qui l'avaient vu précédemment, jugea, sur sa bonne mine et son teint coloré, que le sang était pour beaucoup dans la maladie: il l'effraya même sans doute involontairement, en lui disant qu'il y avait à craindre une congestion au cerveau, et qu'il était très à propos de la détourner par une application de sangsues derrière les oreilles. Comme le malade éprouvait habituellement un grand mal de tête, il crut que la congestion existait déjà, et s'en affecta long-temps. Dans ce voyage, il voulut voir aussi M. Portal, qui ne le rassura pas non plus, en lui disant, dans une audience de quelques minutes, que son état était l'enfer des malades et le purgatoire des médecins.

Indépendamment des sangsues, le professeur Pinel, qui eut une correspondance suivie avec

M. P......, lui conseilla de faire usage tous les matins, pendant quinze jours, d'un bol de six grains, composé de parties égales d'assa-fétida, d'extrait de quinquina et d'extrait d'absinthe, et de boire par dessus une tasse d'infusion de feuilles d'oranger. Cette infusion, édulcorée avec le sirop de fleurs d'oranger ou d'éther, devait servir de boisson habituelle. A la fin de la première quinzaine, il ordonna de purger un peu vivement le malade deux fois, à trois ou quatre jours d'intervalle, avec une once de sirop de nerprun et quelques grains de résine de jalap, dans un véhicule convenable de deux à trois onces au plus. Tout cela fut ponctuellement exécuté, et n'apporta aucun adoucissement aux souffrances; c'est-à-dire que tous les moyens curatifs échouèrent contre cette terrible affection nerveuse. L'irritabilité devint telle par la suite, que le moindre bruit entendu pendant la nuit causait au malade une insomnie des plus cruelles, et que, pendant le jour, le tapage que font certains ouvriers en bois ou en fer lui devint aussi insupportable et aussi funeste que l'avait été le roulement des voitures dans Paris, roulement qui l'avait forcé à s'éloigner promptement de cette ville.

Comme notre malade se plaignait de plus en plus de douleurs d'estomac, où est toujours le principal siège du mal, et comme il souffrait extraordinairement d'un resserrement ou contraction de cet organe, ainsi que d'un battement des plus incommodes à la région épigastrique, on eut recours à des applications de sangsues, tantôt sur cette partie, et tantôt au siège, dans l'intention de dissiper l'engorgement supposé, et de faciliter la circulation. Ces saignées locales procuraient parfois un certain soulagement, mais de peu de durée, et le plus souvent elles étaient suivies de crises terribles et d'une agitation extrême. On remarquait même que, quelques jours après cette opération, M. P.... n'en était que plus sensible aux affections morales, et plus susceptible d'être agacé par le bruit des ouvriers. La crainte seule de les entendre faisait sur lui la même impression que la chose même, et le jetait dans un tel état de spasme et d'irritation qu'on ne savait plus que faire de lui : tous les sens paraissaient bouleversés, et le calme ne se rétablissait que lorsque la cause qui avait amené ce désordre avait cessé de le tourmenter. Par la suite, ce ne fut pas seulement le bruit des ouvriers qui fut insupportable à notre hypocondriaque, mais une araignée sur le papier, une grosse mouche bourdonnant dans sa chambre, le chant des coqs, celui des oiseaux de nuit, le cri d'un grillon dans la cheminée, le balancier d'une pendule, tous ces bruits agaçaient tellement ses nerfs, et l'incommodaient au point qu'il lui était impossible de goûter un instant de repos, si on ne pouvait les faire cesser. Ce qui a particulièrement fait du mal à M. P......, et ce qui lui en fait encore, quoiqu'à un moindre degré, c'est une petite toux sèche à laquelle est sujette sa domestique; cette toux lui est si insupportable qu'il met tout en œuvre pour ne pas l'entendre, jusqu'à se boucher les oreilles avec les doigts pour passer dans l'endroit où elle peut se trouver. Quelle susceptibilité! en fut-il jamais de semblable? Et quel tourment continuel pour celui qui l'éprouve! Il faut être témoin de tous ces symptômes extraordinaires pour s'en faire une idée, et ce qu'il y a de plus fâcheux, c'est que cette cruelle maladie a résisté à tous les moyens qu'on a employés pour la combattre. On peut donc avec raison l'appeler l'enfer du malade, car il souffre comme un véritable damné.

Chaque fois que M. P..... est menacé d'une crise violente, provoquée n'importe par quelle cause, voici comme elle s'annonce. La veille, et même la surveille, il est sombre, maussade, impatient, grondeur, cherchant querelle sur tout et s'emportant pour des riens, malgré ce que l'on peut faire pour le calmer; il est inquiet, troublé, ne sachant sur quoi fixer son imagination exaltée. Avec cette disposition d'esprit, une visite inattendue, ou même la crainte de voir quelques uns de ses plus intimes amis, l'obligation d'exercer quelque fonction de son ministère, ou toute autre contrariété, déterminent l'accès, et le voilà aux champs. Il a peur de tout : les idées les plus tristes et les plus accablantes s'emparent de lui ; il pleure, il se lamente, il se désespère et jette même les hauts cris ; il ne voit que la mort pour remède à ses maux, voulant la faire croire très-prochaine, et la regardant, dit-il, comme un bienfait du ciel dans l'état déplorable où il se trouve, bien qu'il la redoute, je crois, autant que l'individu le mieux portant. Une des grandes incommodités physiques de notre malade, ce sont des vents, des vapeurs, des flatuosités, dont il est rempli, et qui se manifestent par des bâillemens irrésistibles. Durant les accès les urines sont claires, copieuses et fréquentes ; la langue est sèche, rouge au bout et chargée à la base ; la bouche pâteuse, et l'appétit nul. Lors des plus grandes souffrances, le teint du malade est basané, jaunâtre, et la crise, dont la durée ordinaire est de vingt-quatre heures, se termine toujours par une forte évacuation bilioso-glaireuse, qui est suivie d'un grand soulagement, jusqu'à l'arrivée d'un nouvel accès.

Tel est l'exposé fidèle de l'origine, de la marche et des progrès de la maladie dont M. P.... est affecté depuis plus de trente-huit ans. Il demande des conseils propres à soulager ses souffrances ; car il ne compte plus sur une guérison définitive, et il se trouverait très-heureux si l'on pouvait rendre son existence supportable.

Il était difficile d'apporter à ce vénérable ecclésiastique le soulagement qu'il sollicitait. Il aurait fallu, pour cela, qu'il évitât les causes qui ramenaient ordinairement les accès et entretenaient le fond de la maladie; qu'il s'abstînt des médications stimulantes et atoniques, qu'il vécût d'alimens légers, doux et substantiels; il aurait fallu, par dessus tout, que le moral résistât à l'affection physique, qu'il la maîtrisât même, et il ne le pouvait pas, quoiqu'il fît tous ses efforts, disait-il, pour atteindre ce but. Nous lui déclarâmes cependant qu'il n'y avait aucune amélioration à espérer s'il ne se conformait point à ces préceptes, auxquels nous ajoutâmes celui de prendre des bains frais, avec des affusions froides sur la tête, et quelque sédatif à l'intérieur, comme une légère décoction de têtes de pavots, pour remplacer la glace que nous aurions voulu lui faire prendre, mais que l'on ne pouvait se procurer. Ces bains eurent quelquefois un assez heureux résultat, en calmant les nerfs, et en faisant cesser l'insomnie; mais, peu de jours après, on s'apercevait qu'ils ne détruisaient pas le principe du mal, et n'étaient que des palliatifs, puisque les mêmes accidens reparaissaient.

Etant mieux néanmoins en juillet 1829, M. P.... vint à Paris, et nous fûmes on ne peut plus étonné de voir un homme fort et vigoureux, d'un embonpoint au dessus du médiocre, ayant le teint fleuri, et paraissant jouir d'une santé parfaite. L'aspect extérieur de ce curé était si bon que nous aurions cru les détails de sa maladie, sinon entièrement faux, au moins fort exagérés, si sa gouvernante, qui l'accompagnait, et qui ne l'avait pas quitté depuis trente ans, ne nous eût soutenu qu'ils étaient conformes à la vérité. Quoi qu'il en soit, nous étant convaincu, autant qu'il est possible de le faire, par le palper et l'examen le plus attentif, qu'il n'y avait chez lui aucune lésion de tissus, et que sa maladie était purement nerveuse, nous insistâmes de nouveau sur la nécessité de suivre le régime hygiénique déjà indiqué; et, comme la décoction de têtes de pavots, dont il s'était fort bien trouvé, commençait à ne plus avoir d'effet, nous proposâmes de la remplacer par quelques grains d'extrait muqueux d'opium, en lui recommandant de n'en prendre que dans les cas de crise, et de ne point en abuser. Nonobstant cette recommandation, l'extrait thébaïque lui procurant toujours du soulagement, il en augmenta progressivement la dose, et il m'écrivit ce qui suit, le 8 mai 1830.

« Je paierai peut-être bien cher un jour l'imprudence que je commets depuis quelque temps, en faisant un usage immodéré d'opium. Je me suis tellement habitué à en prendre que je ne puis plus maintenant m'en passer. Il est devenu mon pain quotidien, au point que je ne suis pas un seul jour sans avaler de douze à quinze grains de ce médicament, que j'ai regardé comme mon sauveur dans le principe, et qui pourrait devenir mon plus cruel ennemi, par l'abus que j'en fais. J'ai beau craindre d'être la dupe de ses perfides caresses, je ne puis m'empêcher de l'aimer, de le rechercher, et d'avoir recours à lui, je ne dis pas une fois en passant, mais tous les jours de la vie, parce que tous les jours de la vie j'en éprouve le plus impérieux besoin. C'est de six à sept heures du soir que je me suis accoutumé à en prendre une dose ordinaire, et aux approches de cette heure, je sens mon estomac réclamer à grands cris ce pain quotidien, dont je suis réellement plus affamé que de toute nourriture, quelque agréable et succulente qu'on puisse la supposer. Il me faut alors céder à cet appétit vorace de la substance en question; elle me flatte et me calme pour l'instant, elle me donne même une espèce de bien-aise et de gaîté qui me rendraient heureux s'ils duraient toujours.»

A ce langage, on reconnaît bien l'hypocondriaque. L'opium le soulageait, mais il tremblait qu'il ne lui devînt funeste par la suite. Il est vrai que cette crainte n'était que trop fondée. Une nouvelle lettre, qu'il nous adressa le 18 novembre, nous apprit qu'il avait élevé la dose de ce médicament jusqu'à un gros par jour, et qu'il éprouvait, depuis cette augmentation, différens symptômes qui redoublaient ses inquiétudes : c'étaient une violente céphalalgie, des assoupissemens prolongés, de fortes douleurs d'estomac, du dégoût pour la nourriture, de grandes difficultés à digérer et une constipation invincible. Ces symptômes s'étaient encore exaspérés par une application de sangsues à l'épigastre, et deux purgatifs, au moyen desquels il avait cru remédier à son imprudence. M. P.... ne nous a plus écrit depuis cette époque ; mais nous avons appris, par voie indirecte, qu'il était mort apoplectique, ainsi que nous le craignions d'après sa dernière lettre.

Réflexions. Cette observation est encore une leçon vivante, si l'on peut s'exprimer ainsi, pour les individus nés avec une disposition à l'hypocondrie, ou qui l'ont contractée après leur naissance. Ils doivent y voir en effet les dangers auxquels ils s'exposent, s'ils ne font pas tous leurs efforts pour éviter les souffrances physiques et morales dont M. P.... a été victime presque toute sa vie. Il est à désirer aussi que la lecture de ce fait inspire aux médecins la crainte d'aggraver l'état des hypocondriaques par une foule de médications, notamment par des évacuations sanguines répétées, et qu'elle contribue à leur faire sentir qu'il n'y a que l'hygiène qui puisse fournir à ces infortunés des secours véritablement utiles. On se rappellera enfin que notre ecclésiastique est mort pour avoir abusé de l'opium, et qu'il aurait pu vivre long-temps encore sans cet abus. Nous regretterions vivement de lui en avoir conseillé l'usage, si notre conscience n'était déchargée par la recommandation expresse que nous lui fîmes de n'en prendre que de faibles doses, et seulement dans les cas de crise. Quoi qu'il en soit, il serait fâcheux que des faits si instructifs ne tournassent pas au profit de la science et de l'humanité. Celui que nous allons rapporter, et qui sera le dernier de ce genre, est également digne de l'attention des médecins, par la singularité de plusieurs de ses symptômes et la vive exaltation morale dont il était accompagné.

XIXe OBSERVATION.

M. S.... âgé de quarante ans, d'une forte constitution, capitaine d'infanterie, avait été sujet, depuis ses premières années, à une forte migraine, dont les accès se renouvelaient une ou deux fois par mois, et s'accompagnaient quelquefois, surtout dans l'adolescence, de vomissemens de la nourriture. A seize ans, la crainte d'être poitrinaire, fondée sur une expectoration visqueuse et difficile à arracher de la gorge, lui causa une profonde mélancolie, qui ne se termina qu'au bout d'une année. La fréquentation d'un hypocondriaque fit reparaître la même névrose à l'âge de vingt-deux ans ; mais cette fois elle ne se prolongea guère au delà de six semaines. Elle revint encore quelques années après, par suite des évènemens de 1814, et dura alors trois à quatre mois. A part la migraine, et ces trois accès de mélancolie, l'état moral et physique de ce capitaine avait toujours été parfait. Il était d'un caractère extrêmement gai, mangeait beaucoup, ne sentait jamais son estomac et aurait digéré du fer. Les vomissemens qui accompagnaient autrefois la céphalalgie avaient cessé depuis l'âge de vingt ans. Ce ne fut que pendant sa trente-cinquième année qu'il éprouva les premières atteintes de la maladie pour laquelle il nous a envoyé un mémoire à consulter, daté de Verdun, le vingt-cinq août 1829.

Cette maladie avait commencé par une nouvelle mélancolie et des douleurs inouies, qui siégèrent d'abord dans les yeux, la tête, les bras, les jambes et les cuisses, et qui se portèrent ensuite sur l'estomac et les intestins, où l'exploration la plus attentive ne découvrait cependant rien d'extraordinaire. Le malade éprouvait en outre mille choses qu'il ne pouvait expliquer : son corps était un centre de malaises, de douleurs, de battemens et de sensations indéfinissables, qui variaient par la plus légère cause morale ou physique, et modifiaient singulièrement la manière d'être de cet infortuné. C'est ainsi que, dans les intermissions de la douleur des yeux, il lui semblait qu'ils étaient pleins de terre, sans que la vue fût troublée autrement que par des points noirs, qui paraissaient voltiger autour de ses paupières. Malgré ce désordre, il n'y avait ni fièvre ni soif ; la langue était blanche, et l'appétit excellent : la digestion du matin ne produisait pas de grandes souffrances; mais celle du soir excitait, trois ou quatre heures après le repas, de vives douleurs épigastriques, qui retentissaient dans le dos, les bras et les parois du thorax. Les selles étaient assez régulières, quoiqu'il y eût un peu de constipation; l'urine était tantôt blanche, tantôt rouge, tantôt jaune, et occasionnait fréquemment une sensation de brûlure en passant dans le canal de l'urètre. La plupart des nuits étaient mauvaises; s'il y en avait quelques unes de bonnes, le malade recommençait à souffrir en sortant du lit. Il n'avait jamais voulu prendre de remèdes à l'intérieur ; mais le régime antiphlogistique et les sangsues qu'on avait appliquées plusieurs fois lui firent beaucoup de mal: ces moyens l'affaiblissaient, sans lui procurer le moindre soulagement. Les bains chauds, tempérés et froids, ne lui furent pas plus utiles. Un cautère, qu'on avait établi au bras, rendit cette partie très douloureuse, et parut augmenter les souffrances générales.

La vive irritation physique dont M. S.... était

atteint, s'accompagnait d'une irritation morale excessive, comme on peut s'en convaincre en lisant les phrases suivantes qui terminent son mémoire à consulter. « Quand j'éprouve du calme, je m'adoucis et je pleure facilement ; mais, lorsque les symptômes redoublent, je deviens dur pour tout, excepté pour le mal. Eh ! comment voudriez-vous que cela ne fût pas? Depuis cinq ans, je ne puis ni vivre ni mourir : la maladie m'ordonne à chaque instant de me délivrer de mes peines ; mais ma qualité de père et d'époux m'attache à une vie affreuse que les souffrances m'ont fait prendre en aversion. Je suis *hypocondriaque*, *névropathique*, *mélancolique, atteint d'une irritation générale des nerfs, en dehors et en dedans.* Voilà ce que l'on n'a cessé de me dire depuis que je consulte des médecins; mais personne n'a pu me soulager : les uns me conseillent une chose, les autres me la défendent. Enfin, je ne sais ce que je suis; mais ce que je sais, c'est qu'il n'y a pas d'homme au monde qui souffre autant que moi : mon corps tout entier n'est qu'un foyer de douleurs qui se modifient d'un million de manières, et vingt fois par jour, selon le plus léger changement de la température, ou quelque autre cause, souvent inappréciable. Il me semble éprouver, et j'éprouve en effet les symptômes de plus de cent affections différentes. Peu de repos, et nul espoir d'un meilleur avenir ! Joignez à tout cela un ennui affreux que rien ne peut distraire. Horrible maladie, qui attaque le corps et l'esprit tout à la fois! »

On sent les difficultés qu'il y avait à donner des conseils à ce malheureux hypocondriaque. Ce n'est pas que sa maladie fût assez invétérée pour être incurable; on en voit guérir de bien plus anciennes; mais, pour se rétablir, il était de toute nécessité qu'il maîtrisât son moral, et il ne le pouvait pas; car voici ce qu'il nous écrivait encore: « On me dit de me promener, de me distraire, de travailler, de m'égayer, etc. Si tout cela m'était possible, je n'aurais pas besoin de consulter: c'est précisément parce que je ne puis le faire que je suis très malade. » Ainsi, en sentant la nécessité de tranquilliser son esprit, il déclarait ne pouvoir en venir à bout. Le médecin était donc bien embarrassé, attendu qu'il ne pouvait qu'engager cet officier à redoubler d'efforts pour dompter la fougue et le désordre de son imagination, et pour éloigner les idées noires qui l'assiégeaient. Nous ajoutâmes néanmoins qu'il devait se nourrir avec des alimens doux et faciles à digérer, faire usage d'une médication calmante, prendre des bains frais, et recevoir un filet d'eau froide sur la tête lorsqu'il serait dans la baignoire. Ces conseils auront-ils été écoutés et suivis avec le courage et la persévérance nécessaires pour avoir de bons résultats, nous n'en savons rien, et nous n'avons publié ce fait que pour mettre sous les yeux des lecteurs une variété remarquable de l'hypocondrie. Il est à craindre toutefois que M. S.... n'ait été dominé par l'inconstance qui est si commune aux hypocondriaques, et qui, en les portant à courir de médecins en médecins et à changer à chaque instant de traitement, contribue à prolonger leur maladie et empêche d'en tracer une histoire complète. Ce qu'il y a de certain, c'est que nous n'avons plus entendu parler de lui, quoiqu'il nous eût annoncé sa prochaine arrivée dans la capitale.

On pourrait objecter peut-être que ces dernières affections étaient des gastro-entérites chroniques, ou d'autres lésions de tissu, et que nous commettons une erreur théorique en les mettant au nombre des maladies nerveuses. L'observation suivante, dont l'analogie avec celles qui précèdent ne saurait être contestée, répondrait à cette objection, si on la faisait, beaucoup mieux que nous ne pourrions le faire par des raisonnemens qui, s'ils ne reposent pas sur des faits positifs, ne sont que plus ou moins plausibles, et ne portent jamais une entière conviction dans l'esprit des lecteurs.

XXe OBSERVATION.

Mademoiselle D..... était née d'un père hypocondriaque et d'une mère sujette à des coliques d'estomac. Vers l'âge de dix à douze ans, cette jeune personne contracta la malheureuse habitude de l'onanisme, et l'on ne sait quand elle l'a perdue. Dans le même temps, elle était souvent atteinte de troubles des digestions, que l'on regardait comme des embarras gastriques et pour lesquels on lui administrait force émétique et purgatifs. Nonobstant cette funeste manœuvre et ces troubles qui en étaient l'effet; nonobstant l'abus des évacuans, qui palliaient les symptômes gastriques, mais qui disposaient à leurs fréquens retours, en exaltant de plus en plus la sensibilité des premières voies, mademoiselle D..... se développa, prit même, à ce que l'on nous a dit, une forte corpulence, et devint nubile pendant sa quatorzième année.

A cette époque, elle fut assaillie par de profonds chagrins domestiques, qui n'ont jamais cessé, et qui ont sans doute ajouté aux causes de la maladie. Ce qu'il y a de certain, c'est qu'elle commença bientôt à devenir excessivement impressionnable, à éprouver, en différens endroits, de douloureuses sensations, et de fréquens battemens de cœur. On lui appliqua plusieurs fois les sangsues, qui la soulageaient momentanément, sans détruire le mal. Quelque temps après, il se manifesta, au contraire, de nouveaux symptômes, dont les plus remarquables étaient une céphalalgie atroce, des digestions toujours pénibles, souvent douloureuses, et l'idée qu'elle devait mourir dans l'année. On consulta plusieurs médecins du département de la Somme, où était alors la malade. Ils ordonnèrent encore les sangsues, et, comme les règles paraissaient diminuer, les pilules de Fuller, qui les firent venir trop abondantes. Cependant elle maigrissait à vue d'œil, et la menstruation disparut à dix-neuf ans. Tel était son état, avec des battemens de cœur plus forts que jamais, lorsque sa mère la conduisit à Paris pour y consulter le docteur Laennec.

Ce médecin jugea qu'elle était très-bien constituée, et qu'elle n'avait aucune lésion, ni au cœur, ni à la poitrine, ni ailleurs, et que sa maladie n'était que nerveuse. Cherchant à rappeler les menstrues, il lui ordonna des pilules d'aloès, des purgatifs au séné, des lavemens tous les deux jours avec la même substance, et des frictions de teinture de cantharides sur la région des reins. Cette médication, qui fit revenir les règles une fois, fut suivie, comme cela devait être, de coliques, d'épreintes et d'une vive irritation générale, avec fièvre. On eut recours aux émolliens. Ils adoucirent; mais la menstruation cessa pour toujours, et la maigreur devint plus effrayante. Un autre médecin de la capitale, M. L......., la mit totalement au maigre, c'est-à-dire aux pommes de terre cuites à l'eau, aux panades presque sans beurre, et à une où deux onces de pain dans un peu de lait. Ce régime, dont la durée fut de quatre mois, la jeta dans une faiblesse extrême. Pour y remédier, elle ne prit plus que du lait ; ce qui ne lui réussit pas mieux.

Le docteur Regnault fut consulté. L'affection des premières voies lui paraissant plutôt nerveuse qu'inflammatoire, il donna de sages conseils hygiéniques, prescrivit une nourriture plus substantielle, et des pilules composées d'extrait de quinquina, de castoréum et d'écorce d'oranger. La malade ne put supporter ces pilules trop actives ; mais elle fut un peu soulagée en vivant de potages au gras, de viandes blanches, de raisins, de fruits rouges et de melons. Elle continua néanmoins à se plaindre de l'estomac : la faim était tantôt vorace et tantôt nulle, et aussitôt après avoir pris une petite quantité de nourriture, elle ressentait des douleurs plus ou moins vives dans cet organe, elle y éprouvait surtout des chaleurs brûlantes, que l'on attribuait à de la limaille de fer qu'elle avait prise autrefois. Les cataplasmes de farine de graine de lin sur la région épigastrique, les lavemens émolliens, l'eau de veau, l'eau lactée et l'eau d'orge gommée, calmaient ces chaleurs, et adoucissaient les entrailles ; mais, d'un autre côté, cette médication émolliente ne tardait point à détruire l'appétit, à rendre les digestions plus longues, à produire des flatuosités, des gonflemens abdominaux, et d'autres incommodités, qui forçaient d'en suspendre l'usage. Mademoiselle D..... resta près d'une année dans ces alternatives d'irritation et d'atonie, changeant à chaque instant de régime, désolant sa famille, se désespérant elle-même, et en proie à la plus violente hypocondrie. Le *Traité sur les gastralgies*, dont elle eut connaissance à cette époque, tranquillisa son moral, lui donna de l'espoir, et la détermina à suivre le régime qui y est indiqué. Il en résulta un mieux si sensible, qu'elle se crut presque guérie, et qu'elle partit avec sa mère, dans le courant de l'été de 1828, pour aller chez une sœur qui habite le département de la Vendée. Elle avait alors vingt-deux ans.

Le mieux se soutint pendant les premiers mois de son séjour dans ce pays; mais, soit qu'elle ait commis des erreurs de régime, soit par la continuation des causes de la maladie, ou par l'effet du changement de saison, et de l'humidité du climat qu'elle habitait, les phénomènes gastriques, ainsi que l'affection morale, s'exaspérèrent de nouveau à l'approche de l'automne. On remarqua néanmoins que, depuis cette rechute, la malade se plaignait plus rarement de pesanteur et de véritables douleurs d'estomac: le plus souvent, elle n'accusait que la sensation d'une corde qui aurait été tendue de cet organe au pharynx; d'autres fois, c'était le sentiment d'une violente constriction de la région épigastrique et des hypocondres; par moment, elle éprouvait encore, dans le canal digestif, des chaleurs plus ou moins vives, qui l'entretenaient dans l'idée d'une inflammation de ce canal, et la portaient à recourir aux boissons émollientes, qu'elle était de nouveau obligée d'abandonner peu de jours après; la bouche était aussi le siége de chaleurs semblables à celle qu'aurait produite la présence de quelques grains de poivre dans cette cavité, et il y avait des crachotemens répétés, surtout avant et après les repas: de temps à autre, elle était reprise de coliques et d'épreintes très-douloureuses, qui n'étaient cependant presque jamais suivies d'évacuations alvines; loin de là, la constipation était habituelle, et ne cédait qu'aux lavemens.

L'appétit étant toujours irrégulier et déréglé, mademoiselle D..... ne savait quand elle devait manger. Il lui arrivait souvent de refuser les substances alimentaires aux heures des repas, sous prétexte de n'avoir pas faim, d'éprouver même un dégoût insurmontable pour ces substances, et d'en demander un quart d'heure, ou, tout au plus, une demi-heure après, disant alors qu'elle mourait de besoin. D'autres fois elle repoussait toute nourriture pendant des journées entières, et en prenait avec avidité le lendemain. Ce qui augmentait encore son embarras et sa perplexité, c'est qu'aussitôt après avoir ingéré quelque aliment, elle tremblait qu'il ne lui fît mal, et se désespérait de l'avoir pris; ses regrets allaient quelquefois jusqu'à verser d'abondantes larmes. Ainsi, craignant de manger comme de ne pas manger, elle était dans des terreurs et des angoisses continuelles, ne parlant que de son estomac, ne pensant qu'à ses digestions, restant dans une profonde indifférence pour tout autre objet, même pour ce qui aurait dû l'intéresser vivement. La maigreur et la faiblesse étaient considérables, sans être néanmoins portées au dernier degré. Tel est le récit que l'on nous faisait de son triste état dans un mémoire à consulter, que sa mère nous a envoyé le 25 décembre 1828, et de l'exactitude duquel nous avons pu nous convaincre plus tard.

A ces détails, il était facile de reconnaître une gastro-entéralgie hypocondriaque, compliquée d'hystérie. On voyait aussi que l'affection morale exerçait une grande influence sur l'affection physique, et que la maladie s'était toujours aggravée par les médications antiphlogistique et stimulante, employées tour à tour. On voyait enfin que les fautes de régime, et surtout l'irrégularité des repas, devaient nécessairement s'opposer à la guérison. Les indications curatives s'offraient donc d'elles-mêmes. Il s'agissait de rassurer, autant que possible, l'esprit de la malade, et de lui indiquer les autres moyens hygiéniques qui lui étaient nécessaires, tels que l'exercice, les distractions, l'éloignement des causes de la maladie, etc. Il fallait encore lui conseiller, sinon de s'abstenir de toute substance médicinale, au moins de restreindre les secours de ce genre à quelques calmans pour les cas de véritables douleurs, et à une boisson adoucissante, comme l'eau de poulet, ou l'eau sucrée, lorsque la soif serait trop vive. On devait, en outre, lui prescrire une nourriture douce, légère et substantielle, prise avec modération, et insister plus particulièrement sur la nécessité absolue de manger à des heures réglées, lors même qu'elle n'aurait pas d'appétit, à moins toutefois qu'il n'y eût eu de mauvaises digestions, que la langue ne fût chargée, la bouche pâteuse, etc., auquel cas elle devait se mettre à une diète plus ou moins sévère, et boire de l'eau sucrée, ou une infusion de tilleul, jusqu'à ce que le besoin d'alimens se fît sentir de nouveau.

Ces conseils n'ayant pas été suivis avec exactitude, ne procurèrent aucune amélioration définitive : il y avait bien des temps pendant lesquels mademoiselle D..... se trouvait mieux ; mais ils n'étaient pas de longue durée. Elle nous écrivit une foule de lettres, plus désolantes les unes que les autres, qui nous prouvaient qu'elle était toujours dans le même état. Il lui était impossible de régler son régime, tant elle avait peur de la nourriture et de l'abstinence; car l'une et l'autre l'incommodaient également. Ainsi la crainte de se faire un mal passager lui faisait un mal irrémédiable. Nous nous efforçâmes en vain de lui faire comprendre que la faim et l'inappétence la trompaient souvent; que le défaut d'appétit aux heures des repas pouvant venir de ce que l'estomac était rempli de gaz, elle mangerait avec plaisir une fois qu'elle aurait commencé, et que les digestions seraient plus faciles dans ces circonstances que quand la faim était trop vive; qu'elle aurait presque toujours à se repentir de satisfaire la boulimie qui la prenait à toute heure, quelquefois même peu de temps après un repas raisonnable; qu'il y avait donc de graves inconvéniens à n'écouter que ses sensations pour prendre ou refuser de la nourriture; que son principal moyen de guérison était de manger aux mêmes heures, sans s'inquiéter des malaises, inévitables dans sa situation, qui suivaient l'ingestion des alimens. Tout ce que nous lui écrivîmes à cet égard fut inutile. Elle convenait bien, d'après les incommodités qu'elle éprouvait fréquemment, de la vérité de ce que nous lui disions; mais ni nos raisons, ni sa propre expérience, ne purent maîtriser son imagination. Après avoir passé deux ans dans ce pitoyable état, notre malade prit enfin le parti de venir à Paris, où elle arriva le dernier jour de février 1830, accompagnée de son beau-frère.

L'investigation la plus scrupuleuse fortifia le jugement que nous avions déjà porté sur la nature de la maladie. Rien n'annonçait une inflammation des premières voies ni aucune autre lésion de structure; tout indiquait, au contraire, une affection purement nerveuse. Il serait inutile de rappeler les symptômes décrits ci-dessus, et qui étaient tels qu'on nous les avait exposés dans la correspondance; mais nous ajouterons les signes négatifs de la gastro-entérite comme de toute autre altération de tissu. La langue était épanouie, humide, rose et nette dans toute son étendue; la région épigastrique, où la malade éprouvait des battemens passagers, était souple et indolente à la pression; le pouls naturel et presque aussi fort qu'en bonne santé; le teint excellent; la peau moins sèche qu'elle ne l'est ordinairement en pareils cas; l'urine abondante, d'un jaune clair, quelquefois limpide et rendue fréquemment; le sommeil très bon, à moins que mademoiselle D... ne se tourmentât beaucoup, soit de son état, soit de ses chagrins domestiques: elle passait alors des nuits fort agitées, et même sans dormir. Il n'y avait jamais eu d'indigestions complètes ni de vomissemens; et, à part le mouvement frébrile suscité par une médication stimulante, il n'y avait jamais eu de fièvre non plus. La maigreur était considérable; mais ses forces lui avaient permis de faire, en malle-poste, une route de 130 lieues, et de passer trois nuits consécutives dans la voiture ; elle était même si peu fatiguée en arrivant à huit heures du matin, qu'elle fit, le même jour, plusieurs courses dans Paris. Cette situation était rassurante, et nous aurait fait espérer une prochaine guérison, si la poitrine ne nous eût pas donné quelque inquiétude. Ce n'est pas qu'elle parût affectée : loin de là, la voix était forte et sonore, la respiration des plus libres, et la malade n'avait été que rarement enrhumée; mais l'expérience nous avait appris que les jeunes personnes qui se trouvent dans la situation où elle était, finissent quelquefois par être atteintes de phthisie pulmonaire.

Quoi qu'il en soit, le voyage que mademoiselle D... venait de faire, le plaisir qu'elle éprouvait de se trouver dans la capitale, les raisonnemens avec lesquels nous cherchâmes à remonter son moral et à calmer son imagination, la grande confiance qu'elle avait en nous; le lait d'ânesse, la régularité des repas, le régime léger, doux et substantiel que nous lui prescrivîmes, opérèrent chez elle un changement favorable. Quinze jours après son arrivée, l'esprit paraissait beaucoup plus tranquille, les digestions étaient moins laborieuses et l'embonpoint commençait à revenir. Le mieux était tel au bout d'un mois, qu'on l'aurait regardée comme convalescente, si elle n'eût pas conservé de la maigreur, et si elle ne se fût pas encore trop occupée de son estomac. N'ayant jamais vu de gastralgiques chez lesquels la nature montrât plus de dispositions à guérir, nous espérions que ce mieux continuerait, lorsqu'une lettre qui était adressée à sa sœur, et dans laquelle on portait, d'après des propos de commères, le pronostic le plus fâcheux sur son état, tomba sous ses yeux. Depuis la lecture de cette lettre, le moral s'affecta de nouveau, et si vivement, qu'il ne nous a plus été possible de le rassurer; les malaises, les sensations pénibles à l'épigastre, les chaleurs d'estomac, etc., reprirent toute leur force, et le lait d'ânesse, dont on avait déjà été obligé de suspendre l'usage, à cause des nausées qu'il excitait, ne fut plus supporté : en un mot, la malade retomba dans la situation où elle était avant de venir à Paris. Nous lui conseillâmes alors d'aller respirer l'air de Saint-Germain-en-Laye. Entourée de personnes qui ne connaissaient rien à son état, ni à la diététique qu'elle devait suivre, elle s'y abandonna à ses sensations, pour ne pas dire à ses caprices, oublia les préceptes que nous lui avions donnés, commit mille fautes de régime, tant sous le rapport de la nature des alimens que sous celui de la régularité des repas, et revint au mois d'août, plus malade, plus faible et plus maigre qu'elle n'avait jamais été.

Le 2 septembre, mademoiselle D... dîna comme de coutume, et mangea au dessert de la tarte aux pêches. Ce mets indigeste lui causa des nausées, de grands malaises, des douleurs d'estomac, et des anxiétés si pénibles que la nuit se passa sans sommeil. Il n'y eut cependant ni vomissemens ni évacuations alvines. Le 3, elle prit de l'eau de veau, et un lavement, qui procura une selle de matières mal digérées. Appelé le soir, nous la trouvâmes très faible ; le pouls était à peine sensible, la langue blanche, et la bouche un peu amère ; du côté de l'épigastre, il n'y avait plus qu'un sentiment de fatigue. Nous conseillâmes un bouillon, et la nuit fut calme. Le 4, elle se trouvait mieux ; le pouls s'était relevé ; le désir d'alimens se faisant sentir, on lui donna un potage, dont elle ne se trouva pas mal. Néanmoins la nuit ne se passa pas aussi tranquillement que la précédente, une vive agitation l'empêcha de dormir. Le 5, il se manifesta quelques mouvemens convulsifs, notamment dans la mâchoire inférieure, et la malade perdit connaissance. On courut chercher un médecin. Le docteur Dugied ordonna des sinapismes aux pieds, et, sur différentes parties du corps, des frictions éthérées, qui ne produisirent aucun effet. Elle expira vers quatre heures du soir, âgée de 24 ans.

L'autopsie nous intéressait trop pour que nous ne la demandassions pas avec instance. Cette opération a été faite le 7, sous nos yeux, par MM. Dugied et Vignardonne, que nous avons réunis à cet effet, afin qu'elle eût des témoins irrécusables et toute l'authenticité possible. Le corps, d'environ cinq pieds, était réduit au dernier degré du marasme, et l'extérieur de l'abdomen avait déjà une couleur verdâtre, qui annonçait un commencement de putréfaction. A l'ouverture du crâne, on découvrit, dans les enveloppes du cerveau, et dans la substance de cet organe lui-même, une légère injection sanguine, plus prononcée vers les parties postérieures, et une cuillerée, tout au plus, de sérosité rougeâtre dans les ventricules latéraux. Excepté cette injection et cet épanchement, qui n'avaient aucun rapport avec la maladie, et n'étaient que cadavériques, les parties de l'intérieur de la tête n'offraient pas la moindre lésion de tissu. Le thorax étant ouvert, nous trouvâmes les poumons dans l'état le plus naturel, si ce n'est que le droit était d'une petitesse remarquable, et adhérait légèrement à la plèvre costale; ce qui venait sans doute d'une ancienne phlegmasie. Le cœur, qui avait été long-temps le siège de violentes palpitations, et que l'on croyait alors affecté d'anévrisme, était aussi d'un très-petit volume, mais sain du reste. Il y avait, dans la cavité de la poitrine, notamment du côté gauche, quelques onces de sérosité, semblable à celle des ventricules cérébraux. La surface extérieure du canal digestif, mise à nu par l'enlèvement de la paroi antérieure du bas-ventre, nous présenta une légère teinte verdâtre, correspondant à celle de cette paroi. Quelques endroits de la muqueuse de l'estomac, surtout vers la partie postérieure de cet organe, étaient légèrement injectés, ou plutôt piquetés de rouge; ce que l'on ne pouvait encore regarder que comme une affection cadavérique. A cela près, cette membrane, ainsi que la muqueuse des intestins, gros et petits, était dans l'état physiologique le plus parfait; elle n'offrait ni rougeurs, ni ulcérations, ni épaississemens, ni cicatrices, ni amincissemens; en un mot, elle n'offrait rien du tout. L'estomac et les intestins grêles, qui n'étaient point distendus par des gaz, et dont le diamètre paraissait, au contraire, un peu rétréci, contenaient une petite quantité d'un liquide muqueux et rougeâtre, analogue à de la lie de vin délayée dans beaucoup d'eau. Les gros intestins renfermaient quelques matières fécales bien digérées. Le foie était sain, mais très-volumineux, et refoulant le diaphragme en haut; ce qui explique peut-être la petitesse du poumon droit. On n'apercevait aucune altération non plus dans les autres viscères abdominaux, ni dans les glandes du mésentère. Enfin, les *plexus* du grand sympathique, examinés avec la plus grande attention, furent également trouvés dans l'état normal; ce qui prouve que M. Barbier d'Amiens et quelques autres médecins n'ont fait qu'une hypothèse, lorsqu'ils ont avancé que l'hypocondrie tenait constamment à une inflammation de ces *plexus* (1). Voilà du moins un fait authentique et bien constaté qui dément leur assertion.

(1) Il est vrai cependant qu'ils peuvent être altérés. Comparetti parle d'un mélancolique qui mourut à quarante ans, et à l'ouverture duquel il trouva la plupart des ganglions splanchniques, notamment le semilunaire, très petits, dégarnis de graisse, recouverts d'une enveloppe à peine rougeâtre, ferme et rugueuse. Leur tissu blanc était dépourvu de stries sanguines; leur partie rouge contractée, grêle et consistante; leur substance jaune ferme, mince et de couleur cendrée: les cordons nerveux qui sortaient de cette substance offràient la même couleur. *Ventre igitur ejusdem aperto, ganglia semilunaria inveni magnitudine valde exigua, omni pinguedine destituta, et involucro obducta vix rubescente, magis firmo et rugoso. Contextus albo-vascularis sine striis sanguineis; substantia rubro-vascularis contracta, exilis et consistens, et alia subflavo nervea firma, exigua et cinerea, cum cinereis quoque funiculis exorientibus sese mihi ostenderunt* (page 136). En d'autres termes, les ganglions abdominaux de ce mélancolique étaient desséchés, racornis, plus durs, plus petits et plus pâles que dans l'état naturel. Comparetti entre dans de plus longs détails anatomico-pathologiques, qui apprennent que les nerfs et le cerveau présentaient quelques traces de la même altération. Mais ce fait, peut-être unique dans son genre, ne prouve nullement que les *plexus* fussent enflammés; il viendrait plutôt à l'appui du système de Pomme, qui ne l'a cependant pas cité, sans doute parce qu'il n'en avait point connaissance; car il est assez favorable à son hypothèse sur le racornissement des nerfs, pour qu'il le fît valoir, s'il l'eût connu.

Réflexions. Sous le rapport de l'instruction, ce fait ne laisse rien à désirer. Les causes de la maladie y sont évidentes; c'étaient une disposition héréditaire, l'onanisme et de profonds chagrins. Les symptômes qui l'ont caractérisée, n'offrent pas la moindre obscurité non plus; on remarquait des troubles de la digestion, une vive impressionnabilité, des battemens de cœur, la céphalalgie, l'idée de la mort, des sensations pénibles, et des pulsations à l'épigastre, l'irrégularité de l'appétit, la crainte de manger, la concentration de toutes les pensées de la malade sur les organes digestifs, et une multitude d'autres phénomènes, soit dans les premières voies, soit ailleurs, qu'il serait superflu de répéter, mais qui attestaient tous l'existence d'une névrose gastro-intestinale. Les améliorations obtenues par le calme moral et le régime analeptique, les mauvais effets, au contraire, des antiphlogistiques et des stimulans, jettent encore une vive lumière sur la nature de cette maladie. Enfin, l'état sain de tous les organes, démontré par l'autopsie, confirme le diagnostic, et prouve que le canal digestif peut être pendant douze années le siège d'une affection morbide, plus ou moins violente, sans que les tissus qui le composent soient lésés. Nous disons douze années, parce que les troubles des fonctions digestives, dont mademoiselle D.... avait été atteinte à l'âge de dix à douze ans, étaient le commencement de la maladie qui l'a fait périr à vingt-quatre. Ainsi, les causes de la maladie, les symptômes dont elle s'accompagnait, les effets des divers traitemens employés pour la combattre, et l'ouverture du cadavre, concourent à prouver qu'elle n'avait qu'une affection nerveuse. Ce qui augmente encore la valeur de cette observation, c'est que la névrose était dans sa plus grande simplicité, et qu'il n'y avait ni pulmonie, ni aucune autre lésion, de laquelle on pût, comme dans d'autres cas, faire dépendre l'affection des premières voies. Jamais gastro-entéralgie hypocondriaque ne fut mieux caractérisée; à part quelques symptômes hystériques qui la compliquaient, c'était véritablement le prototype de cette maladie. On dira peut-être que notre description, et surtout celle du régime, est trop minutieuse; mais nous avons voulu saisir cette occasion pour tracer des règles qui pourront être utiles à d'autres gastralgiques; nous avons voulu faire voir, en même temps, avec quelle prudence et quels soins le traitement moral et physique de ces malades doit être dirigé. Si nous n'avons pu guérir mademoiselle D....., il faut en accuser l'impossibilité de rassurer complètement son imagination, et probablement aussi la persistance des agens provocateurs. Nous ignorons si l'onanisme a continué pendant la maladie, mais nous avons lieu de le croire, et nous pouvons affirmer que les chagrins, provenant de revers de fortune, dont elle était abreuvée depuis fort long-temps, l'ont poursuivie jusqu'au tombeau.

Nous pourrions rapporter ici l'observation d'une demoiselle âgée d'environ trente ans, à laquelle nous avons donné des soins, il y a plusieurs années, conjointement avec le docteur Tacheron. Après avoir éprouvé, pendant deux à trois ans, tous les symptômes d'une gastro-entéralgie bien caractérisée, cette demoiselle fut prise d'une phthisie pulmonaire non moins évidente. Ces deux maladies marchèrent ensemble jusqu'à la mort, qui arriva huit à dix mois après le développement de la phthisie. A l'ouverture du cadavre nous trouvâmes de nombreux foyers purulens dans les poumons; les gros intestins, le cœcum principalement, offraient une douzaine de ces ulcérations arrondies que l'on trouve dans les cadavres de presque tous les phthisiques, et qui résultent de la fonte purulente des turbercules intestinaux, comme Laennec l'a si bien démontré. A part ces ulcérations, le canal digestif était dans l'état le plus naturel, et rien, absolument rien, ni dans l'estomac, ni dans les intestins, ne pouvait rendre compte des souffrances dont ces organes avaient été si long-temps le siège, preuve manifeste qu'elles n'étaient que nerveuses.

Mais les faits de ce genre, qui auraient été décisifs lorsque l'on confondait les névroses gastro-intestinales avec la gastro-entérite chronique, deviennent presque superflus, depuis que notre *Traité sur les gastralgies* a rendu l'existence de ces névroses assez claire pour n'avoir pas besoin de nouvelles preuves. L'observation de mademoiselle D..... sera néanmoins d'une grande utilité, en confirmant de nouveau notre doctrine sur les gastro-entéralgies, et en dessillant les yeux des médecins qui pourraient encore les révoquer en doute. Heureusement, ces médecins sont rares aujourd'hui. Nous voyons avec plaisir, du moins, que tous les bons esprits reconnaissent, non seulement les affections nerveuses des premières voies, mais aussi celles des autres parties du corps, que l'école physiologique avait également proscrites, et dont, il y a dix ans, on ne voulait pas entendre parler non plus.

Ce n'est pas sans peine que quelques médecins sont revenus dans la bonne route, après s'être laissé égarer par les erreurs de cette école. Lorsque les autopsies étaient muettes, ils accusaient l'anatomie pathologique d'imperfection, plutôt que de convenir qu'il existe des maladies sans lésion appréciable à nos sens. Un fait observé à la Charité, et consigné dans la *Gazette médicale* du 9 janvier 1830, en est une preuve. « Une femme, couchée au n° 9 de la salle Sainte-Madelaine, était morte d'une maladie cérébrale, du moins à en juger par les symptômes. C'étaient tous ceux d'une encéphalite, non pas en attachant à ce mot le sens que lui ont donné quelques modernes, mais en l'entendant à la manière des anciens. Yeux hagards, délire furieux, mouvemens automatiques, loquacité, agitation excessive : voilà ce qu'on avait observé pendant la vie. Le cerveau et la moelle épinière offraient un peu d'infiltration sous l'arachnoïde, peut-être des vaisseaux plus injectés que de coutume; mais, en somme, des lésions si peu prononcées qu'elles ne méritent pas d'être décrites. Cas entre mille qui attestent l'impuissance, ou, si l'on veut, l'imperfection de l'anatomie pathologique. »

Pourquoi accuser l'anatomie pathologique d'impuissance ou d'imperfection? Quand elle prouve qu'il y a des maladies sans lésion appréciable, n'est-elle pas aussi instructive que lorsqu'elle démontre des altérations de tissus? Ce n'était pas l'anatomie pathologique qui était coupable, c'était la manière de voir des médecins, qui, pour faire entrer les faits de vive force dans leurs systèmes de médecine physiologique ou organique, voulaient absolument trouver ce qui n'existe pas, se trompaient eux-mêmes et trompaient les autres.

Quoi qu'il en soit, ce fait de la Charité nous en rappelle un autre à peu près semblable, dont nous avons été témoin il y a douze à quinze ans, lorsque nous étions encore imbu de quelques erreurs de la médecine physiologique. Un jeune homme de Bordeaux, faisant son droit à Paris, tomba malade. M. Hervez de Chégoin fut chargé de le traiter ; mais un ami de ce jeune homme désira que nous le vissions aussi. La maladie, qui commença par une fièvre simple, sans caractère déterminé, prit ensuite la forme d'une encéphalite ou fièvre cérébrale. Nos efforts réunis ne purent l'empêcher de succomber. L'ouverture du corps ne nous présenta qu'une légère injection des vaisseaux du cerveau et de ses enveloppes. Toutes les autres parties, tant de la poitrine que de l'abdomen, étaient dans leur état normal. Nous n'accusâmes point l'anatomie pathologiqne d'impuissance; mais nous exagérâmes tellement la valeur de cette injection, qu'elle nous parut suffire pour expliquer les symptômes et la mort. La vérité est pourtant qu'elle était insignifiante, et qu'on en voit de plus fortes chez des sujets morts de toute autre maladie. Maintenant, que l'on est revenu de l'aveuglement où les nouvelles doctrines avaient plongé les médecins, on se bornerait, en présence de pareils faits, à reconnaître qu'il y a beaucoup de maladies sans lésion appréciable, c'est-à-dire purement nerveuses, et on aurait raison (1).

(1) « N'existe-t-il pas, dit Comparetti, une multitude d'altéra-

Si les autopsies que nous avons rapportées ne suffisaient pas pour prouver la vérité de cette assertion, nous en trouverions d'autres dans les auteurs. « M. Desplantes m'a assuré, dit le docteur Mahot (1), avoir fait ouvrir plusieurs cadavres de personnes mortes de crampes d'estomac, et n'avoir trouvé, ni dans le cerveau, ni dans aucun autre organe important, de lésions auxquelles la mort pût être attribuée. » Tous les viscères étaient éga-

tions du foie, de la rate, du pancréas, du mésentère, de l'estomac et des intestins, sans le moindre vestige de la maladie vague du genre nerveux? Elle tient donc à un autre vice dans les parties les plus cachées de ces viscères, c'est-à-dire dans leurs nerfs, qui sont viciés soit à leur origine dans le cerveau et les plexus, soit le long de leurs cordons, soit à leurs dernières ramifications dans les organes. C'est à ce vice qu'il faut attribuer la faiblesse, l'aberration, le trouble de l'action nerveuse, et c'est de cette faiblesse, de cette aberration, de ce trouble, que naissent les lésions fonctionnelles qui, en se propageant aux parties éloignées, caractérisent cette maladie vague.» *Quot vitia hepatis, lienis, pancreatis, mesenterii, nedum ventriculi et intestinorum inveniuntur, quin ullum ægritudinis vagæ vestigium appareat? Aliquid ergo requiritur vitii præcise in partibus viscerum abditioribus, nempe in nervis eorumdem, aut ab horum origine in cerebro, et in gangliis, aut per horum progressum in funiculis, aut in horum desinentiis intra eadem viscera; ob quarum vitium vis nervea debilis, aberrans, perturbata sit; et ab hujus infirmitate, et perturbatione etiam aliæ insitæ partium vires, et functiones lædantur, et simul læsiones ad alias partes remotissimas propagentur* (*).

(1) *Essai sur la Crampe nerveuse de l'estomac*. Paris, 1804.

(*) Page 169.

lement sains chez des individus qui avaient été long-temps hypocondriaques, et dont Lorry a fait faire l'ouverture en sa présence. Combalusier (1) cite des faits semblables. « Il arrive souvent, dit ce médecin, que l'ouverture du corps des hypocondriaques ne présente aucun vestige des maux qui ont précédé. » Ainsi, voilà des maladies aiguës et chroniques des premières voies qui n'ont laissé sur le cadavre aucune trace de leur existence, et auxquelles on ne peut refuser, par conséquent, le titre de MALADIES NERVEUSES.

Nous n'ignorons pas l'objection banale que des médecins physiologistes ou organistes incorrigibles pourraient faire à ces faits : c'est qu'on méconnaissait alors la gastro-entérite, et qu'on négligeait même d'ouvrir le canal digestif; mais il est facile d'anéantir cette objection par quelques passages de nos prédécesseurs. *Stahl*, qui illustrait la médecine au commencement du dix-septième siècle, connaissait bien la gastrite, puisqu'il s'exprimait ainsi : « La cardialgie n'est pas dangereuse dans son principe; mais en faisant des progrès elle a coutume de produire des lipothymies, surtout chez les femmes, et l'on doit craindre alors que la congestion de l'estomac ne dégénère en phlegmasie de cet organe. » *Principio non est sonticus adeo affectus;*

(1) *Pneumato-Pathologie.*

successu tamen lipothymiam solet accersere, et magis in feminis, ubi tum metuendum, ne ex congestione ventriculi inflammatio accedat (1). Loin de négliger l'ouverture du canal digestif, on l'ouvrait déjà du temps de Willis, qui vivait au milieu du seizième siècle, et on examinait même la muqueuse de ce canal avec l'attention la plus scrupuleuse, comme on peut le voir dans un fait rapporté par ce médecin. C'est celui d'une femme qui succomba à une maladie fort longue, et dont les principaux symptômes avaient été des vomissemens effrénés, des douleurs atroces dans le ventre, la tête et les extrémités inférieures. L'autopsie révéla l'existence de plusieurs lésions encéphaliques et d'un engorgement du foie. Quant à l'utérus et au canal alimentaire, où l'on croyait trouver d'importantes altérations, ils ne présentèrent rien de contre nature, si ce n'est que l'estomac et les intestins contenaient une énorme quantité de gaz, et que les *plis de leur membrane interne étaient entièrement effacés* (2). Si Willis n'eût point ouvert et examiné attentivement le canal digestif, il n'aurait pas signalé le déplissement de la muqueuse de ce canal, et, si elle eût été enflammée, il n'aurait pas manqué d'en faire mention. Nous pouvons donc répéter ce que

(1) *Collegium casuale.*

(2) *De morb. convul.*, cap. x, pag. 558.

nous avons dit dans le *Traité sur les gastralgies;* c'est que, si nos prédécesseurs n'ont point parlé de l'inflammation de la muqueuse digestive dans la cardialgie, la gastrodynie, l'hypocondrie, c'est parce que cette inflammation n'y existe pas, et non parce qu'ils l'auraient méconnue.

—

CHAPITRE II.

ÉTIOLOGIE.

I. Nous avons quelques nouvelles causes à signaler, et des additions à faire à ce que nous avons dit sur plusieurs autres. Parmi les causes dont nous n'avons point parlé, il n'y en a pas de plus importantes à connaître que certaines épidémies. C'est ainsi que le *choléra-morbus*, qui a régné en 1832, a occasionné beaucoup de névroses du canal digestif. Les affections morales et l'usage des aromates pouvant les produire, sans le concours d'autres circonstances, il est à présumer que la crainte de l'épidémie, dont beaucoup de personnes étaient frappées, et surtout l'abus qu'elles faisaient, pour s'en garantir, des boissons stimulantes et aromatiques, comme l'infusion de thé, de camomille, etc., auront contribué à multiplier ces névroses. Ce que nous pouvons assurer, c'est qu'un certain nombre de gastro-entéralgies que nous avons observées à cette époque, principalement chez des individus qui en avaient déjà été atteints, paraissaient devoir leur origine ou leur retour à cette crainte et à cet abus.

Mais il n'en est pas moins vrai que le *choléra* lui-même en a produit une multitude considérable; car beaucoup de personnes, qui avaient été affectées de cette cruelle maladie, ou seulement de la cholérine, ont eu mille peines à se rétablir, et sont restées fort long-temps languissantes : elles se plaignaient de pesanteurs et de douleurs d'estomac, de difficultés à digérer, de flatuosités, d'anxiétés précordiales, de palpitations de cœur, de dévoiement ou de constipation ; en outre, elles étaient faibles, maigres et hypocondriaques. Or, ces suites du *choléra* ou de la cholérine n'étaient autre chose que de véritables affections nerveuses, qui avaient leur principal siège dans l'estomac et les intestins, et qui guérissaient, comme les autres gastro-entéralgies, par un traitement basé sur l'hygiène. Quelques unes de ces personnes n'ont pas même recouvré entièrement leur santé depuis cette époque, puisqu'on nous demande encore des consultations pour des névroses gastro-intestinales qui remontent à une affection cholérique. Un de nos confrères est dans cette pénible situation ; il ne peut se débarrasser complètement d'une gastro-entéralgie, qui a succédé à la cholérine dont il fut atteint en 1832.

D'autres individus, sans avoir éprouvé le *choléra* ni la cholérine, sans avoir craint ces maladies, ni abusé des boissons stimulantes, n'en ont pas moins été attaqués de névroses gastro-intestinales, par la seule influence de la cause épidémique qui, au lieu de produire le *choléra* ou la cholérine, n'a déterminé chez ces individus que de simples gastro-entéralgies. Les grandes fatigues que plusieurs d'entre eux ont éprouvées en soignant les autres ont pu contribuer à leur faire contracter ces névroses. C'est dans cette catégorie que doit être placé le fait qui m'est personnel, et dont voici la description :

Dans le commencement du mois de juillet 1832, au moment de la recrudescence du *choléra*, j'ai été pris d'une nouvelle affection nerveuse qui, sous le rapport des symptômes, différait beaucoup de la première. Point de douleurs d'estomac; appétit d'abord nul, puis capricieux, et ensuite vorace; digestions complètes, mais accompagnées d'une flatulence extraordinaire et de malaises semblables à ceux qu'on éprouverait si on avait pris un émétocathartique sans pouvoir évacuer; constipation invincible : battemens du cœur et des artères si accélérés et si violens, par intervalles, que tout le corps en était ébranlé, sans qu'il y eût de fièvre, ni de véritables palpitations; douleurs et crampes dans presque tous les muscles du corps et des extrémités, notamment dans ceux du cou et de la face; vertiges, étourdissemens; céphalalgie atroce, plus forte le matin, changeant à chaque instant de caractère, simulant tantôt la sensation d'un casque qui aurait pressé le crâne au point de le briser, tantôt celle d'un clou qu'on y aurait enfoncé; d'autres fois c'étaient des élancemens aigus, comme si on avait fait des incisions au cuir chevelu; par instans, il me semblait que des fusées d'un feu d'artifice montaient autour de ma tête, dans d'autres elle me paraissait pleine de plomb, tant elle était lourde: tremblement, agitation, insomnie complète; moral affecté, terreurs paniques, illusions bizarres et fatigantes, hypocondrie portée à un haut degré. Cependant, conservation des forces et de l'embonpoint. Les sangsues, les bains tièdes, l'eau de veau et de poulet, le sirop d'orgeat, qui semblaient indiqués, augmentèrent sensiblement cette violente irritation nerveuse. Forcé de m'abstenir de toute médication, je me bornai au régime doux, léger et substantiel, et à quelques petits voyages. La maladie conserva toute sa violence pendant quatre mois. Elle diminua ensuite graduellement d'intensité, et devint bientôt supportable; mais elle a été si long-temps à se dissiper complètement, qu'au bout de plusieurs années j'éprouvais encore des sensations pénibles à la tête, et trop de fréquence dans les battemens du cœur. A ces légers symptômes près, qui n'étaient même pas continuels, et auxquels je ne faisais aucune attention, ma santé s'est parfaitement rétablie.

Après avoir constaté la fréquence des névroses gastriques à l'époque du *choléra*, nous pourrions facilement en donner la raison. Il nous suffirait de rappeler que la cause, quelle qu'elle soit, de ce redoutable fléau, affectant d'abord le système nerveux, notamment celui du canal digestif, comme les médecins en conviennent généralement, on ne doit pas être étonné que la gastro-entéralgie, qui est aussi une affection nerveuse de ce canal, succède souvent à une affection cholérique, ou soit fréquemment déterminée par le même agent provocateur. N'est-il pas naturel que deux maladies, qui ont pour siège primitif la même partie du système nerveux, puissent se remplacer chez le même sujet, ou attaquer plusieurs personnes dans les mêmes circonstances? en d'autres termes, n'est-il pas naturel que l'une de ces maladies soit une suite de l'autre, ou qu'elles se répandent toutes les deux dans le même temps? Mais nous nous bornons à établir le fait, sans nous étendre sur son explication, que tout le monde comprendra, tant elle est facile à saisir.

II. Nous ne sommes pas éloigné de croire que l'épidémie catarrhale de l'hiver dernier a également produit des névroses gastriques. Une chose certaine, c'est que nous avons observé un bon nombre de gastro-entéralgies, que les personnes qui en étaient atteintes attribuaient à cette épidémie, et qui paraissaient réellement en provenir. On se rend d'ailleurs aisément compte aussi de l'affinité qui peut exister entre ces deux genres de maladies, en considérant que les caractères de la dernière grippe étaient, de l'aveu de tous les médecins, plutôt nerveux qu'inflammatoires; que ce catarrhe se rapprochait de la coqueluche ou toux nerveuse, bien plus que d'une véritable phlegmasie de la muqueuse des bronches, et que, dans beaucoup de cas, la cause de cette épidémie catarrhale affectait non seulement les voies aériennes, mais encore l'estomac et les intestins. Les praticiens ont souvent observé, en effet, la coïncidence des symptômes gastriques avec ceux de la poitrine; ils ont même vu des individus chez lesquels le trouble des premières voies existait seul, et l'on disait alors, avec raison, que la grippe s'était portée sur le ventre. Ne soyons donc pas surpris qu'une épidémie, qui avait des rapports incontestables avec les affections nerveuses, et qui portait fréquemment son action sur le canal digestif, ait produit des névroses de ce canal.

III. On ne saurait cependant douter qu'une

partie des névroses gastro-intestinales qui se sont manifestées à l'époque de la grippe, n'aient été occasionnées par les boissons délayantes et mucilagineuses que l'on prodiguait pour la guérir, et dont l'abus a déja été condamné par Baglivi (1). Il est positif, du moins, que l'emploi prolongé de ces boissons pour des catarrhes ordinaires, ou pour toute autre maladie, est une cause très fréquente de gastro-entéralgie, comme nous l'avons dit dans notre précédent ouvrage et comme nous l'observons continuellement dans la pratique. Ne voit-on pas tous les jours des individus se plaindre de leur estomac et de leurs digestions, après avoir abusé des tisanes débilitantes, même des boissons animalisées, telles que l'eau de veau et l'eau de poulet, qui délabrent pourtant moins que les boissons végétales? Bien plus, un très grand nombre ne peuvent pas en boire huit jours de suite sans être obligés d'y renoncer. Or, beaucoup de personnes ayant été fort long-temps attaquées de la grippe, il est naturel de penser que les délayans et les mucilagineux, sur lesquels ces personnes insistaient pour abréger le cours de leur maladie, n'ont pas été étrangers au développement des névroses gastriques dont elles ont été atteintes. Nous sommes d'autant plus disposé à le croire, que ces gastralgies, comme toutes celles qui résultent de la même

(1) *De usu et abusu diluentium et oleosorum.*

cause, étaient légères et cédaient facilement au régime tonique.

IV. D'autres causes très communes de gastro-entéralgies, et sur lesquelles nous n'avons peut-être pas assez insisté dans notre traité sur ces névroses, ce sont les jeûnes et l'usage exclusif des alimens maigres. On aurait de la peine à s'imaginer combien il y a d'affections nerveuses gastro-intestinales qui proviennent de ce genre de vie. Nous avons été appelé dans un couvent dont près de la moitié des religieuses en étaient atteintes. Après le carême, on en voit beaucoup chez les personnes qui se sont conformées scrupuleusement aux règles que la religion prescrit pour ce temps de pénitence. S'il était utile d'en citer des exemples, nous n'aurions que l'embarras du choix: en voici un très significatif. Une dame, qui s'était dégoûtée de viande, ne mangeait plus que des légumes et des fruits. De violentes douleurs d'estomac suivirent ce changement de régime. On appela un médecin qui, croyant à une gastrite, fit appliquer des sangsues à l'épigastre. Les douleurs se calmèrent pour le moment; mais elle revinrent aussitôt que la malade eut repris sa nourriture végétale. Consulté dans cette circonstance, nous déclarâmes qu'il n'y avait d'autres moyens de guérison que de revenir à une alimentation tonique. La malade suivit notre conseil, et elle se porte fort bien depuis quatre ans que la viande fait la base de son régime.

V. Les boissons acides, que l'on donne souvent comme antiphlogistiques, peuvent aussi causer des maladies nerveuses. Lorry rapporte l'observation d'un capitaine qui contracta d'abord une violente gastralgie, puis une mélancolie des plus profondes, par l'usage immodéré de la limonade, et qui se rétablit parfaitement au moyen d'un alcali fixe, étendu dans une grande quantité d'eau. Cet auteur qui a vu, dit-il, un grand nombre de maux de nerfs produits par les acides, parle encore d'une femme à laquelle le suc de limon, qu'il lui avait ordonné pour une affection d'apparence scorbutique, causa des douleurs nerveuses atroces dans les extrémités inférieures : elles cédèrent promptement à une substance alcaline. Averti par ces faits, Lorry fut ensuite très réservé sur l'administration des acides aux personnes d'un tempérament nerveux. Nous avons également rencontré plusieurs individus chez lesquels la limonade ou l'eau de groseille, prise et long-temps continuée à titre de rafraîchissant, avait évidemment contribué à produire les gastro-entéralgies dont ils étaient affectés.

VI. Nous avons dit que l'usage immodéré du café, des aromates et des spiritueux, était l'une des principales causes des maladies nerveuses, notamment de celles des premières voies. Comparetti vient fortifier cette opinion. Suivant ce médecin, l'abus que les habitans de Venise font, dès leur enfance, du café, des autres aromates et des spiritueux, contribue puissamment à la production des maladies hystériques et hypocondriaques qui règnent dans cette ville. « Que dirais-je, s'écrie-t-il, des liqueurs, du café et des autres préparations aromatiques, inventées pour flatter le goût plutôt que pour conserver la santé? Aujourd'hui, tous les enfans usent de ces substances, bien qu'elles puissent agir, chez quelques uns, à l'instar d'un poison. L'huile empyreumatique du café brûlé affecte leur jeune estomac, en atténuant et en dissolvant son mucus, en crispant et en raidissant ses fibrilles. De là une lésion de la sensibilité et de la force de cet organe, et, par suite, le trouble de toute l'économie. Ce trouble augmente d'autant plus que l'abus dont il s'agit continue dans l'âge mûr; car il n'y a aucune société, aucune réunion d'amis où l'on ne prenne du café deux ou trois fois par jour, et même plus souvent. Tout le monde blâme cette grande profusion et cet abus. Plusieurs avouent même que le café leur occasionne, surtout quand ils en abusent à jeun, un sentiment de constriction, de pesanteur, de convulsion à l'épigastre et à la poitrine; mais la nature, tout en ressentant le mal que font ces choses nuisibles, cède à l'usage, et ne peut résister au désir d'en prendre. » *Quid de bellariis, de potione coffeæ, aliisque aromaticis, ad luxum gustus potius quam ad vitæ præsidium inventis dicam? Nunc pueri omnes inter ejusmodi luxum incipiunt ali, dum quibusdam instar veneni esse potest. Oleum empyreumaticum seminis usti coffeæ, quod ingerit stomacus puerilis, pertenuem staminum solidorum texturam ferit, gluten attenuat et dissolvit; atque ideo fibrillæ crispantur, rigescunt. Quare vis stomachi læditur, turbatur sensus, et tota pervertitur œconomia systematis virium naturalium. Motuum perturbatio eo magis crescit, quo major abusus, annis, et ætate progrediente. Nulla societas modo colligitur, nullus amicorum conventus fit ubi semel, bis, iterum iterumque unusquisque coffeam non sorbeat. Magna profusio, et abusus potionis ubique perspicitur. Plures equidem fatentur percelli non raro sensu constrictionis, ponderis, convulsionis epigastrium, et pectus, quoties ejusmodi sorbitione, stomacho præsertim jejuno, abutuntur. Natura sentit noxum, sed eadem corrupta aut res noxias concupiscit, aut cedens in usum elegantem non rejicit* (1).

VII. On sait que les névroses tirent souvent leur origine de l'air que nous respirons, et qui nous entoure de tous côtés. Selon Hippocrate (2) et Pi-

(1) Page 73.
(2) Epid. liv. V.

quer (1), il les produit quelquefois par un vice occulte et inappréciable. Ce qui n'est pas douteux, c'est qu'elles sont plus fréquentes, comme ces médecins l'ont observé, pendant certaines constitutions de l'atmosphère. D'autres fois l'air occasionne les maladies nerveuses par des qualités manifestes. La grande chaleur, par exemple, agit fortement sur l'économie animale, et doit être mise au nombre de leurs causes les plus communes. Cette température dessèche les parties solides, et augmente leur tension, en produisant une exhalation de fluides qui serait énorme, s'il fallait ajouter foi aux résultats des expériences que l'on a faites à ce sujet. De là vient que les habitans des contrées où elle règne habituellement se distinguent par la sécheresse de leurs fibres, une irritabilité excessive, la vivacité de l'esprit, l'ardeur de l'imagination, des passions violentes, des mœurs désordonnées, etc. On remarque, en effet, qu'il n'y a rien de constant ni de modéré chez eux, et qu'ils se portent à tous les extrêmes : la timidité y va jusqu'à la bassesse, l'audace jusqu'à la férocité, l'exaltation mentale jusqu'au délire, la jalousie jusqu'à la cruauté, l'amour jusqu'à une telle fureur, que ni les lois, ni les menaces, ni même le danger de la mort, ne peuvent le contenir, et qu'on est obligé d'y séquestrer la plus belle moitié du genre humain. Dans les

(1) *Praxis medica.*

climats brûlans, les connaissances sont entourées de mystères, la religion est souillée par le fanatisme et le bon sens obscurci par des fables. Ingénieux, avides de renommée et de pouvoir, les habitans de ces climats font quelquefois des découvertes, et peuvent s'élever à une grande prospérité; mais ils ne savent pas s'y maintenir : l'indolence et la paresse, vers lesquelles ils ont un penchant irrésistible, les ramènent tôt ou tard à l'inaction et à l'avilissement. C'est ainsi qu'après avoir créé les sciences et les arts, les Asiatiques sont retombés dans l'ignorance et la stupidité; que les Grecs et les Romains se sont élevés au plus haut degré de civilisation et de puissance, pour revenir à la barbarie et à l'esclavage. Il est vrai que ces deux nations ont conservé leur grandeur pendant des siècles; mais que d'agitations et de vicissitudes n'ont-elles pas éprouvées! De nos jours, les Italiens, les Espagnols et les Portugais, qui s'étaient élancés courageusement vers la liberté, n'ont pas eu assez d'énergie pour garder leur conquête, et se sont remis presque aussitôt sous le joug qu'ils avaient secoué. Réussiront-ils dans les nouveaux efforts qu'ils font pour en sortir? En un mot, l'histoire des peuples de l'Orient et du Midi offre un mélange d'actions héroïques et de crimes atroces, de vertus et de vices, de courage et de lâcheté, de beautés et d'horreurs, de sublime et d'absurde, de raison et de folie.

Or, de pareilles dispositions physiques et morales touchent de bien près aux névroses. Il n'est donc pas étonnant qu'elles soient plus répandues dans les pays chauds que dans les climats tempérés. Indépendamment des nombreuses preuves que nous en avons déjà données, nous en citerons une autre qui se trouve dans l'ouvrage de Comparetti. Ce médecin regarde la température chaude et humide de Venise comme l'une des principales causes de la maladie nerveuse qui règne habituellement dans cette capitale, et qui était devenue si fréquente à l'époque où il y exerçait la médecine, qu'on l'appelait la maladie d'aujourd'hui, *Morbus hodiernus*. « On ne sera point surpris de cette fréquence, dit-il, si l'on examine la situation topographique de notre ville. Comme elle est entourée de la mer, et divisée par un grand nombre de canaux qui la parcourent en tous sens, l'atmosphère y est continuellement imprégnée de vapeurs aqueuses qui affaiblissent les nerfs, et deviennent encore plus malfaisantes, tant par les exhalaisons des rivages et des canaux impurs que le reflux de la mer laisse presque à nu, que par les rayons brûlans du soleil, les vents du sud et du sud-ouest, auxquels l'éloignement des forêts et des montagnes expose la ville, et qui s'y font vivement sentir durant l'été. Aussi est-ce pendant cette saison que la maladie vague du genre nerveux s'y multiplie à tel point que peu de familles en sont à l'abri, et qu'elle attaque les personnes fortes et robustes comme celles qui sont faibles et délicates. On voit en effet des jeunes gens vigoureux se plaindre alors d'anxiété, de lassitude, d'une transpiration continuelle, d'une faiblesse considérable, et être souvent obligés de s'abstenir de leurs exercices accoutumés. » *Juvenes enim tunc validissimi conqueruntur de anxietate, lassitudine, perspiratione perenni. Viribus dejectis, a motu, ab exercitiis abstineri sæpe coguntur* (1).

Si l'on voulait d'autres preuves de la fréquence des névroses dans les pays chauds, on en trouverait dans les ouvrages de Galien, d'Arétée, de Prosper Alpin, d'Avicenne, de Bontius, etc.; on en trouverait aussi dans celui de Lorry, qui tenait d'un consul français en Asie que les Européens qui vont dans cette région y contractent souvent la mélancolie. Un botaniste avec lequel ce médecin était fort lié, et qui parcourait l'île de Chypre sous les rayons d'un soleil ardent, perdit la raison au point d'abjurer sa religion pour embrasser celle de Mahomet; arrivé dans un pays tempéré, il recouvra ses facultés mentales, et reprit le christianisme.

VIII. Sans nier positivement l'influence d'un grand froid sur la production des maladies nerveu-

(1) Page 70.

ses, nous ne lui avons peut-être pas attribué une part assez large. Nous convenons aujourd'hui que cette influence ne saurait être révoquée en doute. Il est vrai cependant que les névroses occasionnées par le froid sont moins fréquentes que celles qui naissent de la chaleur ; mais elles n'en existent pas moins. M. de Ségur, dont les *Mémoires*, *Souvenirs et Anecdotes* sont lus avec tant d'intérêt, y a rapporté un fait de ce genre qui mérite d'être consigné dans un ouvrage de médecine, et que nous croyons devoir reproduire tout entier, en laissant parler cet illustre académicien.

« L'Espagne avait à Pétersbourg un ministre instruit, probe et spirituel : la rigueur excessive du climat porta malheureusement atteinte à sa santé ; il fut attaqué d'une maladie que les médecins nomment *mélancolie hypocondriaque* (1). Ce mal, de la nature la plus bizarre, troublait sa raison sur un point exclusivement ; elle restait complète sous tous les autres. Ses dépêches, qu'il me communiquait, étaient toujours remarquables par le bon sens qui les dictait, par l'élégance qui les ornait, et longtemps rien dans sa conversation ordinaire ne trahit son infirmité ; il était toujours le même dans les conférences et dans la société. Un très petit nombre d'amis seulement s'étaient aperçus de la déviation de ses idées, qui le portaient à croire que beaucoup

(1) C'était plutôt une *monomanie*.

de gens lui en voulaient, et qu'il était entouré d'ennemis. Je fus l'un des premiers auxquels il confia ses peines : leur objet, dans ce moment, était la prétendue inimitié du comte de Goërtz, ministre de Prusse. Il se figurait que ce ministre gagnait ses domestiques et payait des ouvriers pour faire toutes les nuits, près de sa maison, un bruit terrible qui ne lui permettait pas de dormir. Je m'affligeai de son étrange erreur : je lui gardai le secret; mais tous mes efforts pour le ramener à la raison furent infructueux. Quelques mois après, je devins moi-même le sujet de ses inquiétudes : dès que je parlais bas à quelqu'un, il croyait que je disais du mal de lui, et m'en faisait de vifs reproches. Enfin, comme l'impératrice avait voulu qu'on jouât devant elle à l'Ermitage une des vieilles comédies de notre théâtre, l'*Homme singulier*, mon malheureux Espagnol se persuada que j'avais inséré dans cette pièce quelques vers destinés à le peindre et à le ridiculiser. Par compassion pour sa faiblesse, j'eus beau lui montrer le livre anciennement imprimé où se trouvait cette comédie, rien ne put le désabuser. Bientôt le comte de Cobentzel, et le duc de Serra-Capriola, ministre de Naples, devinrent ses confidens, et peu après les objets de ses soupçons : il accusait l'un d'empêcher toutes les femmes et filles de Pétersbourg de répondre à ses désirs, et l'autre d'avoir défendu à tous les horlogers de lui vendre une montre qui pût marquer l'heure avec précision.

» Nous gémissions de voir un si honnête homme tourmenté par des peines qu'aucun soin de l'amitié ne pouvait adoucir. Son état nous donna d'autres genres d'inquiétudes, lorsque nous reçûmes de nos cours l'ordre de lui communiquer les détails de la négociation secrète relative à la quadruple alliance. Cependant, comme je remarquai toujours que, dans ses entretiens politiques et dans ses lettres, sa raison se conservait tout entière, nous prîmes patience, espérant que son état n'aurait aucune influence fâcheuse sur les affaires dont nous étions chargés. Malheureusement notre sécurité ne put pas durer : s'éloignant de nous de plus en plus, il se rapprocha tout à coup des Prussiens, des Anglais, des Portugais, qui traversaient nos négociations; et nous apprîmes que, regardant son secrétaire de légation comme un de ses ennemis, il l'avait enfermé sous clef vingt-quatre heures, et lui avait retiré ses chiffres. Dans ces circonstances embarrassantes, et voulant éviter le plus possible un éclat, nous convînmes, d'après les conseils du comte de Cobentzel, de consulter à cet égard le vice-chancelier. « Il y a quelques jours, nous dit » celui-ci, malgré ma juste considération pour » vous, j'aurais eu peine à vous croire, ayant » toujours vu la personne dont il s'agit très-éclai-

» rée, très-prudente et très-sensée. D'ailleurs, » plusieurs membres du corps diplomatique di- » saient assez malignement que ce ministre était » devenu l'objet de certaines intrigues dans le but » de le déplacer. On le disait même assez haute- » ment dans la cour du grand-duc. Mais avant hier » cet homme infortuné m'a demandé une confé- » rence secrète; et, lorsqu'il fut tête à tête avec » moi, il se plaignit amèrement de la haine géné- » rale qui le poursuivait, des griefs qu'il préten- » dait avoir contre vous, et de la manière injuste » dont il était traité par les ministres de l'impéra- » trice, qui avaient donné, disait-il, *les ordres les » plus sévères pour épier sa conduite et pour empê- » cher ses domestiques de le servir. Enfin*, ajoutait- » il, les larmes aux yeux, *on ne me donne qu'une » boisson infecte, et il ne m'est pas possible, quelque » soin que je prenne, de boire de l'eau de la Néva.* » J'ai informé ma souveraine de cet étrange acci- » dent, et elle pense qu'il est urgent de prendre les » mesures nécessaires pour que sa cour le rappelle. » Son médecin, que j'ai vu, assure que dans un » climat plus doux cette hypocondrie se dissi- » pera. »

» Cet avis étant conforme au nôtre, nous nous réunîmes tous trois. Nous appelâmes dans cette réunion secrète le secrétaire de la légation espagnole, le médecin du malade; et, rédigeant une relation des faits, munis des certificats nécessaires pour en constater la vérité, nous adressâmes ce document à M. de Galvez, qui était alors ministre d'Espagne, à Berlin. Nous espérions que son rappel aurait lieu sans éclat ; mais je ne sais par quelle indiscrétion celui même qui était l'objet de nos prudentes démarches et de nos soins délicats fut informé de notre réunion et de son résultat. Il nous demanda vivement des explications que nous lui refusâmes ; il s'en plaignit à ses nouveaux amis, qui jetèrent feu et flamme contre ce qu'ils appelaient nos intrigues. Mais cet éclat ayant produit son effet naturel, celui d'empirer l'état du malade, il donna lui-même de si évidentes preuves de sa déplorable situation, que les calomnies tombèrent. M. de Galvez, ayant reçu de sa cour l'ordre de venir résider à Pétersbourg, arriva. Le malade, envoyé dans un climat moins rigoureux, recouvra peu à peu sa raison, sa santé, et nous fûmes ainsi délivrés de la plus pénible et de la plus singulière des contrariétés. »

C'est surtout lorsque le froid remplace brusquement une température chaude, qu'il peut occasionner des maladies nerveuses. « Il n'est point, dit Hallé, de changement dans l'air auquel nous soyons plus sensibles, parce que l'épiderme a été dilaté par la chaleur, et principalement par la chaleur humide. Dans la chaleur sèche même, l'épiderme se trouve aussi dilaté, parce que les fluides du corps humain, se portant davantage à la peau pour fournir une abondante transpiration, l'ont amollie et relâchée. Ainsi, les enveloppes de l'organe nerveux étant plus lâches l'exposent davantage aux effets du froid qui succède, et dont une des propriétés est d'irriter les nerfs qui sont à découvert. Aussi voyons-nous que partout où la fibre nerveuse est tout-à-fait à nu, comme dans les dents cariées, dans les ulcères, dans les brûlures où l'épiderme vient d'être enlevé, et toutes les fois que l'on ôte dans les plaies le pus dont la nature enduit les extrémités nerveuses, pour les défendre du contact de l'air, le contact d'un air froid, ou d'un corps froid quelconque, comme l'eau fraîche, etc., ou, ce qui est de même, le passage rapide du chaud au froid, est infiniment douloureux; il jette même dans des spasmes violens, parce que l'irritation portée dans un point se communique bientôt, comme par irradiation, à tout le système nerveux, ou du moins aux nerfs des parties voisines, ou à ceux des parties les plus faibles du corps ou de celles qui ont déjà été affectées. C'est par la même raison et par le même mécanisme que le froid subit, lorsqu'il vient à nous frapper quand nous venons d'éprouver les effets d'un air chaud, ou que nous sommes moins vêtus que de coutume, irrite la peau, la contracte avec un sentiment pénible, et peut ébranler tout le système nerveux (1). »

Quoique l'on doive compter les deux extrêmes de la température, la grande chaleur et le froid intense, parmi les causes des maladies nerveuses, et qu'un grand nombre de ces maladies en proviennent effectivement, nous pensons qu'ils ne produisent les gastro-entéralgies, dans notre climat du moins, que chez des sujets qui y sont prédisposés par une trop grande sensibilité, héréditaire ou acquise, de l'estomac et des intestins. Mais ces qualités de l'atmosphère, surtout la chaleur, entretiennent, exaspèrent même les névroses gastriques déjà existantes. De là vient que la guérison de ces maladies est si difficile dans un climat brûlant ou glacial, pendant les saisons très-chaudes ou très-froides, et que, malgré le traitement hygiénique et médicinal le mieux dirigé, elles ne se dissipent que dans un climat tempéré, ou quand la saison est devenue plus douce.

IX. On peut dire la même chose de la température humide, des temps orageux, des changemens brusques et des agitations de l'atmosphère, qui affectent si péniblement les personnes nerveuses. Ces différens états de l'air, s'ils ne créent pas les gastro-entéralgies, augmentent leur intensité, et les empêchent de guérir, comme beaucoup

(1) Encyclopédie méthodique. Tome I, page 557.

d'auteurs, notamment Hippocrate et Comparetti, l'ont remarqué. Le médecin de Venise fait, sur les effets des vents, une distinction dont nous avons constaté la justesse sur nous-même, et qui prouve avec quelle sagacité il observait les phénomènes des maladies. « Les vents secs et froids de l'orient, dit-il, ont coutume d'exciter des affections de la tête, savoir, un sentiment de constriction et de pesanteur des yeux, des tempes et du vertex; tandis que les vents humides et chauds du midi produisent des incommodités de poitrine, une chaleur vaporeuse à la face, émoussent les sens, causent la tristesse, rendent tout le corps faible, débile et languissant. Les changemens subits et considérables des vents, ajoute ce médecin, amènent des différences subites et considérables dans les maladies, au point que les variations importantes de l'atmosphère produisent plus d'effet sur les sensations et les mouvemens de certaines personnes, que sur le mercure du baromètre et du thermomètre. » *Venti ab oriente aut sicci, aut rigidi, sæpius capitis, affectiones, nempe oculorum, temporum, verticis, aut gravem, aut perstringentem sensum excitare solent; ubi alii a meridie calidi, et humidi plerumque sensus tardant, tristitiam movent, totum corpus efficiunt hebes, languidum, imo pectoris molestias, æstum faciei vaporosum facile inferebant. Subita et magna ventorum discrimina subitas et magnas in affectiones differentias vehunt. Discrimen temperiei in atmosphæra multo magis sensum et motum variat in corpore quorumdam, quam mutet altitudines mercurii in barometro et thermometro* (1). Quelqu'un a dit, et nous croyons que c'est *Révillon*, que s'il existait un pays dont l'air fût toujours tempéré, et où il n'y aurait jamais de grands vents ni de variations considérables dans l'atmosphère, il faudrait y envoyer tous les hypocondriaques et les vaporeux, parce que ce serait le meilleur moyen de les guérir. Celui qui a dit cela avait parfaitement raison; malheureusement, ce pays n'existe pas, du moins en Europe.

X. Si nos recherches et nos observations ne nous ont rien appris de nouveau sur l'influence que les affections morales, les passions déréglées et les excès dans les travaux intellectuels exercent sur la production des névroses, elles confirment pleinement ce que nous en avons dit dans notre premier ouvrage, où cette partie étiologique est suffisamment développée. Il résulte donc de ces observations et de ces recherches que nous avons eu raison d'attribuer, avec tous les auteurs, une multitude considérable de maladies nerveuses aux troubles du cœur, aux peines de l'ame, aux dérèglemens des passions et aux profondes contentions de l'esprit. Il en résulte encore que nous étions également fondé à dire que les chagrins, les contrariétés, les empor-

(1) Page 80.

temens de colère, la jalousie, l'abus dans les plaisirs de Vénus et l'onanisme, sont, de toutes les affections morales et des passions désordonnées, celles qui produisent le plus grand nombre de névroses des premières voies. Nous avons observé, en effet, plusieurs nouveaux exemples de gastro-entéralgies qui en provenaient, notamment de l'onanisme. Piquer, Comparetti et Johnson, que nous avons nouvellement consultés, et qui se sont spécialement occupés des névroses gastriques, insistent aussi sur ces causes morales et sur ces dérèglemens des passions, bien plus que sur les autres.

Une chose dont nous n'avons point parlé, et qui est cependant digne de l'attention des médecins, c'est que la rétention du fluide séminal peut, comme sa perte trop répétée, altérer la santé, et donner lieu à des névroses gastriques. Galien en avait déjà fait la remarque. « Il y a, dit-il, des individus qui s'épuisent de corps et d'esprit, après leur jeunesse, par l'abus qu'ils font des plaisirs vénériens ; il y en a d'autres qui, s'ils ne les prennent pas assidument, éprouvent des pesanteurs de tête, du dégoût pour la nourriture et des fièvres ; plusieurs sont engourdis et paresseux; quelques uns, à l'exemple des mélancoliques, ont de la tristesse, de la timidité, et digèrent mal. « *Sunt enim nonnulli, quos protinus a juventute concubitus imbecilliores efficit; alii, nisi assidue coeant, capitis gravitate moles-*

tantur, cibos fastidiunt, ac febribus obnoxii sunt; quidam torpidi, pigrique, nonnulli etiam melancolicorum exemplo, præter modum mœsti ac timidi, cibi etiam tum cupiditate, tum concoctione vitiata (1). En commentant ce passage de Galien, Comparetti fait observer qu'aujourd'hui le relâchement des mœurs éloigne une partie de ces dangers, et que la profusion du fluide spermatique hébête et affaiblit plus de corps que la rétention de ce fluide n'en irrite. *At præsens ætas et morum abusus ejusmodi periculum avertunt. Seminis potius profusio solvit corpus et hebetat, quam ejus retentio nimis irritat* (2).

On ne saurait contester la justesse de cette remarque de Comparetti; mais toujours est-il que la rétention séminale est dans le cas d'occasionner des névroses du tube digestif. Nous pouvons en citer un exemple bien remarquable: c'est celui d'un curé des environs de Paris, âgé de quarante-huit ans, d'une constitution et d'une force athlétiques. En 1831, il fut atteint d'une gastro-entéralgie, au développement de laquelle la continence absolue qu'il observait a sûrement contribué. Quoi qu'il en soit, cette maladie ayant été prise, comme c'était alors l'habitude, pour une gastro-entérite chronique, on lui ordonna les antiphlogistiques, qui le réduisirent bientôt au dernier degré du marasme et de l'affec-

(1) *De loc. aff.* L. VI, chap. V.
(2) Page 89.

tion hypocondriaque, au point qu'il croyait mourir à chaque minute et qu'il recommandait à ses confrères de dire la prière des agonisans. Appelé dans cette circonstance, nous ne lui conseillâmes qu'un traitement hygiénique, au moyen duquel il se rétablit dans l'espace de quelques mois. Mais la cause du mal revint avec la santé. Aussi, ce digne ecclésiastique éprouve-t-il de fréquentes rechutes, dont les principaux symptômes sont un priapisme extrêmement douloureux, que la nature ne soulage jamais par des émissions involontaires, et auquel il résiste avec un courage héroïque; des malaises, des douleurs et des anxiétés à l'épigastre; des digestions laborieuses, de la céphalalgie, des serremens douloureux de la poitrine, de la tristesse, des inquiétudes sur sa santé et de l'hypocondrie. En s'abstenant des antiphlogistiques, qui l'ont conduit une fois aux portes du tombeau, et en insistant sur le régime substantiel, auquel il doit son retour à la vie, ces rechutes ne deviennent jamais aussi graves que la première maladie; mais elles n'en rendent pas moins son existence très malheureuse. Il vient souvent nous demander des médicamens pour calmer l'éréthisme qui le martyrise, se résignant à supporter ses autres maux, même à les aggraver, s'il le fallait, pour se délivrer de celui-là. Que faire? Loin de modérer ce symptôme, les bains l'augmentent d'une manière sensible; les rafraîchissans anéantissent les fonctions de l'estomac, et les voyages, même en pays étrangers, n'ont produit que des soulagemens momentanés. Ce vertueux prêtre connaît la cause de sa maladie; mais, fidèle observateur de ses devoirs envers Dieu, il aimerait mieux mourir, nous a-t-il dit maintes fois, que d'employer le véritable moyen curatif. Nous ne pouvons d'ailleurs lui en conseiller l'usage, tout en gémissant de le voir dans sa pénible situation.

Ce fait est d'autant plus intéressant qu'il doit être excessivement rare. Il y a peu de personnes, en effet, douées d'une vertu assez forte pour résister à leurs passions avec tant d'énergie, et préférer la mort à la violation de leurs devoirs religieux. C'est un exemple entre mille des inconvéniens du célibat des prêtres. Mais revenons à notre sujet.

En général, les gastro-entéralgies qui sont occasionnées par des affections morales, des passions désordonnées et des travaux de cabinet, se développent lentement, et ce n'est qu'après être restées long-temps latentes, presque inaperçues des malades et des médecins, qu'elles se montrent dans tout leur jour. C'est ce qui arrive principalement lorsqu'elles sont dues à des chagrins prolongés, à des contrariétés souvent répétées, à de longues contentions d'esprit, à l'onanisme ou à des excès dans les plaisirs de l'amour. Quelquefois cependant ces névroses se manifestent d'une manière prompte, et même instantanée. C'est surtout quand elles résultent d'un emportement de colère, d'un accès de jalousie, d'une violente terreur, d'une joie vive et inattendue, d'un prompt saisissement, etc. On ne sera pas étonné de cette apparition rapide de certaines gastro-entéralgies, si l'on considère que ces mêmes causes peuvent aussi faire éclater tout à coup d'autres affections nerveuses. C'est ainsi qu'on a vu la catalepsie, l'épilepsie, des spasmes, des convulsions, le mutisme, la surdité, la perte du jugement ou de la mémoire, la syncope, être produits instantanément par une violente affection morale. Des morts subites même, dont on trouve le récit dans les auteurs, ont été occasionnées par de semblables causes. Diodore mourut de honte et de douleur, pour n'avoir pu répondre sur le champ aux questions que Stilpon lui fit en présence du roi. Une femme expira de joie en voyant son fils revenir de la fameuse défaite de Cannes. Sophocle périt tout à coup en s'entendant adjuger le prix pour une tragédie qu'il avait faite dans un âge avancé. Chilon de Sparte tomba mort en embrassant son fils qui venait d'être couronné aux jeux olympiques. Fouquet, surintendant des finances sous Louis XIV, et long-temps prisonnier, sans espoir de recouvrer sa liberté, mourut de saisissement en apprenant qu'on venait enfin de la lui accorder. La nièce de Leibnitz tomba morte en apercevant les sommes d'argent qui lui revenaient de la succession de son oncle. On connaît l'histoire de ce soldat qui mourut en apprenant qu'il allait être uni à la femme qu'il aimait passionnément. D'où venaient ces morts subites, si ce n'est de la suspension instantanée de l'influx nerveux, principalement de celui des nerfs du cœur? La maladie nerveuse si bien décrite par Comparetti s'accompagnait souvent de névroses du principal organe de la circulation, et c'est à ces névroses qu'il attribue les morts subites qu'on observait fréquemment à Venise, lorsque cette maladie y était endémique. Voici les propres paroles de ce médecin. « Si une grande partie de la substance des ganglions cervicaux est assez comprimée pour que la force nerveuse du plexus cardiaque et des nerfs qui en partent soit éteinte, le mouvement du cœur et des artères peut manquer au point de donner lieu à l'asphyxie, à la lipothymie, à la syncope, sans qu'aucun changement notable dans les parois et les cavités du cœur ait précédé. Ces symptômes arrivent dans les variations de la maladie vague, et ils rendent peut-être raison du grand nombre de morts subites que nous voyons aujourd'hui. *Quod, si magna pars substantiæ ganglirum cervicalium comprimatur sic vehementer, ut vis nervea plexus cardiaci, et funiculorum, ad plexum brachialem spectantium, sufflaminetur; motus cordis et arteria-*

rum adeo potest deficere, ut asphyxia, lipothymia, syncope, accidat, quin ulla notabilis in spatio cavearum, et infirmitate parietum cordis mutatio præcesserit. Ejusmodi symptomata in ægritudinis vagæ variationibus contingunt, a quibus fortasse intenditur ratio subitæ mortis, quæ modo tum frequens hic est, ut familiaris videatur (1).

XI. L'irrégularité ou la rétention des menstrues, la suppression du flux hémorrhoïdal ou d'une autre hémorrhagie habituelle, les saignées générales et locales trop copieuses ou trop souvent répétées, les autres pertes abondantes de sang, les flueurs blanches et une salivation immodérée, la chlorose, l'état de grossesse, la lactation de longue durée; l'ingestion des boissons froides le corps étant en sueur, la compression prolongée de l'estomac par la flexion du thorax sur l'abdomen (2), la navigation, l'hérédité, le passage d'une vie active à une vie sédentaire, etc., sont aussi des causes fréquentes de gastro-entéralgies ; mais nous ne les rappelons ici que pour mémoire, n'ayant rien à ajouter à ce que nous en avons dit dans notre précédent travail, si ce n'est que les auteurs, tels que Piquer, Johnson et Comparetti, dont nous

(1) Page 219.

(2) Selon Tissot et Comparetti, cette compression et la vie sédentaire contribuent, autant que les contentions d'esprit, aux douleurs d'estomac qui affligent les gens de cabinet.

n'avons eu connaissance qu'après l'avoir publié, attribuent également à ces causes une influence considérable dans la production des névroses gastriques.

Piquer va même jusqu'à dire que la pléthore tient une grande place parmi les causes occasionnelles de la cardialgie. C'est ce qui fait, ajoute-t-il, que cette névrose attaque si souvent les femmes mal réglées, ainsi que les hommes chez lesquels une *epistaxis*, ou quelque autre excrétion sanguine habituelle vient à manquer. *Inter causas occasionales cardialgiæ plethora noninfimum locum obtinet, cum vasorum repletio in ventriculo, præsertim circa ejus os superius, hoc malum accessere soleat. Hinc feminæ instantibus menstruis, aut iisdem quavis de causa deficientibus; viri narium hæmorrhagia, aut sanguinis excretione per hæmorrhoides a diversis intervallis tentati; itemque omnes quibus viscera infimi ventris debilia sunt atque sanguinis copia supra vires gravantur, huic malo admodum proclives sunt* (1). Cette opinion était peut-être vraie en Espagne, où Piquer professait la médecine ; mais elle serait exagérée dans notre pays.

Lorry nous paraît aussi aller trop loin, en disant qu'il n'y a pas, chez les jeunes filles, de causes plus fréquentes de la mélancolie nerveuse, que la

(1) *Praxis medica. Pars posterior*, pag. 3.

suppression ou le retard du flux menstruel, et que chez les adultes cette maladie résulte plus souvent de la rétention des hémorrhoïdes que de toute autre cause. Bien plus, au dire de ce médecin, il faudrait penser la même chose de la suppression des cautères, des sétons, des sueurs, et de toute autre évacuation critique et salutaire. *Nulla frequentior est melancholiæ nervææ causa in puellis, quam eruptionem molientium menstruorum suppressio aut retardatio, nulla in adultis vulgata magis, quam hæmorrhoidum refluxus. Idem sentiendum de fonticulorum, setaceorum, sudorum, aut cujusquamque criticæ et salutaris vacuationis suppressione.* Sans nier la part que ces suppressions peuvent avoir dans la production des névroses, nous pensons que Lorry la fait trop grande.

Il est mieux fondé dans le passage suivant : « On aura peut-être de la peine à croire, dit encore Lorry, pourquoi nous mettons les pertes immodérées du fluide sanguin, de la matière séreuse, de l'urine, etc., soit qu'elles viennent de maladies ou de médications inconsidérées, au nombre des causes de la mélancolie nerveuse. Elle n'en a cependant pas de plus certaines, ni de plus puissantes que ces évacuations, surtout lorsqu'elles surviennent à des individus qui n'y sont point accoutumés. » *Difficilius forsan intelligetur qui fiat ut inter certiores hujus nostræ melancoliæ causas recensere possimus, nimias vacuationes seri, sanguinis, urinæ, alvi, seu per morbum, seu per præposterram sudoriferorum, catharticorum applicationem, seu demum per vulnera, talis virium difflutio fiat. Nulla tamen causa aut constantior, aut efficacior, si harum vacuationum aliqua supervenerit inassueto.* On comprendra facilement pourquoi Lorry met ces évacuations au nombre des causes de la mélancolie nerveuse, si l'on considère que tout ce qui affaiblit le corps peut occasionner des maladies de cette nature.

—

CHAPITRE III.

DIAGNOSTIC.

Ce que nous avons prévu, dans l'avertissement de notre premier ouvrage, est arrivé. On a dit que nous avions donné une trop grande extension aux mots *gastralgie* et *entéralgie ;* nous aurions dû, suivant quelques confrères, restreindre ces mots aux douleurs nerveuses de l'estomac et des intestins. Mais, s'il est vrai que les symptômes des gastro-entéralgies soient assez variés, assez disparates même, pour faire croire à de grandes différences entre elles, il est également certain que la plupart de ces symptômes, dont on voudrait faire autant de maladies particulières, existent souvent ensemble. Rien n'est plus commun, par exemple, que de rencontrer la dyspepsie, la cardialgie, le *pyrosis*, la boulimie, etc., réunis chez le même sujet.

Il n'est pas moins certain qu'il y a des phénomènes gastralgiques qui, quoique très-différens en apparence, se succèdent néanmoins, ou se remplacent d'une manière alternative. C'est ainsi que l'anorexie succède facilement à la boulimie, et que la gastrodynie remplace quelquefois l'une ou l'autre de ces affections. La douleur cardialgique elle-même fait éprouver des sensations si différentes que l'on pourrait croire à l'existence de plusieurs états morbides, si l'on ne savait pas que ces sensations peuvent se succéder, non seulement d'un accès à l'autre, mais encore pendant le même accès. Tous les jours on voit une névrose gastrique indolente devenir douloureuse, et *vice versa*; une névrose gastrique aiguë devenir chronique, et réciproquement. On ne finirait pas, si l'on voulait signaler toutes les métamorphoses que les névroses gastro-intestinales peuvent éprouver. Faudrait-il pour cela donner un nom particulier à chaque forme nouvelle que l'on voit survenir, et les disperser dans des chapitres différens? Au lieu d'abréger leur étude, en agissant de la sorte, on l'étendrait à tout le cadre nosologique, et l'on s'exposerait à des répétitions continuelles. Malgré la critique, nous n'apercevons donc pas la nécessité de séparer des maladies qui ont des affinités si intimes, et qui partent toujours, quelles que soient les variétés de leurs formes extérieures, d'une lésion de la sensibilité du canal digestif; nous continuons à penser, au contraire, qu'il y a de grands avantages à les comprendre toutes sous le titre générique de *gastro-entéralgies*, en accordant toutefois une mention particulière, ainsi que nous l'avons fait, à celles qui le méritent. N'ayant rien à changer à la division que nous en avons établie, nous reviendrons seulement sur la description générale, pour l'isoler du tableau de la gastro-entérite chronique, et la rendre plus complète. Commençons par la nuance la plus légère.

PREMIER DEGRÉ.

XII. Un tempérament nerveux, délicat et irritable, que l'on peut apporter en venant au monde, mais qui est quelquefois acquis, et au développement duquel contribue puissamment une éducation molle et efféminée, dispose tellement aux maux de nerfs, qu'il paraît fort souvent en constituer la première période. Il en est de même de l'état particulier qu'on appelle mobilité nerveuse, et que l'on reconnaît en ce que les individus chez qui elle a lieu sont si impressionnables, que la moindre cause, morale ou physique, telle qu'une légère contrariété, la vue de certains objets, une nouvelle inattendue, un changement ou une simple variation dans l'atmosphère, un bruit imprévu, ou toute autre chose qui ne ferait aucune impression sur des personnes autrement constituées, les affecte d'une manière pénible ou agréable, les trouble, les agite, les fait passer rapidement de la joie à la tristesse, du plaisir à la douleur, du bien-être à des malaises, et *vice versa*. Cet état, qui est aussi congénial ou acquis, et que l'on ne regarde pas comme une maladie, est cependant la source, ou, pour mieux dire, le commencement d'une foule de névroses (1). Voilà pourquoi les personnes douées de ce tempérament et de cette mobilité sont plus sujettes que les autres à la sensibilité morbide du canal digestif, que Schmidtmann et Johnson regardent, avec raison, comme le premier élément des névroses de ce canal. Elle se développe aussi chez les individus différemment constitués, s'ils ont été exposés aux causes qui la produisent, mais ceux qui sont nerveux et mobiles la contractent plus facilement. Quoi qu'il en soit, cet état nerveux des premières voies ne mérite pas toujours le nom de maladie; la plupart des individus chez qui il existe souffrent peu de l'estomac, conservent leur appétit ordinaire, et n'en digèrent pas moins bien; la digestion ne leur cause aucun

(1) La prédisposition à la mélancolie nerveuse, dit Lorry, consiste dans une sensibilité exquise, que l'on apporte fréquemment en venant au monde, et qui vient souvent aussi d'une mauvaise éducation.

trouble sérieux du corps ni de l'esprit, et ne les empêche nullement de se livrer à leurs travaux accoutumés, pourvu toutefois qu'ils ne prennent qu'une quantité modérée de substances alimentaires, et que ces substances soient de bonne nature : en un mot, ils paraîtraient jouir d'une santé passable, s'ils ne commettaient aucune faute de régime. Mais lorsqu'ils font usage d'une trop grande quantité d'alimens, ou d'alimens de mauvaise qualité, c'est-à-dire lourds et indigestes, trop irritans ou trop débilitans, leur digestion devient pénible et donne lieu à une suite de phénomènes, dont les plus saillans sont un sentiment de réplétion, de pesanteur, de gêne et de chaleur à l'épigastre, une sensation de froid dans les autres parties du corps, un accroissement de vitesse du pouls, une sorte d'inaptitude à tout exercice, corporel ou mental, des flatuosités, de la constipation, des bâillemens et une propension à dormir. A ce malaise des premières voies, il se joint souvent des phénomènes sympathiques, tels qu'un sentiment de constriction autour du cou, des picotemens et une chaleur poivrée à la gorge, de la gêne au larynx, un affaiblissement de la voix, des soupirs qui entrecoupent la respiration, des douleurs vagues et fugaces dans différentes parties du corps, de la faiblesse et de la pesanteur dans les extrémités inférieures. Il n'est pas rare non plus qu'il y ait de la tristesse (1), de la morosité, des inquiétudes sur sa santé, et d'autres symptômes précurseurs de l'affection hyp condriaque. Ce premier degré des névroses gastro-intestinales constitue ce que l'on connaît généralement sous le nom de *dyspepsie*.

SECOND DEGRÉ.

XIII. En suivant un régime convenable, et en évitant tout ce qui pourrait aggraver leur état, les personnes atteintes de la sensibilité morbide dont nous venons de parler, en guérissent facilement, surtout quand elle n'est point héréditaire, ni trop invétérée. Mais si ces personnes négligent leur santé, commettent des excès de table, ou s'exposent aux autres causes des gastro-entéralgies, le dérangement qu'elles éprouvent dans le système digestif ne tarde point à s'aggraver, et elles peu-

(1) Il suffit souvent, dit Moreau de la Sarthe, d'une digestion laborieuse, pour jeter tout à coup l'homme le plus raisonnable, le plus judicieux, dans une tristesse profonde, dans le découragement et dans une sorte de *spleen*, dont le malheur n'est connu que par ceux qui l'ont éprouvé (*Encyclop. Méthod.*, t. XI, p. 424). Cette remarque est extrêmement juste : sans être pénible d'ailleurs, sans faire souffrir d'une autre manière, la digestion rend souvent triste, sombre et de mauvaise humeur. Les personnes sujettes à ce phénomène, qui est un commencement d'hypocondrie, sont atteintes de la sensibilité morbide des premières voies.

vent, en outre, présenter des symptômes si nombreux, qu'il serait difficile de les faire entrer tous dans une description générale, tant ils sont sujets à varier : pour n'en omettre aucun il faudrait passer en revue presque tout le cadre nosologique, attendu qu'il y a peu de maladies que les névroses des premières voies ne puissent simuler. Nous allons cependant essayer d'exposer les principaux caractères de ces névroses, et d'en faire un tableau aussi exact que possible.

Lorsque les gastro-entéralgies sont développées, et parvenues à leur seconde période, l'appétit varie beaucoup; il peut être naturel, diminué, augmenté, perverti, dépravé, capricieux et fantasque, au point de faire désirer des substances insolites; chez plusieurs malades, il est déréglé et revient à chaque instant, même aussitôt après les repas : d'autres fois, il alterne avec un dégoût insurmontable. La langue est blanche, large, épanouie, humide, rosée aux bords et à la pointe : quelquefois néanmoins elle rougit momentanément dans toute son étendue; c'est ce que nous avons observé chez des personnes qui souffraient la faim depuis longtemps. La bouche est pâteuse, principalement le matin, mais sans mauvais goût : plusieurs gastralgiques se plaignent cependant d'un goût salé ou poivré, quelques uns d'un goût acide, comme s'ils avaient de l'oseille ou du jus de citron dans la bouche; d'autres éprouvent le *pyrosis* ou fer chaud, c'est-à-dire une sensation brûlante tout le long de l'œsophage, depuis l'orifice supérieur du ventricule jusqu'au gosier; la plupart ont une salivation abondante et des crachotemens répétés, plus fréquens toutefois lorsque le besoin d'alimens est vif, et pendant le premier travail de la digestion. Il est rare que les malades soient altérés; s'ils éprouvent de la soif, elle n'est, le plus souvent, que momentanée; le plus grand nombre ont, au contraire, une répugnance prononcée pour les boissons, et, chose remarquable et caractéristique des gastralgies, ils digèrent infiniment mieux les solides que les liquides.

XIV. L'un des symptômes les plus remarquables des gastralgies, c'est la douleur d'estomac. On reconnaît qu'elle est de nature nerveuse en ce que la pression sur la région épigastrique, loin de l'augmenter, comme elle augmente la douleur des gastrites et des squirrhes, la calme souvent, et peut même la faire cesser. La douleur nerveuse de l'estomac se distingue aussi des autres douleurs de cet organe en ce qu'elle s'irradie ordinairement sur les parois thoraciques, le dos et les épaules, et en ce qu'elle est intermittente ou rémittente, c'est-à-dire qu'elle cesse ou diminue d'intensité, par intervalles, pour revenir avec toute sa force à des époques plus ou moins régulières, qu'il est impossible de préciser, à cause de leurs nombreuses anomalies. *Per intervalla vexat cardialgia, et remittit intermittitque*, dit Schmidtmann, que l'on ne saurait trop citer, quand on s'occupe des gastralgies. Dans beaucoup de cas, cependant, c'est un peu avant les repas que cette douleur revient ou s'exaspère, tandis que, dans un plus grand nombre d'autres, ce retour ou cette exaspération a lieu quelques heures après l'ingestion des alimens dans l'estomac.

Relativement à sa violence, la douleur gastralgique est également sujette à une multitude innombrable de variétés; elle peut présenter tous les degrés intermédiaires depuis le mal d'estomac le plus léger jusqu'à une douleur intolérable. Schmidtmann l'a vue occasionner le délire et des convulsions chez des femmes très-sensibles. *Aliquot notavi mulieres perquàm sensibiles, ferociente cardialgiæ paroxysmo, delirio atque nervorum distentionibus correptas.* « Parmi les douleurs graves et acerbes qui tourmentent le genre humain, et qui affectent autant l'esprit que le corps, dit Hoffmann, celle que l'on nomme cardialgie tient l'une des premières places. C'est, ajoute ce médecin, une douleur aiguë de l'estomac, avec grande anxiété, gêne de la respiration, chute des forces, efforts pour vomir, tremblement et froid des extrémités, etc. » *Inter graves et acerbos qui misere genus humanum torquent et corpus æque ac animum molestè afficiunt dolores, is qui cardialgiæ nomine venit, non postremum sibi vindicat locum; neque vero cordis, sed ipsius stomachi dolor est acutus, circa scrobiculum cordis consistens, cum ingenti anxietate, spirandi angustiâ, virium prostratione, inquietudine, nisu vomendi, extremorum tremore et rigore, etc.* (1). Vanhelmont a observé des douleurs d'estomac si violentes qu'elles suspendaient tout mouvement, et produisaient une affection semblable au tétanos. *Vidi quoque stomachi dolores præ dolorum acerbitate, motum omnem abstulisse, et affectum tetano similem causasse* (2).

La douleur nerveuse de l'estomac ne diffère pas moins sous le rapport de sa nature, ou du mode de souffrance qu'elle fait éprouver. Rien n'est plus variable en effet que la sensation dont se plaignent les individus atteints de cette douleur : chez les uns, c'est un sentiment de constriction, comme si l'estomac était fortement serré dans un étau; chez d'autres, c'est plutôt le sentiment d'une distension excessive, qui leur fait craindre la rupture de cet organe; quelques uns éprouvent un sentiment de dilacération analogue à celui que produirait la morsure d'un animal; plusieurs comparent leur

(1) *De Dolore cardialgico.*
(2) *Jus duumvirat.*, p. 187.

douleur à un tortillement, d'autres à une perforation; assez souvent il semble que l'estomac soit tiraillé avec des tenailles, ou avec une griffe de fer; d'autres fois, enfin, c'est une douleur très-aiguë et indéfinissable à la région épigastrique. On voit des cas dans lesquels ces différentes sensations ne changent point, et conservent le même caractère pendant toute la maladie, tandis qu'il en est d'autres où elles se succèdent, et se remplacent d'une manière alternative, non seulement d'un accès à l'autre, mais encore pendant le même accès.

Au lieu de siéger à l'épigastre, la douleur gastralgique peut se faire sentir dans la région dorsale qui correspond à l'estomac. Piquer, qu'on a surnommé l'Hippocrate espagnol, et dont les ouvrages portent, effectivement, le cachet de l'observation, avait déjà signalé cette variété de la cardialgie, comme on le voit dans le passage suivant: « L'orifice supérieur du ventricule souffre, tantôt dans sa partie antérieure, qu'on appelle *scrobiculum* du cœur, tantôt dans sa région postérieure, vers les dernières vertèbres dorsales, et il n'est point rare que le mal se fasse sentir dans ces deux endroits en même temps. » *Dolet superius orificium ventriculi, modo in regione anteriori, quam scrobiculum cordis appellant, modo in posteriori, juxta ultimas dorsi vertebras. Nec rarum est in utraque parte dolorem sentiri* (1). Le *Traité sur les gastralgies* contient, page 200, un fait de ce genre, que nous avons emprunté à M. Barbier d'Amiens.

XV. On voit beaucoup de névroses gastriques, d'ailleurs très-intenses, dans lesquelles il n'y a cependant pas de vives douleurs; c'est plutôt un malaise pénible et indéfinissable à la région de l'estomac, accompagné de nausées, de découragement, d'anxiétés, et quelquefois de sensations bizarres : il semble à plusieurs sujets que cet organe se gonfle et se remplit outre mesure, à d'autres qu'il est vide et resserré, à quelques uns qu'il est comme suspendu et isolé des parties environnantes; souvent ils y éprouvent une vive chaleur, ou un froid glacial, comme si un coup de vent très-chaud ou très-froid frappait sur la muqueuse digestive; d'autres fois c'est un sentiment de formication analogue à celui que produirait un reptile, ou une araignée, qui se promènerait sur cette membrane. Dans certaines circonstances, la sensibilité des organes gastriques est si vivement exaltée, que les malades rapportent à ces organes toutes les sensations qu'ils éprouvent. Telle était la situation de cette dame qui écrivait à M. Pinel : « Le principe de tous mes maux est dans mon ventre ; il est tellement sensible, que peine, douleur, plaisir,

(1) *Praxis medica.*

en un mot, toute espèce d'affection morale a là son principe. Un simple regard désobligeant me blesse cette partie si sensiblement, que toute la machine en est ébranlée... Je pense par le ventre, si je puis m'exprimer ainsi (1).» Ces différens phénomènes, qui ne peuvent être attribués qu'à la perversion de la sensibilité gastro-intestinale, et qu'on observe principalement chez les personnes qui ont abusé des antiphlogistiques, peuvent exister ensemble, ou se succéder alternativement; ils sont intermittens ou rémittens, comme la douleur, et se reproduisent avec plus ou moins de régularité.

XVI. Les digestions ne sont pas toujours douloureuses. Dans quelques cas de gastralgies, les malades font, au contraire, cesser la douleur par l'ingestion d'une grande quantité d'alimens, quelquefois même par l'ingestion des substances les plus indigestes. Il faut convenir cependant que ces faits ne sont pas les plus communs, et que la présence des alimens dans l'estomac réveille souvent la douleur gastralgique, quelquefois immédiatement après leur ingestion, plus fréquemment deux ou trois heures après, ainsi que nous venons de le dire. Dans ces cas, comme dans ceux où il n'y a pas de véritable douleur, la digestion s'accompagne ordi-

(1) *Nosog. philosop.*, t. III.

nairement de pesanteurs, de malaises et d'anxiétés à la région épigastrique. Le malade sent le contact des alimens à la surface interne de l'estomac, il croit y avoir un corps étranger; il est tourmenté par des bâillemens, des envies de dormir, des nausées et des renvois; mais, à moins qu'il n'ait pris une trop grande quantité de nourriture, ou des substances pour lesquelles son estomac a une grande aversion, ces renvois ne sont point désagréables; ils n'ont ni mauvaise odeur, ni mauvais goût, ni causticité; ceux qui arrivent pendant le travail digestif ont souvent le goût des alimens ingérés; les autres ne sentent rien, ils ne sont composés que d'air pur. Lorsque les gaz, qui se développent en grande quantité pendant la disgestion, ne sortent pas librement, il survient des borborygmes, des coliques flatulentes et des gonflemens abdominaux, assez considérables quelquefois pour constituer une véritable tympanite (1). Néanmoins,

(1) On a beaucoup discuté, sans pouvoir s'entendre, sur l'origine des gaz du canal digestif. Quelques médecins les attribuent à l'atonie de ce canal, d'autres à son inflammation. Le défaut de ces sentimens opposés c'est d'être exclusifs. La vérité est que ce sont les mauvaises digestions qui produisent les vents, et qu'il doit, par conséquent, en exister dans toutes les maladies des premières voies, car toutes altèrent plus ou moins les fonctions digestives. Ainsi, le développement des gaz abdominaux peut être attribué, tantôt à une gastro-entérite, tantôt à la faiblesse de l'estomac et des intestins, et tantôt enfin aux gastro-entéralgies, ou à quelque autre

les digestions, quoique pénibles et longues, s'accomplissent, sinon toujours, au moins chez la

affection de ces organes. Après cet aveu, qui est fondé sur l'expérience clinique, on conviendra, nous l'espérons, que les gaz du canal digestif sont plus fréquemment occasionnés par les maladies nerveuses de ce canal que par tout autre état morbide. Ce qu'il y a de certain, c'est qu'une flatulence plus ou moins considérable les accompagne presque toujours, et que les vents, qui ne sont qu'un effet de la névrose, deviennent, une fois qu'ils sont développés, la cause d'une multitude de phénomènes fort incommodes. Les nausées, les envies de vomir, les douleurs et les angoisses épigastriques, les coliques, les tensions abdominales, etc., qui existent dans les gastro-entéralgies, ne doivent être attribuées, chez beaucoup de sujets, qu'à la présence des gaz dans l'estomac et les intestins. Ils peuvent, en outre, occasionner des phénomènes sympathiques, tels que des douleurs de tête, des assoupissemens, des vertiges, des sensations désagréables, des idées tristes, un trouble momentané des facultés intellectuelles, des étouffemens, des palpitations de cœur, des faiblesses dans les extrémités, notamment dans les cuisses et les jambes; ils peuvent rendre le corps lourd et apathique. La preuve que ces incommodités viennent des vents plutôt que de la névrose elle-même, c'est qu'elles disparaissent quand le malade en a beaucoup rendu, pour revenir lorsqu'il s'en est formé de nouveaux; car, dans les névroses gastriques, les gaz se renouvellent si promptement, et en si grande quantité, qu'on a émis l'opinion, peut-être vraie, qu'ils étaient le produit d'une sécrétion anormale de la muqueuse digestive. Quoi qu'il en soit, un grand nombre d'hypocondriaques s'affecteraient moins, s'ils savaient que la plupart de leurs souffrances ne sont causées que par des vents.

Aux causes de flatuosités gastro-intestinales, nous pourrions ajouter l'ingestion des alimens réputés venteux; mais ils n'en produisent pas chez tout le monde. On voit beaucoup d'individus auxquels les choux, les navets, les pommes de terre, les haricots blancs, etc., ne donnent point de gaz; tandis que d'autres ne peu-

plupart des individus ; elles peuvent même s'achever plus promptement que ne le croient les malades qui, d'après le sentiment de plénitude qu'ils éprouvent dans l'estomac, s'imaginent que leurs alimens ne passent pas. C'est une erreur : cette plénitude apparente n'est souvent occasionnée que par des gaz, qui se sont développés pendant la digestion, et qui continuent à distendre cet organe.

XVII. Si le malade a surchargé son estomac, ou s'il a pris des alimens difficiles à digérer, il peut avoir une indigestion, et vomir comme d'autres individus qui se trouveraient en pareil cas. Mais il est à remarquer que le vomissement par indigestion est très-rare chez les gastralgiques, soit parce qu'ils s'astreignent à un régime qui les garantit de cet accident, soit parce que leur estomac n'est point disposé à rejeter la nourriture. Certains d'entre eux vomissent cependant, sans efforts et sans fatigue, presque tous les alimens

vent faire usage de ces substances sans être remplis de vents. C'est que le canal digestif de ces derniers individus est disposé à la flatulence, pendant que celui des autres ne l'est pas. Les alimens dits venteux ne sont donc qu'une cause déterminante des flatuosités; leur cause prochaine consiste dans une disposition particulière des premières voies, et cette disposition est ordinairement un état nerveux. Aussi, n'hésitons-nous point à penser que les personnes habituellement venteuses sont atteintes de la sensibilité morbide qui constitue le principe des gastro-entéralgies. De là vient que les gaz jouent un si grand rôle dans ces névroses.

qu'ils prennent; ce sont sans doute des personnes dont la sensibilité de l'estomac est portée à un degré extrême, et qui ont une grande facilité à vomir. Du reste, ce vomissement nerveux, que l'on peut rencontrer seul, mais qui est ordinairement associé à d'autres symptômes gastralgiques, est si rare, que nous ne l'avons pas observé plus de six fois sur des milliers de névroses gastro-intestinales qui ont passé sous nos yeux. Un phénomène beaucoup plus fréquent chez les individus affectés de ces névroses, c'est qu'ils rejettent, par vomiturition ou regorgement, une matière glaireuse, quelquefois claire comme une solution de gomme, dans d'autres cas épaisse comme du blanc d'œuf ou des huîtres. C'est tantôt le matin, tantôt pendant la digestion ou immédiatement après, que les malades rendent cette matière, qui est le produit d'une sécrétion vicieuse des organes digestifs. Disons enfin qu'à l'exception des circonstances dont nous venons de parler, si les gastralgiques vomissent les alimens, ils rejettent ceux qui sont liquides plutôt que les solides, tandis que le contraire a lieu dans les altérations organiques de l'estomac et des intestins.

XVIII. Dans les névroses gastro-intestinales, il n'y a presque jamais de dévoiement; s'il se manifeste quelquefois, il ne vient que d'une mauvaise digestion, et disparaît en peu de temps : la constipation est, au contraire, habituellement très-opiniâtre pendant toute leur durée. Les malades rendent, de loin en loin et avec beaucoup d'efforts, des matières arrondies, grosses comme des noix ou des noisettes, dures comme des pierres, et souvent entourées de glaires blanchâtres, qui leur font craindre quelque ulcération du canal intestinal, quoiqu'elles ne proviennent que d'une sécrétion anormale de la membrane muqueuse de ce canal. Nous avons observé qu'ils se trouvaient mieux, d'ailleurs, d'être un peu constipés, que d'avoir le ventre trop libre, et Johnson a fait la même remarque.

XIX. Les urines varient selon qu'il y a éréthisme ou atonie du système nerveux. Quand l'irritation prédomine, elles sont, pour l'ordinaire, limpides, abondantes, rendues fréquemment, en petite quantité à la fois et avec un sentiment de cuisson dans le canal de l'urètre ou au col de la vessie (1).

(1) Ce sentiment de cuisson et ces fréquens besoins d'uriner méritent une attention sérieuse, à cause des erreurs graves qu'ils sont dans le cas de faire commettre. Isolés, ou réunis à d'autres symptômes nerveux, ils peuvent tromper des chirurgiens inattentifs, et leur faire croire à la présence d'un calcul ou de quelque autre maladie de l'appareil urinaire. Deux hommes distingués, l'un dans la médecine et l'autre dans la haute administration, qui n'avaient qu'une irritation nerveuse de cet appareil, ont supporté inutilement l'opération de la lithotomie. Un officier supérieur, que l'on croyait affecté d'une maladie de vessie et d'un rétrécissement de

Lorsque la tension a été remplacée par le relâchement et la faiblesse, elles prennent, en général, une couleur jaune ou rougeâtre, et déposent un sédiment briqueté. Or, l'atonie et l'éréthisme se succédant fréquemment l'un à l'autre, se remplaçant d'une manière alternative, surtout dans les gastro-entéralgies de longue durée, il en résulte que les urines des individus qui en sont atteints changent souvent de caractères. Elles sont également modifiées par les maladies auxquelles ces névroses peuvent être associées. C'est ainsi que dans les cas, assez communs, où un embarras gastrique complique la gastralgie, les urines deviennent chargées, comme dans les affections bilieuses.

XX. Chez la plupart des personnes atteintes de gastralgie, la région épigastrique devient le siège d'une sensation de faiblesse et d'anéantissement, qui les empêche de faire des efforts, de marcher vite, de respirer librement, et même de parler haut et long-temps. Des frémissemens, des oscillations fibrillaires, que les gastralgiques peuvent éprouver en différens endroits, se manifestent sou-

l'urètre, mais qui n'avait qu'une irritation nerveuse de ces parties, a exaspéré ses souffrances par l'usage des bougies et des diurétiques qu'on lui avait conseillé. Ce traitement aurait pu avoir des suites plus fâcheuses, si l'irritation n'eût pas abandonné les voies urinaires, pour se porter sur le canal digestif, où elle a séjourné long-temps.

vent aussi dans cette région. Il n'est pas moins fréquent d'y remarquer, comme aux hypocondres, ou dans quelque autre partie de l'abdomen, des battemens extraordinaires, qui inquiètent toujours les malades; sensibles à la main, quelquefois même à l'œil, et fort incommodes, ils pourraient faire croire à l'existence d'un anévrisme de l'aorte abdominale, ou du tronc cœliaque : la méprise est d'autant plus facile, qu'ils peuvent coïncider avec une tumeur formée par des matières fécales ou des gaz amassés dans le colon transverse. Le professeur Laennec, dont la médecine déplore la perte prématurée, a été plusieurs fois témoin de cette erreur, et il avoue l'avoir commise lui-même conjointement avec M. Bayle (1). Schmidtmann, qui a souvent observé ces pulsations, assure qu'on les distingue de celles occasionnées par un anévrisme, en ce qu'elles ne sont point isochrones, comme ces dernières, avec les battemens du cœur et du pouls. Du reste, il les attribue à une oscillation spasmodique des fibres musculaires de l'estomac et des intestins. Cela est si vrai, dit-il, que j'ai vu, chez des hypocondriaques, ces pulsations abondonner l'épigastre pour se porter sur les bras, les cuisses ou les jambes, et revenir ensuite à leur siège primitif. Selon M. Allan Burns, auquel on doit des recher-

(1) *Traité de l'Auscultation immédiate*, seconde édition.

ches intéressantes sur cette matière, c'est à des contractions nerveuses du diaphragme qu'il faudrait rapporter les battemens épigastriques qui se rencontrent dans les gastralgies. Ces deux opinions peuvent avoir quelque chose de vrai lorsqu'il ne s'agit que des frémissemens et des oscillations fibrillaires; mais elles sont erronées en ce qui concerne les véritables battemens. Nous pensons, du moins, avec Bonnet, Senac, Morgagni, Sauvages, Parry, Albers de Brême, et plusieurs autres médecins, que ces battemens spasmodiques siègent dans les gros vaisseaux artériels du bas-ventre. Une chose positive, c'est qu'ils sont presque toujours isochrones avec le pouls, et que les carotides, ainsi que les autres artères superficielles des hypocondriaques et des femmes hystériques, offrent le même phénomène. Suivant M. Albers, les pulsations nerveuses, déjà connues d'Hippocrate (1), et fort bien décrites par Willis (2), ont pour caractères distinctifs d'apparaître soudainement, d'être violentes d'abord, et de perdre leur intensité après une certaine durée, pendant que les battemens anévrismatiques se développent graduellement, et augmentent de force peu à peu. Ce qui distingue encore les premières, c'est qu'elles suivent ordinai-

(1) *Coac.* lib. II, cap. II, sect. 13.

(2) *De Morb. convul.*, cap. XI.

rement une marche intermittente, ou du moins rémittente, comme nous l'avons remarqué plusieurs fois, et comme Lorry en avait déjà fait l'observation. Après s'être beaucoup étendu sur les battemens qui nous occupent, ce médecin ajoute que l'on reconnaît leur nature nerveuse en ce qu'ils croissent ou redoublent de violence quand les sujets qui en sont affectés éprouvent de vives émotions, et en ce qu'ils se calment lorsque leur moral est tranquillle. Quoi qu'il en soit, les frémissemens, les oscillations fibrillaires et les battemens dont nous parlons, sont des symptômes particuliers aux affections nerveuses, notamment aux gastro-entéralgies. A l'autopsie de personnes qui avaient éprouvé ces battemens, et succombé ensuite à d'autres maladies, on ne trouva aucune trace d'anévrisme ; preuve qu'ils n'étaient que nerveux (1).

XXI. Le pouls, dans les névroses gastro-intestinales, est fréquemment naturel, quelquefois très-lent, rarement prompt ou fréquent, plus souvent petit que plein, et, dans certains cas, intermittent ou inégal. Mais la marche de ces maladies est trop inconstante pour que cette description générale ne soit pas sujette à de nombreuses exceptions. C'est ainsi que le pouls devient plus fréquent lorsque l'éréthisme nerveux prédomine, tandis qu'il

(1) *Sepulcretum* de Bonnet.

se ralentit quand l'atonie lui a succédé. On voit aussi des gastro-entéralgies dans lesquelles le pouls offre, pendant toute leur durée, beaucoup plus de fréquence et de plénitude qu'il n'en a ordinairement dans ces névroses. Cela vient de ce que l'agacement nerveux du système sanguin est alors plus vif que celui des premières voies. Dans l'affection nerveuse dont j'ai été atteint en 1832, le symptôme prédominant et le plus pénible était une agitation si extraordinaire de l'appareil circulatoire, qu'elle me privait du sommeil, et ne me laissait aucun instant de repos. Les exemples de cette nature sont une variété remarquable des gastro-entéralgies; car, bien que, dans ces cas, le trouble du système sanguin paraisse le plus important, il n'est que sympathique de l'affection nerveuse du canal digestif, puisqu'on ne peut en obtenir la guérison qu'en ramenant ce canal à son état naturel. C'est ce dont je me suis convaincu, tant sur moi-même que sur quelques autres personnes qui se sont trouvées dans la même position. On concevra facilement, du reste, cet effet sympathique de l'estomac sur le cœur, si l'on se rappelle que le pouls s'accélère toujours pendant le travail digestif, même en bonne santé, et que cette accélération est plus marquée chez les gastralgiques, à cause de la plus vive sensibilité de leur estomac. Ils s'en aperçoivent si bien, qu'ils n'osent pas manger, lors même qu'ils ont de l'appétit, dans la crainte de se donner ce qu'ils appellent de la fièvre. Il est difficile de leur faire comprendre qu'ils doivent se nourrir, nonobstant l'accélération du pouls après les repas, attendu que la faim non satisfaite irrite encore l'estomac, et qu'une quantité modérée d'alimens convenables est le seul moyen qui puisse guérir radicalement l'excès de sensibilité gastrique qui cause tous leurs maux.

Pour compléter, autant que possible, la description du pouls dans les gastro-entéralgies, nous devons ajouter que la fièvre peut se rencontrer dans ces affections, surtout lorsqu'elles se prolongent long-temps et qu'elles parviennent à un haut degré d'intensité; mais quand elle a lieu, c'est presque toujours par accès incomplets et irréguliers, tantôt rapprochés les uns des autres, et tantôt fort éloignés; accès que des médecins inexpérimentés prennent quelquefois pour une véritable fièvre intermittente, au grand détriment des malades, comme nous l'avons vu dernièrement. Il est assez rare du moins qu'elle s'y manifeste sous la forme continue. On en trouve pourtant quelques exemples dans les auteurs. M. Guersent en a publié deux fort intéressans que nous avons reproduits dans notre premier ouvrage. Il n'y a aucune raison, d'ailleurs, pour que la fièvre dite lente-nerveuse, dont on ne niera plus l'existence aujourd'hui, ne puisse être occasionnée par les gastro-entéralgies comme par toute autre névrose (1). Elle ne s'est cependant présentée qu'une seule fois à notre observation dans les affections nerveuses des premières voies ; tandis que nous y avons souvent rencontré des mouvemens fébriles, qui n'avaient rien de stable dans leurs retours ni dans leur durée : ils variaient comme les autres symptômes de ces maladies.

XXII. Au fur et à mesure que les gastralgies font des progrès, les phénomènes sympathiques qu'elles occasionnent acquièrent plus d'intensité : la sensation de serrement à la gorge, que nous avons déjà signalée dans le premier degré de la maladie, peut devenir assez violente pour que les malades ne puissent rien supporter autour de cette partie, et qu'ils se croient menacés de suffocation ; chez quelques uns la membrane muqueuse des fosses nasales et de l'arrière-bouche est dans une sorte d'irritation, qui simule un coryza et un léger mal de gorge ; la conjonctive elle-même n'est pas toujours exempte de cet effet sympathique : d'autres fois la luette s'alonge, touche la base de la langue, et provoque sans

(1) Lorry parle de la fièvre nerveuse qui se développe quelquefois dans le cours de la mélancolie qu'il a décrite, et qui est mieux connue, dit-il, des médecins étrangers que des médecins français.... *Febris nervea dicta, plusque apud externos cognita quam apud indigenos medicos.*

cesse le mouvement que l'on fait pour avaler (1). Dans certains cas, l'altération de la voix, la gêne et la douleur du larynx sont si fortes, qu'elles trompent des médecins inattentifs, et leur font croire à l'existence d'une lésion idiopathique de cet organe (2). Les douleurs en différentes parties du corps, qui n'étaient d'abord que vagues et fugaces, deviennent plus fixes, durent plus long-temps, se multiplient, et augmentent au point de faire penser aux gastralgiques, et même à quelques médecins qui n'en connaissent pas la cause, que ce sont de véritables douleurs rhumatismales.

XXIII. On rencontre des névroses gastriques sans douleur de tête ; mais, chez la plupart des malades, elle est le siège de nombreux phénomènes sympathiques. Dans ma première gastralgie, je ne souffrais point de la tête, tandis que j'en ai cruellement

(1) Il est à notre connaissance que des médecins, ignorant que c'était une névrose de l'estomac qui occasionnait sympathiquement cette prolongation de la luette, en ont fait inutilement la résection. Nous disons inutilement, parce que la principale maladie, que l'on méconnaissait, existant toujours, l'effet sympathique ne tarda pas à se reproduire. Si la luette ne revient pas à son état naturel, après la guérison de la névrose qui a causé son alongement, quelques applications de nitrate d'argent suffisent pour la réprimer.

(2) C'est ce qui est arrivé à un officier en retraite, auquel on avait appliqué, autour du larynx, force sangsues, vésicatoires et *moxas*, pour une prétendue phthisie laryngée, qui n'était qu'un effet sympathique d'une névrose méconnue des premières voies.

souffert dans la seconde. C'est tantôt une céphalalgie plus ou moins violente, quelquefois atroce, occupant toute la tête, ou une seule région de sa circonférence, et tantôt différentes sensations qui, sans être précisément douloureuses, n'en sont pas moins pénibles. Assez souvent la tête est lourde, pesante, comme si elle était remplie de plomb. Il semble à quelques malades que leurs sens sont émoussés, et qu'ils ne perçoivent les objets extérieurs qu'à travers un voile. Plusieurs ont des illusions fatigantes, qui les assiègent continuellement et les rendent très malheureux. On nous a consulté pour des gastralgiques dont le moral était excessivement affecté, par la crainte qu'ils avaient de se frapper ou de frapper autrui ; il leur semblait qu'ils allaient le faire. L'un n'osait se mettre à une fenêtre ouverte, et craignait que d'autres ne s'y missent, de peur de se jeter en bas ou d'y jeter les autres malgré lui. Une dame, qui nous a également consulté, était désespérée d'éprouver une tendance impérieuse à se mordre, ou à mordre les personnes qu'elle voyait. Lorry parle d'une autre dame qui, après avoir vu sa domestique se précipiter dans un puits, eut une propension irrésistible à s'y précipiter elle-même ; mais, tout en courant, pour accomplir son funeste dessein, elle appelait de toutes ses forces pour qu'on vînt la retenir. Nous donnons actuellement des soins à une dame qui est atteinte d'une gastralgie des mieux caractérisées, et qui ne peut regarder des aiguilles sans frissonner, quoiqu'elle s'en servît avant sa maladie : il lui semble qu'elles vont pénétrer dans ses chairs ; elle éprouve même, en les voyant, la sensation qu'elle éprouverait si elles y étaient introduites. On s'imaginerait difficilement tout ce que les gastralgiques peuvent éprouver. Les aveux qu'on nous a faits nous autorisent à dire qu'on a peut-être condamné des individus, qu'il eût été plus philanthropique de guérir de la gastralgie, qui avait pu les rendre coupables. Les yeux sont aussi le siège de phénomènes variés. Un gastralgique, auquel nous avons donné des conseils, perdait la vue immédiatement après l'ingestion des alimens dans son estomac, et la recouvrait quand la digestion était achevée. Quoiqu'il eût bon appétit, cet infortuné n'osait pas manger, dans la crainte de rester aveugle. Un autre de nos malades perdait momentanément la vue de l'œil gauche, tandis que celle de l'œil droit restait intacte. Ce sont les seules fois que nous ayons observé ce phénomène sympathique de l'estomac sur les yeux ; mais il arrive souvent, dans les gastralgies, que la vue est faible, ou troublée de mille manières. Certains malades ont des bluettes devant les yeux ; quelques uns des spectres ou des fantômes ; d'autres voient les maisons renversées, etc. Il n'y a pas de sensations, d'illusions, d'idées, si bizarres et si extraordinaires qu'elles soient, qui ne puissent être l'effet d'une affection nerveuse des premières voies. Ces phénomènes varient tellement, qu'il est impossible de les décrire tous ; ils sont presque aussi nombreux qu'il y a d'individus qui en sont atteints. Mais la preuve qu'ils dépendent d'une névrose gastro-intestinale, c'est qu'ils cessent au fur et à mesure que cette névrose disparaît. S'ils continuent après la guérison des organes digestifs, c'est par une sorte d'habitude vicieuse que les phénomènes nerveux contractent facilement, et qui ne s'use qu'à la longue.

XXIV. Une chose digne d'attention, et qui ne se rencontre que dans les affections nerveuses, c'est qu'on voit des personnes se plaindre pendant dix, quinze, vingt ans, toute leur vie, de douleurs d'estomac, sans éprouver de fièvre, sans s'affaiblir et sans perdre de leur embonpoint. Schmidtmann fait mention d'une religieuse qui fut sujette à la gastralgie depuis son jeune âge jusqu'à sa quatre-vingt-quatrième année. D'autres personnes de la connaissance de ce médecin parvinrent aussi à un grand âge, quoiqu'elles souffrissent habituellement de l'estomac. *Novi homines ventriculo laborantes, qui nihilosecius ad summum pervenere senium.* Nous avons également vu plusieurs exemples de cette nature. A la vérité ces cas sont les plus rares : pour peu que la maladie fasse des progrès, l'assimilation et la nutrition s'altérant peu à peu, la faiblesse et un dépérissement graduels ne tardent pas à se manifester ; la maigreur peut même aller jusqu'à la consomption la plus avancée, et la débilité jusqu'à la chute complète des forces, surtout si on exténue le malade par le traitement antiphlogistique ; mais le teint ne se détériore pas, à moins que la névrose de l'estomac ne soit compliquée d'une autre affection qui altère, durant un certain temps, la couleur de la peau, comme cela arrive lorsqu'un embarras gastrique accompagne la gastralgie et donne lieu à une teinte jaunâtre : à part ces circonstances, le teint reste toujours clair ; quelquefois seulement il est un peu pâle, et comme anémique.

TROISIÈME DEGRÉ.

XXV. Dans la dernière période des névroses gastriques, les malades ont des vertiges et des étourdissemens instantanés, qui leur font craindre une attaque d'apoplexie ; ils ont aussi des étouffemens momentanés, de fréquens soupirs, des serremens convulsifs et douloureux du thorax, des palpitations de cœur, des battemens singuliers dans les artères, des faiblesses qu'ils prennent pour des menaces de paralysie ; ils éprouvent des sensations extraordinaires à la peau, des chaleurs plus ou moins vives, des frissonnemens, un froid intense, surtout aux pieds : à l'exception de ce froid aux pieds, qui est presque continuel, ces phénomènes sont passagers, et parcourent différentes régions du corps, notamment la tête, les oreilles, les bras, les lombes et les extrémités inférieures ; on peut même dire qu'il n'y a aucun organe, aucune partie, qui ne puisse devenir le siège de sensations particulières, douloureuses ou non. Les individus atteints de ces névroses exagèrent leurs maux, et ne rendent pas un compte exact de ce qu'ils éprouvent ; mais cette exagération ne serait-elle pas, comme le pense Johnson, un effet de la sensibilité maladive de leurs nerfs plutôt qu'un acte de leur volonté ? Ce qu'il y a de certain, c'est que l'ouïe, la vue, l'odorat, le goût et le toucher sont exaltés, affaiblis, ou déréglés de mille manières, et qu'en vertu de ces diverses lésions des facultés sensitives les malades ont des sensations très vives, très faibles ou désordonnées, qui peuvent égarer leur imagination et les tromper sur leur état. Quoi qu'il en soit, quelques uns de ces individus sont si sensibles à l'impression des objets extérieurs, qu'ils ne peuvent entendre le moindre bruit sans tomber en convulsion ou en syncope (1) ; d'autres

(1) Lorry a connu une femme à laquelle le plus petit bruit inaccoutumé donnait des spasmes très violens. Une autre femme, dont parle aussi cet auteur, éprouvait des défaillances par la même cause. Nous avons rapporté l'observation d'un ecclésiastique qui

éprouvent de l'agitation et des impatiences, surtout dans les extrémités inférieures, au point de ne pouvoir rester en place : il y en a qui sont, au contraire, dans un état inaccoutumée d'apathie, de paresse et de nonchalance ; ils ont de la répugnance à marcher, et se persuadent qu'ils ne pourront faire une course un peu longue, au bout de laquelle ils se trouvent cependant moins fatigués qu'en se mettant en route. Le sommeil de ces gastralgiques est tantôt très bon, tantôt agité, et tantôt nul : lorsqu'ils ont bien dormi, en se levant le matin, ils se trouvent dispos et comme en parfaite santé ; mais, quand ils ont passé la nuit sans dormir, et surtout quand leur imagination a travaillé, quand ils se sont *creusé la tête*, comme on dit, ce qui arrive presque toujours en pareil cas, ils sont fatigués, abattus, découragés et nonchalans. Enfin, les menstrues et les hémorrhoïdes, s'il y en avait avant la maladie, sont fréquemment supprimées ou irrégulières.

XXVI. L'affection morale, qui se développe ordinairement avec les symptômes physiques des

ne pouvait entendre tousser quelqu'un ni chanter un coq sans être pris de mouvemens convulsifs ; ces bruits l'incommodaient au point que sa domestique, à laquelle il tenait beaucoup, fut obligée de le quitter parce qu'elle toussait souvent, et que les habitans du village, qui avaient une grande vénération pour ce malheureux curé, se défirent de leurs coqs, afin que le chant de ces animaux ne troublât plus sa tranquillité.

gastro-entéralgies, et qui ne cesse de faire des progrès avec eux, devient plus profonde quand elles sont arrivées à leur troisième degré : à cette époque, les malades ont le regard effrayé, ils cherchent à découvrir ce que leur médecin et leurs amis pensent de leur état; leur physionomie est inquiète, elle s'épanouit néanmoins à quelques paroles d'espoir et de consolation, mais elle prend l'empreinte de la terreur si quelqu'un a l'imprudence de leur dire *qu'ils maigrissent beaucoup*, *qu'ils paraissent atteints d'une maladie grave*, ou toute autre chose alarmante; la moindre contrariété les met en colère ou leur cause un grand chagrin; leurs passions sont lentes ou vives, et poussées quelquefois à l'extrême; ils sont tristes, moroses, ennuyés, découragés, dégoûtés de la vie ou effrayés de la mort : on a vu cependant des militaires qui, dans cette position, l'affrontaient avec un courage qu'ils n'avaient point en bonne santé. Les gastralgiques hypocondriaques sont assiégés de craintes chimériques et de terreurs paniques de toute espèce; ils montrent de l'inconstance, de l'irrésolution et des idées mobiles sur tout ce qui est étranger à leur maladie, tandis qu'ils ont une sorte de délire et des idées fixes sur cet objet; timides à l'excès, ils s'isolent de la société et fuient le monde (1); ils se méfient d'eux-mêmes autant que

(1) Un médecin portugais, Ribeiro Sanches, que la répugnance

des autres, et appréhendent de faire des choses qu'ils faisaient hardiment autrefois (1); continuellement occupés de leur estomac, ils s'effraient au

pour la société a rendu long-temps malheureux, en a fait le sujet d'un mémoire intéressant, dont on trouve la traduction dans l'*Encyclopédie méthodique*, tome I, page 271. Fleming, médecin anglais, sujet à l'hypocondrie, a aussi déploré en vers touchans, dans son poème intitulé *Nevropathia*, la triste situation des individus qui sont atteints de ce symptôme.

(1) C'est ainsi que des médecins qui ne craignaient pas d'ouvrir la veine, ont peur de faire une saignée, et s'en dispensent quelquefois en ordonnant une application de sangsues; que des ecclésiastiques qui n'hésitaient point à prêcher, confesser et dire la messe, redoutent ces fonctions, et voudraient qu'on les en dispensât; que des acteurs qui avaient du plaisir à jouer la comédie, tremblent lorsqu'ils sont obligés de paraître sur la scène; que des avocats qui plaidaient sans crainte, n'osent plus parler en public.

Cette pusillanimité involontaire, que nous avons observée maintes fois, peut avoir lieu pour d'autres objets. Il est bon de la remarquer, ainsi que l'aversion pour la société, parce que ces phénomènes moraux précèdent quelquefois le développement complet des symptômes physiques de l'hypocondrie, et qu'en les repoussant avec énergie, dès leur origine, on en triomphe plus facilement; , si on les laisse s'enraciner profondément dans l'esprit, ils résistent davantage, et on a ensuite mille peines à les vaincre.

Ainsi, les individus qui commencent à éprouver ces affections morales ou toute autre de même nature, doivent faire tous leurs efforts pour les surmonter; autrement elles seront bientôt invincibles, et ils tomberont dans le dernier degré de l'affection hypocondriaque. Ce n'est même pas assez, pour ces individus, de lutter de toutes leurs forces contre les phénomènes moraux qui les assiègent, ils doivent encore soigner leur état physique; car ces phénomènes ne sont qu'un effet de quelque lésion latente du système nerveux, et cette lésion n'est autre chose, le plus souvent, que la

plus petit malaise qu'ils ressentent vers cette partie; ils s'abandonnent aux soins les plus minutieux (1), les plus puérils, sur le choix et la préparation de leurs alimens, et les apprêtent quelquefois eux-mêmes; malgré ces précautions, ils craignent de manger, et cette crainte peut être portée au point de se laisser presque mourir de faim, comme Lorry en cite plusieurs exemples (*unde non raro vidi evenire ut quasi fame perirent illi*), et comme nous en avons aussi rencontré. Intimement persuadés d'avoir une maladie mortelle, les hypocondriaques ne peuvent éloigner cette idée; l'amitié n'a plus pour eux les mêmes charmes; ils deviennent plus ou moins égoïstes, et presque indifférens pour les personnes et les choses qu'ils affectionnaient le plus: leurs facultés mentales sont tellement affaiblies qu'ils ne peuvent se livrer à aucun travail intellectuel, ni même soutenir une longue conversation, si

sensibilité morbide des premières voies. On ne parvient donc à la guérison définitive qu'en remédiant à cette sensibilité par un régime convenable.

(1) Les minuties des hypocondriaques s'étendent à tout ce qui se rapporte à eux, et surtout à l'administration des moyens qu'on leur ordonne. D'après un mémoire à consulter, que nous avions reçu d'un officier supérieur en retraite, nous lui conseillâmes des frictions sur les extrémités inférieures. Il nous écrivit une seconde lettre de quatre pages, pour nous demander très-sérieusement s'il fallait faire ces frictions de haut en bas ou de bas en haut.

ce n'est dans certains cas où ces facultés sont exaltées, et les idées plus claires que dans l'état normal. Lorry a observé des faits de ce genre (1), et

(1) Les stimulans que l'on employait autrefois chez les hypocondriaques et les vaporeux exaltaient leur moral; pendant que les antiphlogistiques, avec lesquels on les a traités depuis, l'affaiblissaient. De là vient sans doute que les cas d'exaltation des facultés mentales étaient en petit nombre dans ces derniers temps, tandis que nos prédécesseurs en observaient beaucoup. « Rien n'est moins rare, dit Cabanis, que de voir des femmes (car, par plusieurs raisons faciles à trouver, elles sont les plus sujettes aux désordres nerveux), rien n'est moins rare que de les voir acquérir, dans leurs accès de vapeurs, une pénétration, un esprit, une élévation d'idées, une éloquence qu'elles n'avaient pas naturellement; et ces avantages, qui ne sont alors que maladifs, disparaissent quand la santé revient. Robert Whytt, Lorry, Sauvages, Pomme, Tissot, Zimermann, en un mot tous les médecins qui traitent des maladies de nerfs, citent beaucoup de faits de ce genre. J'ai souvent eu l'occasion d'en observer de très singuliers; j'en ai même rencontré des exemples, quoique plus rarement sans doute, chez certains hommes sensibles et forts, mais trop continens. Dans un de ses derniers volumes, Buffon a rapporté l'histoire d'un curé de l'ancienne Guyenne, qui, par l'effet d'une chasteté rigoureuse, dont son tempérament ne s'accommodait pas, était tombé dans un délire vaporeux voisin de la manie. Pendant tout le temps que dura ce délire, le malade déploya divers talens qui n'avaient pas été cultivés chez lui : il faisait des vers et de la musique; et, ce qui est encore bien plus remarquable, sans avoir jamais touché de crayon, il dessinait avec beaucoup de correction et de vérité les objets qui se présentaient à ses yeux. La nature le guérit...... Mais, quoiqu'il restât toujours homme d'esprit, il avait vu s'évanouir, avec sa maladie, une grande partie des facultés merveilleuses qu'elle avait fait éclore. » (*Rapport du physique et du moral de*

c'est au milieu des accès de la plus terrible hypocondrie que Swammerdam faisait ses plus belles recherches anatomiques. Mais tous ces phénomènes nerveux diminuent rapidement, et les malades recouvrent l'espoir de guérir, si les souffrances de leur estomac se calment momentanément, si leurs fonctions digestives s'exécutent assez bien pendant quelques jours; puis ils éprouvent des rechutes par les causes les plus légères, physiques ou morales, et, définitivement, après plusieurs alternatives de mieux et de pire, ils reviennent à la santé (1).

l'Homme, T. I, p. 316.) De pareils faits viennent à l'appui de ce que nous disions en commençant cette note; car la continence agit à la manière des stimulans.

(1) Le récit suivant, qui a été envoyé à Moreau de la Sarthe par un de ses amis, donne une idée nette de l'état moral d'un hypocondriaque.

« Mes accès de souffrances et de tristesse sont très irréguliers, mais lorsqu'ils reparaissent je me trouve constamment dans la même situation morale. Je suis accessible aux plus petites passions; je m'afflige sérieusement d'une simple contrariété et du plus petit malheur domestique; les plus minces détails de la vie m'occupent, m'agitent, ainsi que pourraient le faire les plus grands intérêts. J'éprouve un sentiment pénible d'existence, un découragement profond : tout ce que je puis avoir d'expansif, de bienveillant, de noble, de généreux dans le caractère, est étouffé. Je suis désintéressé de moi-même et des autres : rien ne me touche plus; rien ne peut plus exciter l'activité de mon ame, qui ne se reconnaît un reste d'énergie que par le sentiment douloureux de sa nullité, de son insuffisance, et d'une véritable déchéance morale.

» Cette situation se prolonge quelquefois pendant plusieurs jours.

IRRÉGULARITÉS ET ANOMALIES.

XXVII. En général, la gastro-entéralgie hypocondriaque s'établit peu à peu, et ce n'est qu'après avoir présenté, d'une manière plus ou moins complète, les phases exposées ci-dessus, qu'elle parvient à son *maximum* d'intensité. Mais ne croyez pas, pour cela, que toutes les névroses gastro-intestinales se développent dans l'ordre régulier que nous avons suivi en les décrivant. Il peut arriver, par exemple, que les symptômes du second ou du troisième degré, ou, du moins, quelques uns d'entre eux, se manifestent de prime abord, et sans être précédés d'autres phénomènes que de la sensibilité morbide, souvent inaperçue, des premières voies. C'est ce qui a lieu lorsque les névroses du canal digestif éclatent par de violentes douleurs dans ce canal, la boulimie, le *pyrosis*, etc. D'autres anomalies, dignes d'attention, peuvent se présenter dans le développement et la marche de ces névroses. Ainsi, le dérangement de l'appétit, les malaises, les

A mesure que l'indisposition qui l'occasionne se dissipe, une autre série de sentimens et d'idées s'établit sans nul effort de ma volonté, et cette atmosphère de tristesse, ces sombres vapeurs qui m'environnaient, se dissipent aux premiers momens d'un beau jour, comme les couleurs rembrunies du ciel devant les rayons du soleil qui apparaissent après un orage. » (*Encyclopédie méthodique*, T. XI, p. 424.)

pesanteurs, les anxiétés et les douleurs à l'épigastre, les flatuosités, les rapports, la constipation, les bâillemens, l'inaptitude au travail corporel et mental, en un mot les difficultés à digérer qui constituent les principaux symptômes immédiats, et ordinairement les premiers indices des gastro-entéralgies, sont quelquefois moins apparens que l'affection morale, la céphalalgie, les vertiges, les éblouissemens, les tintemens d'oreilles, les bouffées de chaleur à la face, l'altération des sens, les spasmes à la gorge et au larynx, les étouffemens, les palpitations de cœur, etc., qu'elles ne produisent que sympathiquement. Dans certains cas, ces phénomènes sympathiques prédominent à tel point sur les symptômes immédiats, qu'ils les masquent en quelque sorte, et que l'on peut douter si le tube alimentaire est réellement le principal siège de la maladie. Ce doute est d'autant plus permis qu'il y a d'autres faits assez nombreux où des symptômes nerveux de la tête, de la gorge, de la poitrine, ou de quelque autre endroit, précèdent le trouble des fonctions digestives, et où la gastro-entéralgie, qui se développe plus tard, ne parait être, à son tour, qu'un effet sympathique d'une névrose située ailleurs que dans les premières voies. Il se présente encore des circonstances dans lesquelles ces différentes séries de symptômes cessent et reviennent alternativement, de telle sorte que l'affection de la tête succède à celle du ventre, l'affection du thorax à celle du cou, l'affection générale à celle d'une partie, et *vice versa*. D'autres fois, le désordre d'un organe ou d'un appareil d'organes diminue seulement d'intensité, pendant que celui d'un autre en acquiert une plus considérable. Comparetti rapporte plusieurs exemples de ces changemens et de ces métamorphoses, qui font croire aux malades que leur maladie change souvent de nature, et dire aux médecins que l'hypocondrie simule la plupart des maladies.

COMPLICATIONS.

XXVIII. Il ne faut pas s'imaginer que les gastro-entéralgies soient toujours aussi simples que dans la description précédente. On n'aurait qu'une connaissance imparfaite de ces maladies, si l'on ignorait qu'elles sont sujettes à être modifiées par différentes complications. Indépendamment des phlegmasies, des lésions organiques, du scorbut, des scrofules, de la goutte, du rhumatisme, des dartres, de la syphilis, etc., qui peuvent les compliquer, et leur donner un aspect différent de celui qu'on vient de voir, d'autres névroses les accompagnent quelquefois, et font également varier leurs traits distinctifs. Parmi ces doubles affections nerveuses, il y en a deux remarquables, ce sont les gastro-entéralgies hystérique et hépatique. Il n'entre pas dans notre plan de nous occuper de la première, dont nous avons rapporté quelques exemples, et qui offre la réunion des symptômes de l'hystérie avec ceux d'une névrose du tube alimentaire, sur laquelle on trouve d'ailleurs des faits curieux, ainsi que des notions fort justes, dans l'ouvrage de Fracassini (1); mais nous croyons devoir nous arrêter un instant sur la seconde, parce que la névrose du foie, qui lui imprime une physionomie particulière, est peu connue, quoique la jaunisse spasmodique, ou par cause morale, puisse donner une idée de sa nature.

Cet organe est lié au canal digestif par des connexions si étroites, qu'il est difficile que l'un reste long-temps intact pendant que l'autre est en proie à une affection nerveuse. Aussi rencontre-t-on peu de gastralgies sans quelque trouble des fonctions hépatiques. Il ne s'agit cependant ici que des faits où ce trouble est porté au point de mériter une attention spéciale. Dans ces faits, il y a gastro-hépatalgie, ou hépato-gastralgie, car la maladie nerveuse commence dans les premières voies, et se propage de là sur l'appareil biliaire, ou bien elle prend naissance dans cet appareil, et s'étend ensuite au canal digestif. Suivant Johnson, aux yeux du-

(1) *De Malo hypocondriaco*. Lipsiæ, 1738.

quel cette double affection s'est souvent présentée, il est quelquefois difficile d'en saisir le point de départ, d'autant plus qu'il y a probablement aussi des circonstances dans lesquelles ces deux parties sont affectées en même temps.

Quel que soit, au reste, ce point de départ, la névrose gastro-hépatique s'observe ordinairement chez des sujets d'une constitution bilioso-nerveuse, et se distingue des autres névroses gastro-intestinales par une douleur ou un malaise à l'hypocondre droit, l'amertume de la bouche, la fétidité de l'haleine, le désir des substances rafraîchissantes, un ictère plus ou moins prononcé, général ou partiel, se bornant quelquefois à des taches jaunes; la sécheresse de la peau, des déjections blanches ou brunes et poisseuses, souvent précédées, dans ce dernier cas, de gonflemens abdominaux, de borborygmes, de tranchées et de violentes coliques; une plus vive agitation physique et morale, des idées plus sombres et un dégoût de la vie plus complet que dans les gastralgies qui ne s'accompagnent d'aucune lésion du foie. Johnson, qui insiste beaucoup sur l'hypocondrie suicide, dit même qu'elle se développe principalement sous l'influence d'une névrose gastro-hépatique, et que la plupart des hypocondriaques qui ont le funeste projet de se détruire, l'exécutent pendant les paroxysmes de cette névrose.

Une pareille assertion pourra être contestée,

elle a besoin d'être confirmée par de nouveaux faits; mais nous pensons qu'elle a quelque chose de vrai. Ce qu'il y a de certain, c'est que nous avons été consulté plusieurs fois pour des névroses gastro-hépatiques, pendant les accès desquelles il y avait effectivement un grand désordre moral, et un violent désir de mourir. L'un des infortunés dont nous parlons a même fini par attenter à ses jours, et deux autres, qui étaient ecclésiastiques, nous ont assuré qu'ils se seraient suicidés depuis long-temps, si la religion ne les eût pas retenus. Les nerfs du foie remplissant, dans l'état de santé, des fonctions propres à cet organe, on conçoit, d'ailleurs, qu'une maladie de ces nerfs occasionne, en agissant sympathiquement sur le cerveau, des phénomènes particuliers, comme le désir de la mort. Il nous semble, du moins, qu'il n'y a rien là d'incompréhensible, ni de contraire à la raison.

Nous avons ici une autre remarque à faire, c'est que les individus atteints de la névrose qui nous occupe aggravent souvent leur situation par la manie qu'ils ont de se purger; persuadés que la matière visqueuse et noirâtre qu'ils rendent, et que l'on connaissait autrefois sous le nom d'atrabile, est la cause de leur maladie, tandis qu'elle n'est qu'un produit de l'irritation nerveuse du foie et du canal alimentaire, ils cherchent à s'en débarrasser par des purgatifs, qui augmentent cette irritation.

Au rapport du médecin anglais que nous venons de citer, le calomel, si usité dans son pays, manque rarement d'exaspérer l'état de ces hypocondriaques, à moins qu'ils ne prennent un narcotique, comme l'extrait de jusquiame, peu avant l'ingestion de ce purgatif. Disons enfin que les névroses hépatiques, qui n'offrent d'autre danger immédiat que celui qui provient de la tendance au suicide, sont dignes cependant d'une attention sérieuse, attendu que les médecins qui les reconnaissent et les traitent convenablement, préservent leurs malades des désordres organiques du foie, auxquels ces névroses peuvent conduire à la longue, lorsqu'elles sont méconnues et mal traitées.

ENTÉRALGIE.

XXIX. Quoique les affections connues et décrites autrefois sous les noms de dyspepsie, cardialgie, gastrodynie, crampes d'estomac, *pyrosis*, vomissement nerveux ou spasmodique, malacie, *pica*, boulimie et anorexie, ne soient point des maladies proprement dites, mais seulement des symptômes de la gastralgie, et que ces affections aient rarement une existence isolée, elles nous ont fourni, dans notre premier ouvrage, le sujet de plusieurs articles distincts, qui sont assez développés pour que nous puissions nous dispenser d'y revenir, et auxquels nous renvoyons le lecteur. Mais la névrose des intestins, que l'on rencontre presque toujours avec celle de l'estomac, constitue cependant une maladie particulière, qui peut aussi exister seule, et indépendamment de toute autre affection. C'est ce qui nous a engagé à nous étendre davantage sur l'article qui la concerne, et nous détermine encore aujourd'hui à y ajouter deux exemples d'entéralgie aiguë. Nous les empruntons à un excellent mémoire sur la colique nerveuse, que Schmidtmann a publié dans le quatrième volume de son recueil d'observations, imprimé à Berlin en 1830 (1). On y retrouve les principales idées que ce médecin hippocratique avait émises, dans un précédent mémoire, que nous avons fait connaître, sur la cardialgie ou névrose de l'estomac. Après avoir divisé la colique dont il s'agit en flatulente, spasmodique, et nerveuse, il convient tacitement que ces trois coliques ne sont que des variétés de la même maladie, puisqu'il dit que leur cause prédisposante consiste toujours dans l'exaltation morbide et immodérée de la sensibilité et de l'irritabilité des intestins. *Nisi vehementer fallor, morbosam et immodicam intestinorum irritabilitatem et sensibilitatem pro causa disponente agnoscit.* Mais

(1) *Summa observationum medicarum ex praxi clinica trigenta annorum depromptarum*. Vol. IV. Berolini, 1830.

voici les faits que nous voulons mettre sous les yeux des praticiens, et qui leur seront plus utiles que la théorie.

« Dans la matinée, dit Schmidtmann, du 22 août 1820, un paysan âgé de cinquante-sept ans m'envoya chercher, pour une colique dont il était affecté depuis quelques heures, et qui avait une telle violence, qu'il craignait d'expirer subitement. Ne pouvant aller le voir de suite, je lui conseillai de prendre, en attendant ma visite, toutes les deux heures, une poudre composée de quatre grains de racine de valériane, de la même quantité de gomme arabique, et d'un sixième de grain d'écorce de racine d'ipécacuanha; j'ajoutai un liniment volatil avec le camphre et l'opium, pour frotter l'abdomen.

» Arrivé près de lui dans l'après-midi, il m'apprit que sa santé était ordinairement assez bonne, si ce n'est qu'après une indigestion, un refroidissement, ou une peine de l'esprit, il éprouvait souvent de fortes douleurs abdominales; qu'ayant reçu hier une grande pluie, et porté ses habits mouillés pendant une grande partie de la journée, il avait été pris ce matin d'une colique atroce; que cette colique s'accompagnait d'angoisses d'un froid glacial, surtout aux pieds et aux mains, et que son urine était en même temps copieuse, limpide et fréquente.

» Les remèdes prescrits avaient produit un si

bon effet, qu'il n'y avait plus de douleur, même à la pression; le ventre était souple, la langue nette et le goût bon, quoique l'appétit fût diminué : il y avait eu une selle dans la journée. Le malade ne se plaignait plus que des vents qui le tourmentaient encore. Le pouls était grand, plein, mou et d'une fréquence naturelle.

» Afin de prévenir le retour de la maladie, j'ordonnai une infusion de racine de valériane et de fleurs de camomille avec le camphre, la liqueur anodine d'Hoffmann, la racine d'ipécacuanha et le rob de sureau. Poudre de Dover pour le soir, et nourriture douce. Je lui recommandai, en outre, de rester au lit jusqu'à ce qu'il eût transpiré. »

« Une femme âgée de 26 ans, d'une constitution éminemment nerveuse, mère de plusieurs enfans, fut prise d'une colique grave, après avoir mangé du lièvre très poivré. Pour remédier à cette indigestion, elle prit une forte dose de rhubarbe. Ce médicament produisit six évacuations, mais il exaspéra prodigieusement les douleurs du ventre. On m'appela près d'elle, le 15 janvier 1802, troisième jour de la maladie. Elle éprouvait dans tout le ventre, principalement vers l'hypocondre gauche, des souffrances horribles qui s'exaspéraient au toucher et par les mouvemens du corps. La malade était raide comme un cadavre, n'osant ni se lever ni se retourner, dans la crainte d'augmenter sa colique. Le pouls était contracté, petit, dur, mais naturel quant à la fréquence. Les règles avaient coulé quinze jours auparavant.

» Cette situation bien examinée, je prescrivis une émulsion d'amandes douces et de gomme arabique avec la teinture d'opium, la liqueur d'Hoffmann et le sirop de menthe; des lavemens avec une décoction de graine de lin et la teinture thébaïque; un liniment volatil camphré et opiacé, pour frictionner l'abdomen; des cataplasmes anodins sur la même partie.

» Le 16 janvier, on vint me dire qu'à la suite d'une explosion de vents par le bas, les douleurs du ventre avaient notablement diminué; mais qu'il y avait eu quelques vomissemens, et que les envies de vomir continuaient. Poudre aérophore de Vogler, un gros et demi; poudre de noix vomique, un grain et demi; *oleosaccharum* de menthe, un gros et demi: mêlez et divisez en douze paquets, pour en prendre un toutes les deux heures. Lavemens avec l'infusion de racine d'ipécacuanha; pour tisane, infusion théiforme de fleurs de camomille, de mille-feuilles et de menthe poivrée.

» Le 19 janvier, on m'écrivit qu'il était survenu des évacuations alvines, et que toutes les douleurs du ventre avaient cessé; que l'appétit revenait, mais que la malade était très faible. Nourriture restaurante et de facile digestion; mixture composée d'extraits de gentiane rouge, de valériane, de jusquiame, de liqueur d'Hoffmann, et d'eau de menthe poivrée. Fomentations aromatiques sur l'abdomen.

» Le 31 janvier, on m'annonça que la colique n'était point revenue, mais qu'il y avait toujours une faiblesse considérable. Infusion de bois de quassia, de cascarille et d'écorce d'orange, avec le vin martial.

» Le 4 février, je fus appelé de nouveau près de la malade. Les vents ne sortant plus depuis trois jours, elle était reprise d'une colique atroce. En mon absence on lui donna une mixture de teinture de rhubarbe, d'esprit de nitre dulcifié et d'eau de menthe poivrée. Les vents ayant repris leur cours, cette colique cessa ; mais l'asthénie était telle, qu'il se manifesta plusieurs défaillances pendant la journée. Il n'y avait ni douleurs abdominales ni signes d'embarras gastrique, et l'appétit était très bon ; mais l'ingestion des alimens causait des anxiétés épigastriques. Le ventre était libre. Infusion de quinquina, de cannelle et de racine de valériane, avec la teinture d'écorce d'orange, la liqueur d'Hoffmann, et le sirop de menthe : baume de vie pour remédier aux syncopes. Ces moyens employés pendant deux semaines ont guéri la colique et rétabli les forces. »

Nous pourrions traduire un plus grand nombre de faits : le mémoire intéressant où nous les avons pris nous en fournirait beaucoup d'autres, tant sous la forme aiguë que sous la forme chronique ; mais les exemples qu'on vient de lire pourront donner une idée de l'entéralgie aiguë, comme ceux que nous avons publiés dans le *Traité sur les gastralgies* peuvent en donner une de l'entéralgie chronique.

En nous occupant de cette névrose, nous avons dit que sa marche n'était point uniforme, qu'elle présentait des rémissions ou des intermissions complètes. Selon Schmidtmann, elle serait cependant quelquefois continuelle, et pourrait durer des années entières, sans laisser de repos aux malades; il ajoute même que les faits où l'on observe cette continuité établissent une colique nerveuse particulière, qui diffère par là de la colique intermittente ou rémittente des hypocondriaques et des hystériques. Mais le praticien de Melle avoue en même temps que ces faits sont si rares qu'il n'en a vu qu'une vingtaine pendant une pratique de plus de quarante années ; il avoue encore que la colique qu'il appelle continue finit par s'accompagner d'hypocondrie ou de mélancolie et qu'elle n'est point dangereuse, quelle que soit sa durée, à moins qu'elle n'entraîne une lésion de tissu. Or, ces aveux nous font penser que l'entéralgie chronique dont parle Schmidtmann offrait aussi des momens de calme, comme toutes celles qui ont passé sous nos yeux, et qu'elle n'en différait qu'en ce que ces intervalles de repos étaient peut-être moins prononcés ou moins longs ; ce qui ne suffit pas pour en établir une espèce distincte.

Les deux exemples que nous venons de traduire prouveraient aux médecins, s'il y en avait encore qui en doutassent, que l'entéralgie diffère essentiellement de l'entérite, avec laquelle on l'a cependant confondue. Au lieu de procurer des guérisons si promptes, la médication stimulante employée par Schmidtmann n'aurait pas manqué en effet de faire mourir ses malades, s'ils avaient eu une phlegmasie du tube intestinal. Nous sommes loin, toutefois, d'approuver ce traitement pour tous les cas de colique nerveuse ; nous pensons au contraire qu'il serait dangereux chez des individus irritables, et nous l'avons sévèrement critiqué à l'occasion de la gastralgie ; mais il a du moins l'avantage de montrer dans tout son jour la différence qui existe entre une névrose et une inflammation du canal digestif.

SIÈGE DE L'HYPOCONDRIE.

XXX. On ne peut traiter l'hypocondrie avec succès, sans connaître son origine. Il pourra donc être utile d'ajouter aux opinions que nous avons déjà rappelées sur le siège de cette maladie, celles dont nous n'avons eu connaissance qu'après avoir publié la troisième édition de notre ouvrage. Presque toutes ces opinions ont du vrai ; le seul reproche fondé qu'on puisse leur faire, c'est d'être trop exclusives. L'opinion émise dernièrement par Johnson a le même défaut. Faisant jouer à la sensibilité morbide de l'estomac le rôle que les médecins physiologistes ont fait jouer à la gastrite, il soutient que cette sensibilité est le point de départ de toutes les affections hypocondriaques, et qu'elle peut les occasionner sans se montrer elle-même par le moindre trouble des fonctions digestives. Ainsi, il y aurait, s'il fallait en croire ce médecin anglais, beaucoup de circonstances dans lesquelles les phénomènes moraux, les céphalalgies variées, les vertiges, les tintemens d'oreilles, les bouffées de chaleur vers la tête, les spasmes de la gorge et du thorax, les palpitations de cœur, les défaillances, les syncopes, les vapeurs, les douleurs et les sensations particulières en différens endroits, la faiblesse des extrémités inférieures, la susceptibilité générale, etc., qui caractérisent l'hypocondrie, ne seraient que des effets sympathiques d'une lésion cachée de la sensibilité du principal organe de la digestion. Il n'hésite même pas à affirmer que ces cas sont plus nombreux, plus graves et plus obstinés que ceux où les symptômes physiques et moraux de l'hypocondrie résultent d'une névrose évidente du système digestif. Selon lui, ces dernières circonstances, qui s'observent principalement lorsque l'affection nerveuse des premières voies est due à des fautes de régime, ou à d'autres causes physiques agissant immédiatement sur l'estomac, sont heureuses en ce que le désordre marqué de cet organe met sur la voie pour reconnaître le mal et prescrire la meilleure méthode curative; tandis que, dans les cas où ce désordre n'est point apparent, le siège et la nature de la maladie restent ignorés neuf fois sur dix, et cela par la raison que les symptômes se montrent partout, excepté dans l'endroit où est leur origine.

Johnson cherche d'abord à faire sentir la vraisemblance de son opinion par les considérations que voici : 1° L'action physiologique des substances alimentaires est ressentie plutôt dans les autres parties du corps que dans l'estomac lui-même. C'est ainsi que les alimens toniques et le vin généreux, dont l'impression sur cet organe n'est point perçue par l'individu, produisent cependant un bien-être général, animent les forces, rendent apte aux exercices du corps et de l'esprit, inspirent la gaîté, accélèrent la circulation, colorent le visage, donnent une contenance ferme, exaltent les idées. Or, si un estomac sain peut recevoir des alimens sans faire éprouver une sensation agréable à la région épigastrique, et communiquer néanmoins des sensations voluptueuses au corps et à l'esprit, il n'est pas étonnant qu'un estomac affecté de névrose puisse, quand il reçoit des alimens, exciter des pensées tristes dans l'ame et des sensations douloureuses dans le corps, sans manifester lui-même la moindre émotion pénible. 2° Beaucoup de médicamens, et surtout les narcotiques, n'annoncent leur présence dans l'estomac que par des phénomènes sympathiques qu'ils déterminent dans la tête, le thorax et les membres; s'ils finissent par troubler les propriétés et les fonctions de cet organe, ce n'est qu'après avoir produit de vives impressions sur les autres parties du corps.

Voulant ensuite donner des preuves positives que différens désordres du corps et de l'esprit partent d'une affection nerveuse de l'estomac, sans que le malade ressente cette affection, notre auteur les trouve dans l'observation de faits qui se présentent à chaque instant dans l'exercice de la médecine. Que les personnes, dit-il, qui sont affectées de quelques uns des symptômes physiques et moraux compris sous les termes de dyspepsie, d'hypocondrie, etc., et qui n'éprouvent cependant aucun mal dans l'estomac lui-même, fassent usage d'une trop grande quantité de nourriture et de vin, ou d'alimens et de boissons d'une mauvaise qualité, et ces symptômes s'aggraveront bientôt. Que les mêmes personnes réduisent leur nourriture de moitié, s'abstiennent de substances irritantes et indigestes, et les symptômes qu'elles éprouvent ne tarderont pas à se calmer. Que ces personnes reviennent à une trop grande quantité d'alimens et de vin, leur affection corporelle et mentale reprendra toute son intensité. Mais si elles ne guérissent pas, ou du moins, si elles n'éprouvent pas le mieux le plus étonnant et le plus marqué, en s'astreignant, pendant un laps de temps raisonnable, à une quantité modérée d'alimens légers, doux et substantiels, c'est-à-dire au régime le plus propre à guérir les névroses de l'estomac, Johnson avouera que sa théorie n'est qu'un jeu de son imagination (1).

(1) Ces conseils méritent toute la confiance des malades et des médecins. Les retours alternatifs de mieux et de pire, si communs chez les gastralgiques, résultent fréquemment de la réserve plus ou moins grande qu'ils mettent dans leur régime. C'est un fait que la sobriété, pourvu qu'elle n'aille pas jusqu'à faire mourir de faim, comme en médecine physiologique, calme leurs souffrances physiques et morales, et que l'intempérance les rend plus vives. Johnson parle d'un hypocondriaque qui éprouvait une violente exaspération tous les deux jours. En cherchant à connaître la cause de cette périodicité, il apprit que le malade mangeait et buvait très peu le jour où son délire était porté au point de lui faire craindre une mort prochaine, et qu'il mangeait et buvait beaucoup le jour où, le mal étant apaisé, l'espérance renaissait. Persuadé que l'intempérance du jour de calme amenait l'accès du lendemain, et que l'amélioration d'une journée était due à la sobriété de la veille, le médecin fit régulariser le régime, et les exaspérations furent moins marquées.

Un assez grand nombre d'exemples, qu'il aurait rapportés, s'il n'eût pas craint que leur publicité n'affligeât ceux qui en avaient été les sujets, lui ont prouvé d'une manière incontestable la vérité de ce qu'il avance, et l'ont convaincu que la plupart des individus attaqués d'une irritabilité excessive, d'une timidité extraordinaire, de tressaillemens au moindre bruit, de terreurs paniques, d'irrésolutions, d'antipathies, de caprices bizarres, de mélancolie, de faiblesses ou d'absence d'esprit, de manies, etc., pouvaient, sinon guérir entièrement, du moins améliorer considérablement leur situation, et recouvrer une existence supportable, au moyen de la tempérance, et d'un traitement fort simple. C'est ainsi, dit-il, que les médecins ont le pouvoir de rendre le bonheur à beaucoup de membres de la société, dont la vie est devenue malheureuse par des maladies mentales qui ont leur source certaine dans une affection nerveuse, souvent très obscure, de l'estomac ou des intestins.

Ces considérations et ces faits, que nous réduisons à leur plus simple expression, ont porté l'auteur à conclure que l'estomac est doué d'une propriété *diffusive*, en vertu de laquelle il transmet à toutes les parties de l'organisme, et jusqu'aux facultés intellectuelles, ou du moins aux organes de ces facultés, des sensations douces et agréables dans l'état de santé, pénibles et douloureuses lorsqu'il est effecté de sensibilité morbide, sans paraître ressentir lui-même de plaisir dans le premier cas, et sans manifester, le plus souvent, de peine et de malaise dans le second.

L'observation prouve que l'hypocondrie part en effet plus souvent du canal digestif que de toute autre partie du corps. Dans la plupart des cas, cette origine est même si facile à connaître, qu'il est impossible de la révoquer en doute; c'est lorsque les symptômes hypocondriaques sont précédés d'une gastralgie évidente, et quand ils se développent en même temps que cette névrose. Presque tous les faits que nous avons rapportés sont de ce genre, et les auteurs en ont publié beaucoup d'autres. Lorry parle d'un savant théologien auquel de profondes contentions d'esprit, une vie trop austère et de grands chagrins, causèrent une violente mélancolie hypocondriaque, dont les accès duraient environ quinze mois et se renouvelaient ordinairement après deux ans de bonne santé : ces accès, qui se manifestaient tantôt rapidement, et tantôt d'une manière lente, s'annonçaient toujours par de fortes douleurs d'estomac, et une constipation des plus opiniâtres; ils se terminaient ensuite par une diarrhée spontanée. On ne peut douter que cette hypocondrie n'eût son point de départ dans le canal digestif, puisque les craintes chimériques, la tristesse, l'abattement, le désespoir, l'incohérence des idées, l'égarement des yeux, et les autres symptômes cérébraux qui l'accompagnaient, ne se manifestaient qu'après ceux du ventre, et disparaissaient lorsque les souffrances abdominales étaient dissipées. Ce genre de développement de l'hypocondrie est encore plus manifeste dans un autre fait cité par le même auteur; c'est celui d'un homme de lettres, qui ressentit de cruelles douleurs d'estomac et des intestins, et qui tomba dans l'affection hypocondriaque la mieux caractérisée, immédiatement après avoir pris une préparation aloétique, dont un imprudent pharmacien lui avait conseillé l'usage. Il serait inutile de nous arrêter plus long-temps sur cette manière de voir; aucun médecin ne la contestera.

On conviendra également que l'hypocondrie peut siéger dans le canal digestif, sans qu'il soit affecté d'une manière très-évidente; mais on avouera aussi que Johnson a été trop loin, quand il a soutenu qu'elle venait constamment de ce canal, et que l'on devait y placer son origine, lors même qu'il paraissait dans son état naturel. On ne pourrait qu'applaudir à son opinion, s'il se fût borné à dire qu'il y a des cas d'hypocondrie dans lesquels les phénomènes sympathiques sont plus manifestes que l'affection primitive du tube alimentaire, et où les symptômes de cette affection sont si légers, qu'elle peut rester inaperçue. Nous avons vu des faits de cette espèce, et il est probable que d'autres en ont observé; mais ils sont plus rares que ne le croit le médecin anglais, et nous pensons qu'un observateur clairvoyant en réduira encore le nombre, parce qu'il finira presque toujours, en portant ses regards investigateurs sur les organes digestifs, par y apercevoir la sensibilité morbide qui constitue la base de la maladie, et qui remonte souvent à une disposition héréditaire.

Le siège primitif des hypocondries sans douleur ni malaise épigastrique, et sans dérangement des digestions, doit être cherché ailleurs que dans les premières voies. On le trouve ordinairement dans le cerveau, souvent dans le foie, et quelquefois dans le cœur, les poumons, les plexus ou ganglions du trisplanchnique, l'appareil urinaire, les parties génitales et surtout dans *l'uterus* pendant l'état de grossesse; on peut le trouver, en un mot, dans toutes les névroses, et même dans les névralgies extérieures de longue durée. Toutes ces affections peuvent, en effet, irriter sympathiquement les autres parties du corps, notamment l'encéphale, et rendre hypocondriaques les personnes qui en sont atteintes. Willis a connu plusieurs individus qui avaient une hypocondrie de ce genre; car leur estomac était en assez bon état, et ils digéraient parfaitement, c'est-à-dire sans incommodités ni pesanteur à l'épigastre, sans crachotemens ni renvois acides, quoiqu'ils se plaignissent de pulsations dans l'hypocondre gauche, d'une gêne et d'une douleur vague dans la poitrine, d'oppression et de battemens du cœur, et que leur imagination fût troublée par des craintes continuelles. *Novi enim plures œgritudine ista immaniter afflictos, qui stomacho satis valebant: etenim de pulsatione in sinistro hypocondrio, de pectoris angustia, et dolore vago in eo excitato, necnon de cordis tremore et opressione, cum metu continuo et imaginatione perturbata plurimum quœsti sunt; interim cibos copiose appetere, ac ingesta quœvis sine ventriculi molestia, aut gravamine, etiam absque sputatione aut ructu acido digerere solebant* (1). De pareils faits ne manquent point dans les livres de médecine ni dans la pratique ; ils sont même assez communs pour avoir fait dire à des auteurs que l'hypocondrie siégeait habituellement dans le cerveau, plutôt que dans le canal digestif.

Mais, quelle que soit la partie primitivement affectée dans l'hypocondrie, on doit admettre que cette partie souffre elle-même, et l'on ne peut en avoir la certitude qu'autant qu'elle manifeste ses souffrances. Ainsi, pour que l'on puisse être fondé à faire dériver les symptômes hypocondriaques de la sensibilité morbide des premières voies, il faut qu'elle se décèle par un trouble quelconque des

(1) *De morbo convul.*, cap. XI, p. 548.

fonctions digestives, attendu qu'il n'y a pas d'effet sans cause, et qu'on ne peut raisonnablement attribuer des phénomènes sympathiques à une maladie dont rien n'annonce l'existence; il faut encore que cette sensibilité se soit montrée la première, car dans les circonstances où elle ne s'est déclarée qu'après les autres symptômes, on est en droit de penser qu'elle ne constitue qu'une affection sympathique, et non l'affection principale. On ne conçoit même pas qu'on ait pu soutenir que des symptômes aussi évidens que ceux qui s'observent dans le moral et le physique des hypocondriaques ont leur source dans des organes dont les propriétés et les fonctions ne paraissent nullement altérées.

On ne peut voir là qu'une hypothèse, à laquelle Johnson semble même renoncer en d'autres endroits de son ouvrage. Voici, du moins, ce que l'on trouve dans l'article qu'il a consacré à l'hypocondrie. « Bien que les symptômes hypocondriaques suivent fréquemment la dyspepsie, comme je l'ai démontré, cette dernière affection n'est pas nécessairement jointe à l'hyponcondrie. Chez deux malades que j'ai récemment soignés, et qui offraient de parfaits modèles de la maladie hyponcondriaque, l'appétit était bon, les évacuations naturelles, et l'estomac n'était gêné par aucune douleur, aucune flatuosité, aucun symptôme dyspeptique. »

Ebranlé par l'évidence, Johnson hésite à ne placer que dans l'estomac le siège de la maladie de ces deux personnes, et il avoue qu'il serait possibles que leur cerveau fût aussi affecté dès le commencement de cette maladie, d'autant plus qu'elle avait été occasionnée par des causes morales, et que, s'il y avait des cas, ajoute-t-il, dans lesquels on pût avoir quelques raisons de croire que l'hypocondrie siège primitivement dans l'appareil encéphalique, ce serait lorsqu'elle est produite par des causes de ce genre; ou par de fortes contentions d'esprit. Malgré la réserve que notre auteur met dans cet aveu, on voit qu'il ne tient pas très-fortement à sa théorie, et qu'il n'est point éloigné d'en faire le sacrifice, quand l'expérience lui en fait sentir la fausseté, au risque d'être accusé de contradiction.

Il l'abandonne même tout à fait, lorsqu'il s'occupe des altérations de structure que l'on peut trouver hors des voies digestives, à l'ouverture d'individus morts après avoir été dyspeptiques. Quelques médecins ayant regardé ces lésions de tissus comme le résultat constant d'une sympathie que la névrose gastrique aurait exercée sur la partie désorganisée, Johnson trouve beaucoup d'exagération dans cette manière de voir, et il pense que les altérations organiques dont il s'agit sont, le plus souvent du moins, indépendantes de cette névrose, et qu'au lieu d'en être toujours la suite, elles pourraient bien en constituer quelquefois la cause principale; c'est-à-dire qu'il ne serait pas impossible que l'affection nerveuse de l'estomac ou des intestins ne fût qu'un effet sympathique de ces désorganisations, surtout quand elles ont lieu dans des organes qui, comme le cerveau et les poumons, sympathisent étroitement avec le tube digestif. Prenant ensuite pour exemple la phthisie dyspeptique, à laquelle plusieurs médecins n'assignent d'autre cause que la sensibilité morbide des premières voies, Johnson fait remarquer que la pulmonie est trop fréquente pour qu'il ne soit pas très vraisemblable que des tubercules cachés existent, avant le désordre du canal alimentaire, chez la plupart des personnes qui succombent à la phthisie dont il parle, et que la névrose de ce canal, loin d'être primitive, n'est alors qu'une affection consécutive à la désorganisation du principal organe respiratoire.

D'accord en cela avec le médecin anglais, nous croyons que les gastralgiques qui deviennent poitrinaires sont tuberculeux avant d'éprouver la névrose des premières voies, et que cette névrose, bien qu'elle précède le développement complet de la pulmonie, n'est cependant qu'un effet sympathique des tubercules pulmonaires. Ce qui nous fait penser ainsi, c'est qu'à l'ouverture de plusieurs personnes mortes de phthisie dyspeptique, comme l'appelle Johnson, nous avons trouvé les poumons farcis de tubercules, les uns en suppuration et les autres à l'état de ramollissement ou de crudité. Quant à la maladie du canal digestif, qui avait été long-temps plus apparente que celle de la poitrine, au point même d'attirer toute l'attention du malade et du médecin, elle n'avait laissé aucune trace de son existence; preuve certaine qu'elle n'était que nerveuse. Il y avait bien quelques ulcérations arrondies dans le cœcum; mais elles résultaient évidemment de la fonte purulente des tubercules intestinaux, que l'on rencontre chez la plupart des phthisiques. Les médecins qui font souvent des autopsies ont dû voir les mêmes choses que nous, car la phthisie compliquée de névrose gastrique n'est pas très-rare. Indépendamment de plusieurs exemples isolés, nous en avons observé quatre dans la même famille, et trois dans une autre. Chez toutes ces personnes, dont plus des trois quarts étaient du sexe féminin, la pulmonie ne s'est déclarée ouvertement qu'après de longues souffrances du canal digestif, notamment de l'estomac. Les praticiens qui sont appelés pour des gastralgies rebelles à un traitement rationnel ne sauraient donc faire trop d'attention à l'état de la poitrine, surtout chez les femmes.

XXXI. Selon Joseph Frank, « l'hypocondrie est une affection nerveuse générale, partant néanmoins des ganglions du bas-ventre, des plexus cardiaques et du cerveau; affection qui ne peut être démontrée par le scalpel de l'anatomiste, et dans laquelle le sens universel interne est tellement lésé, qu'il transmet des impressions morbides au *sensorium commune*. Cette lésion fait que le malade reçoit, sur les changemens qui se passent dans son corps, des notions fausses et désagréables, qu'il cherche à corriger; mais il ne peut en venir à bout, parce que les sens extérieurs ne lui sont d'aucun secours lorsqu'il s'agit des objets internes, et que l'imagination est viciée. La maladie augmentant surtout dans le cerveau, les viscères qui en reçoivent leurs nerfs, et notamment le cœur, le foie, la rate, l'estomac et les intestins, perdent leur tonicité et remplissent mal leurs fonctions. Il peut même arriver qu'ils se corrompent, et qu'une maladie, dont les phénomènes sont déjà très embrouillés, prenne encore des caractères beaucoup plus graves. » Dans la crainte de n'avoir pu rendre ce passage d'une manière intelligible, nous allons rapporter les propres paroles de l'auteur : *Ad nos quod spectat, hypocondriasin pro morbo universi systematis nervosi, sexo præcipue in gangliis abdominalibus, plexibus cardiacis et cerebro, modo cultro anatomico haud demonstrando, exserente, habemus, in quo morbo sensus universalis internus ita læditur, ut impressiones morbosas sensorio communi committat, unde æger de mutationibus in corpore suo contingentibus falsas accipit notiones, a perceptione ingrata concomitatas, quibus propius eruendis attentionem omnino impendit, at impedito sensuum externorum, quatenus agitur de objectis internis, auxilio, et vitiata simul imaginatione, quin falsas illas notiones corrigere valeat, quamobrem aucto potissimum in encephalo malo, viscera, quæ inde nervos accipiunt, præsertim cor, hepar, lien, ventriculus et intestina, tonum amittunt, functiones perverse absolvunt, et tandem corrumpuntur, quod efficit, ut intricatissima aliunde ægritudo in mala adhuc longe graviora convertatur* (1). En faisant grace à Frank de son explication et de la longueur de sa phrase, on doit convenir qu'il est possible que son opinion sur le siége de l'hypocondrie soit juste pour quelques malades ; mais elle est certainement fausse dans le plus grand nombre des circonstances. Nous l'avons dit ailleurs, et l'on ne saurait trop le répéter : en médecine, les idées exclusives sont presque toujours erronées, notamment sur les névroses, et plus particulièrement encore sur l'hypocondrie.

XXXII. M. Dubois (d'Amiens) nous en fournit une nouvelle preuve. « Suivant nous, dit ce médecin, l'hypocondrie consiste primitivement dans une déviation, ou plutôt dans une fâcheuse appli-

(1) *Praxeos medicæ universæ precepta.* Pars secund., vol. prim., pag. 569.

cation des forces de l'intelligence humaine; nous verrons que *tout* part de là dans cette maladie, que *tout* peut y être rapporté. . . . .

. . . .

Il n'y a pas autre chose dans l'état *primitif* de l'hypocondrie, et plus tard, c'est-à-dire dans les dernières périodes, c'est encore ce qu'il y a de mieux caractérisé, de plus positif et de plus constant; le reste se trouve toujours sous la dépendance de cette lésion primordiale de l'intellect (1). » Quoi! tous les symptômes physiques de l'hypocondrie ne dépendraient que d'une fâcheuse application des forces de l'intelligence humaine! On est tenté de croire, en vérité, que M. Dubois (d'Amiens) n'a jamais vu cette maladie; car s'il l'eût observée attentivement chez quelques personnes, il s'en serait fait une idée toute différente; il aurait reconnu que le trouble de l'intellect, loin d'être le premier mobile de tous les phénomènes hypocondriaques, n'est que l'effet d'une lésion idiopathique ou sympathique du cerveau; il aurait reconnu que ce trouble reste subordonné à cette lésion, qu'il augmente et diminue avec elle, et qu'il la suit comme l'ombre suit le corps; il aurait reconnu, en un mot, que l'affection morale des hypocondriaques n'est qu'une

(1) *Histoire philosophique de l'Hypocondrie et de l'Hystérie*; par E. Frédéric Dubois (d'Amiens). Ouvrage couronné par la Société royale de médecine de Bordeaux. Paris, 1833.

émanation de leur affection physique. Que M. Dubois (d'Amiens) suive la marche d'une gastralgie hypocondriaque, et il verra clairement les symptômes moraux naître sous l'influence de la névrose de l'estomac, cesser avec cette névrose et revenir avec elle; il verra distinctement que le désordre moral dépend du désordre physique, et il changera d'opinion sur l'origine de cette maladie, à moins qu'il n'ait pris le parti de torturer les faits pour les adapter à son idée préconçue, et de régenter la nature, comme il a régenté ses confrères, notamment M. Louyer-Villermay, dont l'ouvrage est cependant meilleur que le sien.

Il est vrai qu'on voit des hypocondries dans lesquelles l'état morbide du système nerveux se montre bien plus par un désordre moral que par des symptômes physiques; nous avouerons même qu'il y a des cas, surtout quand la maladie a son siège hors des voies digestives, où ces derniers symptômes sont assez obscurs pour échapper aux yeux de l'observateur: mais cet état morbide n'en existe pas moins, et, à défaut de signes physiques, le trouble intellectuel est un indice certain de son existence; car il vient d'une affection primitive ou secondaire de l'encéphale, affection qu'on ne peut démontrer anatomiquement, et que nos sens ne peuvent saisir, mais qui se manifeste ouvertement par ses effets. Comment supposer une altération des facultés mentales, sans altération de l'organe de ces facultés? Pour être logique, ne faut-il pas nécessairement admettre qu'une lésion de l'esprit résulte d'une lésion du cerveau? A quoi attribuez-vous un dérangement des digestions, si ce n'est à un dérangement de l'estomac lui-même? En pathologie, pas plus qu'en physiologie, on ne peut séparer les fonctions de l'organe qui les remplit. Que dirait-on d'un physiologiste qui étudierait les facultés intellectuelles sans faire intervenir le cerveau? Ce procédé n'aurait cependant rien de plus absurde que celui d'un pathologiste qui étudie les lésions de ces facultés sans tenir compte de l'état de cet organe. Si l'on veut qu'une théorie des maladies mentales puisse se soutenir, il faut l'implanter dans le tissu des centres nerveux; autrement elle n'offre pas plus de solidité que n'en présenterait un édifice qui, au lieu d'avoir ses fondemens dans la terre, ne reposerait que sur des brouillards. Ainsi, il n'y a point de maladie morale sans maladie physique: il y a des causes morales; le chagrin, par exemple, produit des maux de nerfs, mais il ne les *constitue* pas; c'est dans une modification qu'il fait subir au système nerveux que *consiste* la maladie, et non dans cet agent provocateur. Il résulte de ces considérations que la fâcheuse application des forces de l'intelligence humaine, de laquelle M. Dubois (d'Amiens) fait dépendre tous les phénomènes hypocondriaques, n'est que le symptôme d'un changement anormal du principal organe sensitif; car cette fâcheuse application des forces de l'intelligence n'existerait pas, si cet organe était dans son état naturel.

Si M. Dubois (d'Amiens) avait connu ces vérités, s'il avait su qu'il n'y a point d'hypocondrie sans une affection physique, qui joue même le premier rôle, il aurait probablement été plus indulgent envers les malheureux hypocondriaques. « L'hypocondrie, dit-il, dans son origine et considérée sous un certain point de vue, n'est elle-même qu'une *passion*, et la plus égoïste de toutes les passions, puisque les hypocondriaques ne s'occupent que d'eux-mêmes, et qu'ils veulent que tout le monde s'occupe d'eux; ce qui rend leur commerce insupportable. » Eh ! guérissez-les de leurs souffrances physiques, rétablissez leur système nerveux dans son état normal, et ils ne vous fatigueront plus de leurs plaintes.

Nous concluons que l'opinion de ce médecin sur le siège et la nature de l'hypocondrie est contraire à l'observation des faits, à la logique, à la raison, et même au simple bon sens. Or, un livre dont l'idée fondamentale est fausse, ne peut pas être bon, quel que soit d'ailleurs son mérite. C'est à regret que nous portons un jugement sévère sur l'ouvrage d'un homme d'esprit, et d'un écrivain très-distingué; mais il ne faut pas que le charme du style et un suffrage académique fassent prévaloir des idées qui pourraient avoir des conséquences fâcheuses dans la pratique; car une théorie influe toujours sur le traitement, en bien si elle est bonne, en mal si elle est mauvaise.

—

CHAPITRE IV.

TRAITEMENT.

En établissant une différence tranchée entre les névroses et les inflammations gastro-intestinales, nous avons été assez heureux pour faire changer le traitement de ces névroses, qui ne consistait alors que dans l'usage exclusif des sangsues, de l'eau de gomme, du régime maigre, etc. Cet usage, que nous avons combattu de toutes nos forces, est généralement abandonné aujourd'hui, du moins dans la capitale; car les mémoires à consulter que nous recevons des provinces prouvent qu'on y abuse encore des antiphlogistiques. Mais, à l'exception des médecins qui ne se tiennent pas au courant de la science, ou qui persistent dans leurs erreurs par un entêtement coupable, la révolution, ou plutôt la contre-révolution que le *Traité sur les gastralgies* a faite dans cette partie de la thérapeutique est à peu près complète. Les médecins physiologistes eux-mêmes, qui ont fait commettre tant de fautes graves en assimilant les gastro-entéralgies aux gastro-entérites, et en les traitant toutes par les mêmes moyens, reviennent de leurs erreurs : ils n'ont pas le courage, qui serait cependant digne d'éloge, de désavouer publiquement leur doctrine; mais ils l'abandonnent d'une manière tacite, puisqu'ils abusent moins souvent des antiphlogistiques (1).

(1) Si le récit que l'on trouve dans la *Gazette Médicale* du 13 février 1830 est exact, ce qui est arrivé à M. Broussais a dû contribuer à sa conversion, ainsi qu'à celle de ses plus ardens prosélytes. « Un trouble de l'appareil digestif, qu'il éprouva à plusieurs reprises, fut qualifié, à tort ou à raison, du titre de gastro-entérite, et traité par d'amples et nombreuses évacuations sanguines : il se passa peu de jours sans que la lancette ou les sangsues fussent mises en usage, et des muids d'eau de gomme furent consommés. Après plusieurs semaines de ce traitement, le mal durait encore ; car les douleurs d'estomac persistaient, et, ce qui était plus grave, les fonctions digestives ne se rétablissaient nullement. Loin de là, la susceptibilité du ventricule était arrivée au point qu'il ne pouvait plus rien supporter, pas même une cuillerée d'eau sucrée. Un médecin sage et éclairé, qui s'était abstenu d'opiner jusqu'à ce moment, proposa des boissons plus substantielles, et fit entrevoir la nécessité d'arriver à des alimens solides. Peu s'en est fallu que les autres consultans ne regardassent cette proposition comme une folie ; mais M. Broussais, qui a toujours été plus raisonnable que ses prosélytes, l'approuva, et bien lui en prit. Une cuillerée de lait mêlé à du bouillon fut prise et gardée, puis une seconde, et puis une troisième. Le lendemain cent autres passèrent, et n'occasionnèrent plus de vomissement. Les amis ouvraient de grands yeux... Le malade, renaissant à la

Ce n'est pas que les névroses gastro-intestinales soient généralement bien traitées aujourd'hui; nous voyons une foule de consultations dans lesquelles leur diagnostic est mieux établi que leur thérapeutique: quelques médecins insistent encore trop sur les débilitans, d'autres prescrivent des stimulans, et très peu approchent du juste milieu, qui constitue pourtant la véritable méthode curative de ces névroses. Est-il donc si difficile de comprendre qu'elles consistent dans une sensibilité morbide des premières voies; que cette sensibilité devient d'autant plus grande que l'individu est plus affaibli, et que les excitans mis en contact immédiat avec la partie qui en est le siège doivent nécessairement l'augmenter? Une autre faute, que nous avons souvent constatée dans le traitement des gastro-entéralgies, c'est la légèreté avec laquelle on ordonne des évacuans. Survient-il un embarras gas-

vie et à l'espérance, réfléchissait sur la force élective de la sensibilité de l'estomac. Le consommé eut son tour, et enfin en peu de jours vinrent les côtelettes et quelques verres de vin de Bordeaux. C'est ainsi que le père de la médecine physiologique, chez lequel on commençait à craindre une ulcération au pylore, recouvra la santé. »

Nous n'approuvons pas le ton railleur de ce récit: on ne doit jamais plaisanter sur les souffrances humaines; et M. Broussais, malgré ses erreurs, a rendu d'assez grands services à la médecine pour mériter tous les égards de ses confrères; mais le fait n'en est pas moins digne d'être conservé.

trique, qui se dissiperait par une abstinence de quelques jours, on s'empresse de donner un vomitif ou un purgatif, qui, en enlevant la complication, ne manque presque jamais d'exaspérer la maladie principale. Les additions que nous allons faire au chapitre du traitement nous fourniront l'occasion de signaler d'autres erreurs. A Dieu ne plaise que nous souhaitions du mal à quelqu'un, et moins à nos confrères qu'à tout autre; mais, si tous les médecins avaient une gastro-entéralgie, ils s'en feraient des idées plus justes, et ils traiteraient mieux les personnes qui en sont atteintes.

XXXIII. En profitant des conseils que nous avons donnés, on a dit que le traitement était la partie faible de notre ouvrage; on a ajouté que ce traitement était vague, et qu'il n'avait rien de positif. Ce reproche s'adresse au sujet que nous avons étudié plutôt qu'à nous; car, si l'on considère que l'inconstance et la variabilité sont des caractères distinctifs des gastro-entéralgies, on concevra l'impossibilité d'établir des règles fixes et invariables sur leur thérapeutique. Aussi, tous les auteurs qui s'en sont occupés d'une manière spéciale ont-ils proclamé la nécessité de la varier, selon les circonstances. Aux autorités que nous avons déjà invoquées à cet égard, nous pouvons ajouter aujourd'hui le témoignage, non moins imposant, de Comparetti. « La méthode curative, dit-il, qui convient à la maladie vague du genre nerveux, ne doit être assujettie à aucun système. La théorie, en considérant les variations de l'état morbide des nerfs, se joint à une longue pratique, et à l'expérience la plus constante, pour démontrer que les effets des remèdes sont aussi variables que les affections nerveuses elles-mêmes. Il m'a été permis de voir que la médication qui était utile à un malade, devenait inutile ou nuisible à un autre. J'ai vu quelque chose qui est encore digne d'attention, c'est que le même malade se trouvait tantôt bien et tantôt mal du même médicament; j'ai appris, en outre, que certains signes pouvaient induire le médecin en erreur. Il ne faut pas croire, par exemple, que la tension, la contraction et la dureté du pouls, l'obscurcissement de la vue et les vertiges, soient toujours des motifs pour se presser de faire une saignée; on ne doit pas s'imaginer non plus que l'amertume de la bouche et les nausées suffisent constamment pour se hâter de provoquer des évacuations. L'intensité et les variations que l'usage de ces moyens peut amener dans les symptômes prouvent, au contraire, qu'ils ne doivent être employés qu'avec la plus grande réserve. J'ai observé que ce qui délaie et adoucit les humeurs, ouvre les ports, humecte, calme et corrobore légèrement les solides, réussissait mieux que les forts relâchans et les astringens énergiques. Quelques remèdes nommés *anti-hystériques* pallient les effets de la maladie, plutôt qu'ils n'en détruisent la cause; tandis que d'autres, connus sous le titre d'*anti-spasmodiques*, employés long-temps et en suffisante quantité, sont suivis d'une guérison radicale. Beaucoup d'exemples attestent que les eaux minérales acidules naturelles réussissent, surtout quand elles sont prises à leur source. Je sais cependant que leur force et leurs effets varient, non seulement selon la différence des individus, mais encore selon le degré de la maladie. Quoique l'écorce du Pérou, si prônée par les modernes, et les bains, tant recommandés par les anciens, guérissent souvent, il y a des cas néanmoins où ils ne répondent pas à l'espoir qu'on avait fondé sur eux. Il n'est donc pas étonnant que le mouvement, l'exercice et les autres moyens gymnastiques, qui sont d'une si grande utilité, aient, comme je l'ai observé, leur temps et leur mesure, hors desquels ils nuisent, au lieu d'être avantageux. Mais j'ai trouvé qu'un secours stable et constant venait bien plus du régime et de la tranquillité de l'esprit que des médicamens spécifiques. En résumé, la pratique a démontré, je l'avoue, que les résultats de la plupart des remèdes usités sont pleins de vacillations et d'inconstance. C'est pourquoi il n'en faut prescrire que très-peu dans cette maladie; mais on doit les faire prendre dans un ordre, et à des intervalles convenables. » Tel est le langage de Comparetti, dont nous allons reproduire le texte latin, pour qu'on ne s'imagine pas que nous l'interprétons dans notre sens, et qu'on puisse rectifier nos erreurs, s'il y en a dans la traduction.

Methodus medendi, quæ vagæ concinna ægritudini sit, nullo coerceri debet systemate. Nec magis theoria, quæ varium respicit statum in nerveis staminibus, quam praxis diuturna, et experientia constans demonstrant, effectuum varietati in affectionibus respondere variationem effectuum in remediis. Licuit multoties experiri, non solum medicinam, quæ alteri profuit, aut inutilem, aut noxiam alteri fuisse; sed eamdem prorsus eidem ægroto modo expediisse, modo nocuisse. Didici præterea, per aliqua signa non raro medicum illudi judicium. Quemadmodum contractio, tensio, gravitas pulsus, caligo, vertigo non statim postulant venæ sectionem; sic oris amaror, aut stomachi vomitus non statim vocant purgantia, quæ cautius esse adhibenda, symptomatum intensio, et variatio confirmant. Quod diluit et mulcet humores, quod aperit, humectat, compescit, et leviter roborat solidas partes, observavi, magis expedire, quam aut valde laxantes, an nimis adstringentes medicinas. Quemadmodum nonnulla remedia, quæ antihysterica vocant, vim habent sæpius ad leniendos magis effectus, quam ad depellendas causas; sic alia quædam, quæ antispasmodica dici possunt, diu, multumque adhibita, utrumque præstitisse, expertum est. Aquas minerales acidulas tum Cilli, cum Recorbarii recentissimas, quæ insita principia contineant, adhuc naturali proportione dissoluta, maxime conferre, non pauca confirmant exempla. Attamen harum quoque vires et effectus variationibus obnoxios esse didici, non solum pro subjecti discrimine, sed etiam pro ægritudinis statu. Corticis peruviani virtus, quam adeo admirabilem esse decernit praxis recentior, non minor est illa balneorum, quam praxis vetusta fundavit. Utriusque tamen novi, quam veteris remedii præstantia frequentius se præbuit, quamvis nonnumquam usus utriusque non æqua ratione respondit. Nec propterea mirabar, quoniam observavi, etiam motum, exercitationem, et alia gymnaticæ præsidia, quæ summopere excellunt, suum habere tempus, suamque mensuram, ita ut præter rem hæc quoque nocuerint, nedum expedierint. Firmum et constans præsidium magis a stata diæta, regimine victus, et ab animi relaxatione, quam a medicamenti specifici excellentia esse expectandum, deprehendi. Compertum denique est praxi, ut fateor, ex iis, quæ solent adhiberi, pleraque vacillationis et inconstantiæ plena inveniri; atque ideo pauca medicamenta ad hanc ægritudinem levandam, recte præscribi, quæ debito ordine, et intervallo assumantur; nam, quæ in natura eximio possunt et pollent, sunt ordo, prosecutio, series, vicissitudo artificiosa (1).

Malgré les nombreuses variations que la thérapeutique des gastro-entéralgies doit éprouver, elle reconnaît cependant des principes généraux qui méritent toute l'attention du praticien. Ainsi, pour les traiter avec succès, il faut se rappeler : 1° qu'elles sont par *éréthisme* nerveux, ou par *atonie* nerveuse, comme toutes les névroses; 2° que ces deux états morbides des premières voies peuvent se succéder alternativement chez la même personne, et qu'ils se touchent par des nuances intermédiaires dans lesquelles on ne voit souvent qu'une extrême mobilité et des aberrations de la sensibilité. C'est sur cette distinction fondamentale, qui est admise par tous les bons esprits, et dont les développemens se trouvent dans le *Traité sur les gastralgies*, que doit reposer la thérapeutique des névroses du canal digestif.

TRAITEMENT DE L'ÉRÉTHISME NERVEUX DES PREMIÈRES VOIES.

XXXIII. *Calmer sans affaiblir*, telle est la principale indication qui se présente dans le traitement des gastro-entéralgies par éréthisme. On la remplit, en grande partie, par le régime doux et léger

(1) *Præf.*, pag. XV.

que nous avons exposé dans notre ouvrage, et auquel nous n'avons rien à ajouter, si ce n'est quelques observations sur l'usage du lait que nous n'avons peut-être pas apprécié à sa juste valeur.

Cet aliment est digne d'une mention spéciale, à cause de l'abus qu'on en faisait à l'époque où les gastro-entéralgies étaient confondues avec les gastro-entérites, et en raison des services réels qu'il peut rendre. Quand il est bien digéré, c'est l'un des meilleurs moyens que l'on puisse conseiller dans l'éréthisme nerveux des premières voies; le lait d'ânesse, principalement, calme cet éréthisme bien mieux que ne le fait toute autre substance alimentaire ou pharmaceutique : il a beaucoup contribué à la guérison de plusieurs de nos malades, dont un était dans un état désespéré. Mais le lait ne réussit pas à tous les gastralgiques; quelques uns ne le supportent pas du tout, et d'autres ne le digèrent que difficilement : on doit alors renoncer à son emploi, parce qu'il ferait plus de mal que de bien. Schmidtmann a fait la même remarque. Le lait, dit cet observateur, émousse certainement la sensibilité et l'irritabilité des intestins, puisque les nations qui en font un usage presque exclusif ont besoin, pour se faire vomir et se purger, de plus grandes doses d'émétiques et de purgatifs que celles qui vivent d'autres alimens; mais il est à regretter, ajoute-t-il, que la plupart des personnes sujettes à la colique nerveuse ne puissent pas le supporter. Habitué lui-même à cette colique, le lait augmente toujours ses souffrances ; il ne peut en prendre sans éprouver un gonflement prodigieux de l'abdomen, une flatulence considérable et le dévoiement. Le régime lacté produisait le même effet chez d'autres entéralgiques de sa connaissance. *Certe lactis usus sensibilitatem et irritabilitatem intestinorum hebetat : cum gentes præcipue lacte victitantes multo majoribus egeant dosibus emeticorum et purgantium ad excitandum vomitum et catharsin, quam aliæ gentes aliis nutrimentis utentes. Sed dolendum, quod plerique colica nervosa vexati lac sufferre nequeant. Usus lactis mihi ventrem immaniter inflat, enormes explicat flatus, ac colicam et alvi fluxum suscitat : quam ob rem mea mala semper auget. Similem effectum in aliis colica nervosa affectis expertus sum* (1).

Comparetti, qui a également reconnu que le lait était avantageux à certains gastralgiques, et nuisible à d'autres, attribue cette différence dans ses effets à son mélange avec les sucs gastriques, qui lui font éprouver divers changemens, selon qu'ils sont en plus ou moins grande quantité, acides, alcalins, etc. *Pro varia succorum digerentium specie, et copia, qui lacti ingesto admiscentur, lacti mutatio contingit; ita ut nil mirum, si aliis lac conferre, et aliis nocere solebat*(2).

(1) Vol. IV, pag. 496.

(2) Pag. 558.

Cette explication est incomplète. Les vices des sucs digestifs, qui ont réellement lieu dans une multitude de névroses gastro-intestinales, peuvent bien dénaturer le lait dans le tube alimentaire et contribuer à ce qu'il soit mal digéré; mais ces vices n'étant que des résultats de la sensibilité morbide des premières voies c'est dans les anomalies de cette sensibilité, ou, si on l'aime mieux, dans les idiosyncrasies individuelles, que réside la principale cause des effets variés, bons ou mauvais, que produit cet aliment. Cela est si vrai, que beaucoup d'individus en bonne santé, et dont les sucs gastriques sont, par conséquent, dans leur état naturel, ne supportent point le lait, ou ne le digèrent qu'avec peine. Quoique je sois né dans un pays où l'on en fait le plus grand usage, il m'a toujours incommodé.

Quelques gastralgiques sont obligés d'insister long-temps sur le régime doux, parce que leur estomac ne peut supporter une nourriture fortifiante. Atteint d'une névrose gastrique, Voltaire a été près d'une année à ne pouvoir digérer que de la bouillie faite avec la fécule de pomme de terre et du jaune d'œuf (1). Il y a même des individus chez lesquels la sensibilité du ventricule est tellement

(1) Voyez les *Mémoires* ou *Souvenirs et anecdotes*, par M. le comte de Ségur, où l'on trouve une conversation dans laquelle Voltaire rend compte de cette altération de sa santé.

exaltée, qu'il rejette toutes les substances alimentaires, et où l'on est obligé, par conséquent, de prescrire une diète absolue jusqu'à ce qu'elles soient supportées. Lorry parle de trois femmes qui étaient dans cette situation : l'une succomba, et les deux autres se rétablirent. On conçoit d'ailleurs que la quantité des alimens doive être proportionnée à la facilité des digestions; c'est-à-dire que cette quantité doit être d'autant plus grande que l'on digère plus facilement, et *vice versa*. C'est aussi la mesure indiquée par Johnson. « Lorsque les dyspeptiques, dit-il, se trouvent bien après avoir pris de la nourriture, qu'ils sont alors plus portés à l'exercice et à l'amusement qu'à dormir sur un canapé, ils ont atteint le point de régime convenable, et doivent y rester jusqu'à ce que la sensibilité de l'estomac soit diminuée, et que cet organe puisse supporter une plus grande masse d'alimens; car un bon moyen pour arriver à la guérison, consiste à se rapprocher le plus possible du régime qui convient dans l'état de santé. L'alimentation est trop abondante, dit encore le médecin anglais, et doit être diminuée, quand les malades éprouvent, après les repas, des distensions de l'abdomen, et de l'abattement du corps et de l'esprit; elle n'est pas assez copieuse, et il faut, au contraire, l'augmenter, s'ils ressentent, en sortant de table, un vide et de la faiblesse dans les premières voies. » On ne peut qu'applaudir à ces préceptes ; ils sont conformes à la raison et à l'expérience.

« Il y a, dit Comparetti, des maladies nerveuses dans lesquelles l'abstinence presque complète est supportable pendant un mois ou deux ; mais il y en a d'autres, ajoute-t-il, où cette longue abstinence ne peut être supportée, et où elle ne réussirait point, lors même que les malades pourraient s'y soumettre. » *Non desunt species ægritudinis nerveæ, in quibus per unum et plures menses fere integra abstinentia servata est. Sed alia exempla confirmant neque diuturnam posse perferri abstinentiam, neque, si ægre perferatur, conferre* (1).

Nul doute qu'une trop grande et une trop petite quantité de substances alimentaires ne soient également nuisibles aux personnes affectées de névroses gastro-intestinales, et que sur ce point, comme sur tout ce qui fait partie de leur traitement, l'on ne doive se tenir dans le juste milieu. Nul doute encore que ce ne soit ce que l'on digère, et non ce que l'on mange, qui nourrit, et qu'une petite quantité de nourriture bien digérée n'alimente plus qu'une grande quantité mal élaborée. Johnson est donc digne de croyance lorsqu'il dit que des dyspeptiques guérissent, sous ses yeux, en ne prenant d'abord que des potages au gruau, au

(1) Pag. 370.

riz ou au sagou, et en amenant peu à peu leur estomac à supporter six à huit onces de viande, qu'il fixe pour terme moyen de leur régime. C'est ainsi qu'il faut procéder dans les cas d'une vive susceptibilité de cet organe. Mais l'on ne doit pas oublier que les inconvéniens produits par l'excès et le défaut de substances alimentaires, viennent souvent aussi de la nature de ces substances, et qu'au lieu de les diminuer ou de les augmenter, il convient alors de les changer, comme le conseille Johnson, qui n'insiste pas moins sur leur qualité que sur leur quantité. Ce changement est même, dans certains cas, l'unique parti à prendre pour améliorer l'état des malades. On voit, en effet, des gastralgiques qui ne peuvent prendre des alimens débilitans sans en être plus ou moins incommodés, et qui se trouvent très bien de la même quantité d'alimens substantiels. Un de nos confrères s'étant fait saigner, et soumis en même temps au régime végétal, pour de violentes palpitations de cœur, éprouva, au bout de six semaines de ce régime, des vomissemens effrénés qui cessèrent aussitôt qu'il eut repris la nourriture fortifiante. Il se porta fort bien ensuite jusqu'en 1832, époque à laquelle l'influence de l'épidémie et son zèle auprès des colériques lui causèrent une gastro-entéralgie hypocondriaque, dont il guérit par une alimentation convenable et l'air de la campagne. C'est de lui-même que nous tenons ce fait.

Mais revenons au traitement de l'éréthisme nerveux des premières voies, dont ces détails, que nous croyons utiles, ne nous ont cependant pas trop éloigné. Chez le plus grand nombre des malades, l'alimentation douce prise avec mesure, et de manière à ce que le canal digestif n'en soit point fatigué, calme cet éréthisme dans l'espace d'un mois à six semaines, et quelquefois en beaucoup moins de temps. Lorsqu'elle ne suffit pas pour atteindre ce but, on doit la seconder par d'autres moyens. Les applications émollientes et anodines sur la région épigastrique, quelques tasses d'une boisson calmante, comme l'eau de veau ou de poulet, et les bains tièdes ou frais, qui ne conviennent cependant pas à tous les gastralgiques, sont les premiers à mettre en usage. On peut aussi ordonner des évacuations sanguines, mais seulement dans les circonstances que nous avons précisées ailleurs, et avec la circonspection qui a été recommandée par la plupart des auteurs. « Si la maladie provient, dit Piquer, de quelque suppression sanguine, on peut ouvrir la veine, pourvu toutefois que l'on tire peu de sang. » *Quod si sanguinis aliqua suppressio fomitem morbo dederit, vena secari potest, ita tamen ut parce admodum cruor educatur*. L'autorité de ce médecin a d'autant plus de force, que le climat chaud où il exerçait la médecine, et le tempérament irritable des Espagnols tendaient à faire naître le besoin des émissions sanguines. Comparetti a signalé les inconvéniens de ces émissions dans la phrase suivante : « Il arrivait fréquemment que les vertiges, la douleur de tête et le sentiment de plénitude dans cette partie fussent interrompus par des applications de sangsues ; mais il était plus fréquent encore que la tristesse, la lassitude, les douleurs générales et la faiblesse intellectuelle, succédassent à ces applications. » *Hirudinibus adhibitis, sœpe capitis plenitudo, vertigo et dolor remittebant ; sed tristitia, lassitudo, dolores generales et capitis imbecillitas sœpius subsequentur* (1). Nous avons maintes fois pu reconnaître la vérité de cette remarque, et il est d'observation qu'en diminuant l'intensité de quelques symptômes nerveux, les évacuations sanguines en produisent ou en aggravent souvent d'autres.

Le traitement médicinal des gastro-entéralgies aurait fait d'immenses progrès depuis quelques années, si le sous-nitrate de bismuth méritait tous les éloges qu'on lui a prodigués. A entendre MM. Lombard (2), Trousseau (3), et quelques autres médecins, qui en abusent aujourd'hui, comme on abusait autrefois des antiphlogistiques, ce se-

(1) Pag. 249.

(2) *Gazette Médicale*, du 5 novembre 1831.

(3) Bulletin général de Thérapeutique, tomes IV et V.

rait un véritable spécifique, et presque une *panacée* contre ces névroses : on en verrait très peu lui résister ; il les guérirait même avec une facilité étonnante. Loin de suspecter leur bonne foi et leur véracité, nous croyons aux nombreuses guérisons qu'ils ont publiées ; mais il nous a été impossible, jusqu'à ce jour, de partager leur enthousiasme pour ce médicament. Quoique nous soyons sobre de substances médicinales, nous l'avons cependant employé assez fréquemment pour avoir pu en étudier les effets. Or ces effets, examinés avec la plus scrupuleuse attention, ont été variés. Il a souvent calmé les douleurs d'estomac ; mais ce calme ne s'est pas toujours soutenu : plusieurs fois les douleurs n'ont point tardé à revenir, et il a fallu lui associer l'opium pour en obtenir un soulagement de plus longue durée. Chez d'autres malades, il a si manifestement exaspéré les souffrances, que nous avons été obligé d'en suspendre l'emploi. Indépendamment de ces faits, nous avons été consulté par un grand nombre de gastralgiques auxquels d'autres médecins avaient fait prendre le sous-nitrate de bismuth sans succès ; quelques uns s'en étaient, au contraire, plus mal trouvés, notamment une dame chez laquelle six grains de cet agent pharmaceutique, prescrits par une célébrité médicale, produisirent tous les symptômes d'un empoisonnement. On ne doit pas en être surpris, puisque le professeur Orfila a vu, sur des chiens, une gastro-entérite mortelle occasionnée par de fortes doses de sous-nitrate de bismuth, et que M. Lombard lui-même rapporte l'histoire d'un homme auquel deux gros de cette substance, avalés par méprise, dans l'idée que c'était de la magnésie, causèrent une mort prompte, en déterminant, dans toute l'étendue du tube digestif, une violente inflammation qui avait même passé à la gangrène en plusieurs endroits, surtout dans l'estomac et une partie du rectum.

De pareils faits, joints au peu de fruit que nous avons retiré du sous-nitrate de bismuth, nous ont rendu très réservé sur son emploi, et nous font désirer de nouveaux succès plus décisifs pour lui accorder toute notre confiance. En attendant, les narcotiques, et surtout les opiacés, dont nous obtenons souvent des résultats avantageux, nous serviront à combattre l'éréthisme nerveux des premières voies, qui résisterait au régime et aux autres moyens simples que nous avons indiqués. Le docteur Mahot regarde l'opium dépouillé de sa partie résineuse comme le meilleur calmant que l'on puisse employer dans la crampe nerveuse de l'estomac (1). Lorry

(1) *Ouvrage cité.* Ce médecin se loue beaucoup de la potion suivante, dont il fait prendre une cuillerée à bouche toutes les demi-heures : Sirop d'extrait d'opium par digestion, une once ; sirop d'althéa et de fleurs d'oranger, de chaque demi-once ; eau commune, deux onces. Mêlez et aromatisez avec suffisante quantité d'eau de fleurs d'oranger.

exclut l'opium du traitement des maladies nerveuses qui sont dues soit à la pléthore sanguine, soit à toute autre cause humorale. Le motif de cette exclusion, c'est qu'il arrête souvent les sécrétions, et qu'il pourrait, en conséquence, entraver les crises au moyen desquelles la nature peut guérir ces maladies. Ce grand praticien le vante beaucoup, au contraire, pour les névroses sans matière, *sine materiâ.* « L'opium seul, ou réuni aux adoucissans, dit-il, suffit lorsqu'elles sont vives et aiguës, avec exaltation et éréthisme; mais il est nécessaire de lui associer les toniques quand elles sont lentes et chroniques, accompagnées de tristesse, d'abattement et d'atonie. » Fodéré fait aussi l'éloge de ce médicament (1). Après avoir parlé de la concentration des propriétés vitales sur les organes digestifs, et des conditions nécessaires pour que ces propriétés se répandent dans tout le corps, le professeur de Strasbourg continue ainsi : « Le divin opium remplit à lui seul toutes ces conditions favorables, qu'il n'est pas toujours en notre pouvoir de nous procurer; et à peine touche-t-il les parois intérieures de l'estomac et des intestins, que le spasme est rompu, et que la faculté sentante et motrice, qui s'était concentrée, devient diffuse, et répandue également par

(1) *Essai théorique et pratique de pneumatologie humaine.* Strasbourg, 1829.

toutes les parties : le ventre devient souple, les vents sortent sans efforts ou sont absorbés, les urines coulent, l'appétit et la gaîté renaissent. L'opium est, par conséquent, le premier des antispasmodiques, et c'est sur lui qu'il faut principalement compter. On en augmente la dose successivement, en commençant par un demi-grain. J'en ai fait prendre jusqu'à quarante-huit grains par jour avec un plein succès, et sans qu'il ait provoqué plus de sommeil que dans le tétanos. Les autres antispasmodiques, quoique je ne les condamne pas, et les succédanés du suc de pavot d'Orient, comme les extraits de nos pavots, de jusquiame et de laitue, l'eau de laurier-cerise, etc., ne sont que des *mirmidons* auprès de l'opium, et doivent tout au plus être regardés comme des auxiliaires ou des accessoires, auxquels l'habitude à une forme de remèdes, qui en amoindrit les propriétés, et les autres bizarreries des maladies, obligent quelquefois un médecin instruit d'avoir recours, sans qu'il se méprenne d'ailleurs sur les nuances de ces espèces, qui, quoique placées dans une même classe pour en faciliter l'étude, ont néanmoins chacune d'elles leur manière d'agir particulière. »

Citons maintenant un fait qui constate l'utilité de l'opium dans la gastralgie, et qui fait voir en même temps, clair comme le jour, la différence qu'il y a entre cette névrose et la gastrite. Nous lui donnons la préférence sur ceux que nous avons observés, parce qu'il fournit un double sujet d'instruction. Ce fait appartient à M. Brachet, qui l'a publié dans son ouvrage intitulé : *De l'emploi de l'opium dans les phlegmasies des membranes muqueuses, séreuses et fibreuses* (Paris, 1828).

« Madame Blanchard, âgée de vingt-huit ans, et bien réglée, éprouva des contrariétés qui lui ôtèrent l'appétit et le sommeil, et lui causèrent quelques spasmes légers et vagues. Cet état se prolongea quelque temps, et une douleur sourde se fit sentir par momens dans la région épigastrique. Le 12 février 1822, elle eut de nouveaux sujets d'ennui, et elle se tourmenta beaucoup. Vers les neuf heures du soir, la douleur épigastrique fut si vive, que la malade poussait les hauts cris. Elle ne pouvait rester dans aucune place, ni garder un seul instant la même attitude; elle paraissait en convulsion, tant l'agitation était grande. Quand elle était à croupton, les cuisses et les jambes fortement appliquées contre la partie antérieure du tronc, la souffrance était un peu moins forte, et elle pouvait rester un instant calme. La malade avait rejeté quelques infusions de thé et de tilleul qu'on lui avait données; elle rejetait également tout ce qu'elle prenait. (Potion anti-émétique de Rivière, infusion de fleurs de mauve et de tilleul, lavemens avec la décoction de mauve.) L'agitation de madame Blanchard rendait impossible l'application de toute espèce de topique. On essaya plusieurs fois inutilement une cuillerée de la potion, elle fut toujours rendue. Madame fut mise dans un grand bain, et ne cessa de s'y agiter. Les sinapismes furent promenés sur les bras, sur les cuisses et sur les jambes. A cinq heures du matin, il n'y avait aucun changement. Je fis prendre sur du sucre quelques gouttes de liqueur anodine d'Hoffmann, sans en retirer aucun effet. A sept heures, j'envoyai chercher un gros de teinture d'opium de Rousseau, que je donnai comme la liqueur d'Hoffmann, par gouttes sur du sucre. En moins d'une heure, la malade prit le gros tout entier. Elle le supportait bien, et chaque fois qu'elle en prenait elle en obtenait du soulagement. Cinq grains d'opium, au moins, furent avalés sans causer le narcotisme, ni même le sommeil. Ils calmèrent un peu la violence des douleurs, et la malade put supporter la potion et quelques gouttes d'eau sucrée un peu aromatisée. Elle put rester au bain cinq heures, presque sans agitation; les douleurs de l'estomac étaient moins fortes. Une heure après qu'elle fut sortie de l'eau, quelques tranchées firent craindre le retour des accidens. Un second gros de la teinture de Rousseau fut apporté, et on le consomma tout entier dans la soirée et la nuit; de sorte qu'en moins de vingt-quatre heures, elle a pris plus de dix grains d'opium. Les douleurs diminuèrent avec tant de rapidité, que la nuit même elle s'endormit paisiblement, et elle eut une sueur abondante pendant son sommeil. La maladie fut ainsi jugée, et le matin madame Blanchard ne ressentit aucune douleur d'estomac. Le corps était faible, et la tête un peu lourde et embarrassée.

» Un an après, vers la même époque, madame Blanchard éprouva les mêmes accidens que l'année précédente. Comme elle n'était pas dans son domicile, un autre médecin fut appelé. Sur l'observation que la première maladie avait cédé à l'administration de petites gouttes sur du sucre, il fit prendre l'éther, la liqueur anodine d'Hoffmann, l'ammoniac, etc. Tout fut un excitant pour l'estomac irrité, et provoqua le vomissement. L'agitation ne permettait point à la malade de rester au bain; elle y entrait, s'y tordait dans tous les sens, et en sortait bientôt. Deux jours se passèrent dans ces souffrances non interrompues. Je trouvai la malade dans le même état d'agitation que l'année précédente. En outre l'épigastre était tendu et douloureux à la pression, une douleur aiguë répondait à la région inférieure du dos; la peau était sèche, le pouls vif, serré et intermittent, et la langue sèche, hérissée et très-rouge à la pointe. Je ne doutai plus que la gastrite ne fût développée, et je regardai la teinture de Rousseau plutôt comme nuisible qu'utile. Cependant il fallut céder aux instances de la malade, qui en attendait le même résultat que la première fois. Elle voulut en prendre sur le champ, et n'en éprouva plus rien : tout ce qu'elle avalait, la salive même, soulevait l'estomac. Elle se rendit à mon désir, et se laissa appliquer vingt-cinq sangsues sur l'épigastre, et douze heures après on en mit quinze autres. Les douleurs furent amendées, le vomissement cessa : tous les symptômes de gastrite disparurent. Il ne resta pendant assez long-temps qu'une douleur fixe à l'épigastre, qui céda insensiblement au suc de laitue, et à une boisson mucilagineuse. »

Il est vrai que l'opium a des inconvéniens, qui ont été signalés par de grands observateurs. En lui accordant la faculté d'adoucir promptement les douleurs, les convulsions et les spasmes, Comparetti fait observer que son emploi long-temps continué, soit par la bouche, soit par l'anus, pervertit et détruit le sentiment et le mouvement. *Multorum experimenta confirmant, ab opio, quod longius assumitur per os, aut per alvum infunditur, dolorem et convulsionem citissime leniri; sed insitas simul sensus et motus vires paullatim infringi, perverti, aberrare* (1). Suivant Galien, l'opium pallie les affections hypocondriaque et hystérique, sans les guérir; il les rend, au contraire, d'autant plus opiniâtres, qu'on le donne plus libéralement. *Diuturna experientia mo-*

(1) Pag. 291.

nuit opium morbum hypocondriacum et hystericum palliare, nunquam sanare, et quo liberalius exhibeatur, eo semper curatu difficiliorem reddere (1). Mais ces inconvéniens ne viennent que de l'abus de l'opium, et ne peuvent nullement déprécier une substance qui produit ordinairement de bons effets, quand on l'administre avec la réserve que l'on doit toujours mettre dans la prescription des médicamens énergiques.

Un autre reproche que tous les médecins font aux opiacés, c'est d'occasionner la constipation. « Détruisez la vertu *constipante* de l'opium, nous écrivait un hypocondriaque, et ce sera le souverain remède contre les gastro-entéralgies. » Cet hypocondriaque avait raison : le suc thébaïque serait, en effet, le médicament le plus généralement utile dans les névroses gastro-intestinales, s'il n'avait pas l'inconvénient de resserrer le ventre. De célèbres praticiens, Lorry et Dehaen entre autres, ont cependant observé qu'il y avait des cas de gastro-entéralgies où, loin de constiper, l'opium rendait le ventre plus libre, et cela se conçoit. Le défaut de selles étant alors occasionné par l'état spasmodique des intestins, et le suc thébaïque ayant la propriété de calmer cet état, l'effet doit cesser lorsque la cause est détruite. On peut d'ailleurs prévenir l'action *constipante* de l'opium, en

(1) Class. VI. *De art. cur. ad glau.*, lib. 2, cap. 6.

lui associant quelques laxatifs, comme le proposent les médecins que nous venons de citer. Ils conseillent même de le faire entrer dans les évacuans que l'on peut être obligé de donner aux personnes atteintes de névroses gastro-intestinales. Selon eux, ce médicament empêche les mauvais effets que les purgatifs entraînent souvent en pareils cas, et les rend plus efficaces.

On ne doit pas croire cependant que l'opium soit infaillible, et qu'il réussisse chez tous les malades : comme Lorry l'a remarqué, il y a des individus qui, au lieu d'en éprouver du soulagement, sont plus irrités après en avoir fait usage, et je suis de ce nombre ; jamais je n'ai pu prendre la plus légère préparation opiacée, pas même le sirop diacode, sans que mes douleurs devinssent plus aiguës. Mais cet inconvénient, qui vient de la différence des constitutions individuelles, et que l'on rencontre dans la plupart des remèdes doués de quelque activité, est presque nul depuis que M. Lambert nous a fait connaître la méthode endermique. Employés de cette manière, ou par inoculation, suivant le procédé de M. Lafargue (*Bul. de Thér. T. XI, p.* 331), les opiacés produisent, en effet, tous les avantages qu'on obtiendrait de leur ingestion dans le tube digestif. C'est ainsi que nous avons vu des névralgies de l'estomac et des vomissemens nerveux, rebelles à tous les autres moyens, céder à l'hydrochlorate de morphine, appliqué endermiquement sur l'épigastre. Dans les cas où l'opium ne convient pas, même à l'extérieur, on peut le suppléer par ses succédanés, comme la belladone, le *datura stramonium*, l'aconit, le laurier-cerise, etc.; ils peuvent remplir la même indication que les opiacés, sans en avoir les inconvéniens : on rencontre même des idiosyncrasies dans lesquelles ils réusissent mieux. Mais, quel que soit le narcotique dont on conseille l'usage, il est prudent de le faire prendre à petites doses souvent répétées; c'est le seul moyen d'éviter la réaction qui suit fréquemment l'emploi de ces substances médicinales, et en détruit les bons effets.

L'éréthisme nerveux des premières voies peut devenir chronique, et durer des années entières sans interruption; il peut aussi disparaître par intervalles plus ou moins longs, pour revenir ensuite avec toute sa violence. Une constitution sèche et irritable, et l'usage prolongé d'une nourriture ou d'une médication stimulante, sont les causes ordinaires de cet état de chronicité. Les eaux minérales douces et savonneuses de Plombières, de Néris, de Saint-Sauveur, de Schlanguenbad, etc., que l'on conseille pour toutes les maladies nerveuses, conviennent plus spécialement dans les cas de cette nature. Il est à notre connaissance, du moins, que plusieurs personnes atteintes de l'éréthisme dont il s'agit, ont eu à se féliciter de les avoir prises. Mais, pour en obtenir tout le bien qu'on a droit d'en espérer, il faut suivre un régime qui soit en harmonie avec leur action, c'est-à-dire doux et calmant. Elles ne seraient point avantageuses, si, pendant leur usage, on prenait une nourriture atonique ou excitante. Nous pourrions citer des gastralgiques qui n'ont retiré aucun fruit des eaux de Plombières, lorsqu'ils étaient soumis au régime débilitant, et qui s'en sont bien trouvés, en prenant une meilleure alimentation. C'est parce que les médecins n'établissent aucune différence dans la nature des gastro-entéralgies, et qu'ils négligent de coordonner la nourriture avec l'action des eaux minérales, qu'il règne tant de vague et d'incertitude sur les effets qu'elles produisent dans le traitement de ces névroses.

Une chose difficile, c'est de distinguer l'atonie de l'éréthisme, et de saisir l'époque où il convient d'abandonner les calmans, pour recourir aux toniques. Lorry, dont les principes sur les maladies nerveuses sont journellement confirmés par l'observation, dit qu'il faut avoir égard aux moyens déjà employés, parce que les antiphlogistiques, s'ils ont été mis en usage, n'auront pas tardé à entraîner la débilité, pour laquelle il faut animer les prescriptions avec des fortifians. « C'est une vérité reconnue, dit Johnson, que l'irritation engendre la faiblesse, et c'est pour cela que l'on donne les toniques, surtout les amers du règne végétal, avec succès; mais, quand l'irritation est considérable, ces médicamens sont plus nuisibles qu'avantageux, parce qu'ils accroissent, au lieu de diminuer, la sensibilité maladive des premières voies. Il faut donc attendre, pour les donner, que l'irritation ait été calmée par les adoucissans et la diététique. On peut compter alors qu'ils auront d'heureux résultats. Si on les prescrit avant qu'elle soit diminuée, ils aggravent la névrose, et peuvent la changer en phlegmasie. Les sensations de l'individu sont les signes qu'il faut suivre pour s'assurer de leurs bons ou mauvais effets, et le praticien, ainsi que le malade, doit y faire une grande attention. » Quoique ces sensations ne soient point à négliger, elles sont souvent trompeuses, et l'on s'exposerait à commettre de graves erreurs, si l'on ne s'en rapportait qu'à cet indice. Le plus sage, c'est de passer graduellement aux toniques, en les associant aux adoucissans, dès que ceux-ci ne font plus de bien, comme nous l'avons dit dans le *Traité sur les gastralgies*, où l'on trouvera les détails essentiels à connaître sur ce point important de thérapeutique. Nous n'y ajouterons qu'une simple remarque, qui devrait se présenter à l'esprit de tout le monde, même des personnes étrangères à l'art de guérir : c'est qu'un traitement, quel qu'il soit, qui ne soulage point au bout d'un certain temps, doit être changé ou modifié ; ce n'est pas celui qui convient. On ne sait ce qui doit le plus étonner, de l'aveuglement des médecins ou de la constance des malades, qui, malgré les mauvais effets des antiphlogistiques, insistaient des années entières sur leur usage.

TRAITEMENT DE L'ATONIE NERVEUSE DES PREMIÈRES VOIES.

XXXV. *Fortifier sans irriter*, tel est le principal but que l'on doive se proposer dans le traitement des névroses gastro-intestinales par *atonie*. Les premiers moyens à employer, pour atteindre ce but, sont les alimens toniques, indiqués dans le *Traité sur les gastralgies*. Nous ne reviendrons sur ce régime que pour faire remarquer quelques erreurs dont nous avons été témoin. L'une de ces erreurs consiste à préférer les viandes gélatineuses aux viandes succulentes. Craignant de s'irriter l'estomac, beaucoup de gastralgiques n'osent prendre d'autres substances animales que de la tête ou de la cervelle de veau, des pieds de veau ou de mouton. Il en résulte que ces malades restent dans un état stationnaire, tandis que ceux qui se nourrissent de viandes succulentes, bouillies, rôties ou grillées, guérissent rapidement. L'explication de cette différence dans les effets de ces deux sortes de viandes ne serait peut-être pas difficile à trouver ; mais nous nous bornons à la signaler à l'attention des praticiens. Ils peuvent regarder comme une chose certaine que les viandes gélatineuses, qui sont utiles dans l'éréthisme nerveux des organes digestifs, ne conviennent plus dans l'atonie nerveuse de ces organes, à moins qu'elle ne soit accompagnée d'une sensibilité extrême, et que ce sont les viandes succulentes qui constituent le principal moyen curatif de cette atonie. Ce fait est constant dans le traitement des névroses gastriques; nous l'avons observé plus de cent fois.

Il y a des médecins, et Johnson est de ce nombre, qui défendent sévèrement aux gastralgiques toute espèce de vin, mais qui leur conseillent de mettre de l'eau-de-vie dans l'eau qu'ils boivent aux repas. Si l'on voulait nous pardonner le mot, nous dirions que c'est là une absurdité. Nous savons que ces médecins redoutent les acides, qui sont effectivement contraires dans les névroses gastro-intestinales ; mais les vins rouges et vieux en contiennent une si petite quantité, qu'elle est moins à craindre que l'eau-de-vie qu'ils font mettre dans l'eau; car rien n'est plus dangereux, dans ces névroses, que les stimulans, comme nous le dirons tout à l'heure. Nous n'hésitons même pas à soutenir que si le vin est nuisible dans les gastro-entéralgies, c'est par son principe alcoolique, bien plus que par son acidité. Aussi l'expérience a-t-elle prouvé que le vin de Bordeaux est le plus favorable aux gastralgiques, par la raison qu'il contient plus de tannin et moins d'alcool que les autres, c'est-à-dire parce qu'il est le plus tonique et le moins excitant. Nous ne disons pas que ces malades doivent le boire pur, mais étendu d'eau, c'est la meilleure boisson dont ils puissent faire usage dans leurs repas. Il y a cependant quelques individus, même en bonne santé, qui ne supportent aucune espèce de vin, et qui sont forcés de ne boire que de l'eau.

XXXVI. Lorsque les névroses atoniques des premières voies ne s'accompagnent d'aucun symptôme grave, on peut s'en rapporter, pour leur guérison, à l'alimentation fortifiante, modifiée selon les idiosyncrasies, et secondée par les autres règles hygiéniques, notamment par la tranquillité morale. « Une chose très-importante pour la guérison des hypocondriaques, dit Stahl, consiste à débarrasser leur esprit de toute inquiétude, et à les persuader qu'ils ne courent aucun danger. » *Non parum huc facit liberior animus à sollicitudinibus, et persuadentur patientes, nullius periculi malum.* Après avoir indiqué les médicamens et tracé les règles hygiéniques propres à combattre l'hypocondrie avec succès, ce grand médecin ajoute : *Quæ tamen omnia non restituunt, nisi æquitas superveniat* (1); c'est-à-dire que les moyens dont il a parlé ne guérissent point les hypocondriaques, si leur esprit n'est pas tranquille. Quoi qu'il en soit, dans les cas où l'alimentation tonique est insuffisante, et où il est nécessaire d'employer des médicamens, on a recours à ceux qui agissent dans le même sens que cette alimentation, c'est-à-dire en corroborant sans irriter. Un seul médicament tonique peut réussir chez certains sujets, pendant que son association à des substances de même nature est préférable chez d'autres. Comparetti, qui loue beaucoup la valériane sauvage, le quinquina et l'écorce d'orange, en obtenait souvent de bons effets en les donnant séparément, et plus souvent encore en les combinant ensemble, soit en poudre, soit sous la forme d'électuaire. Le médecin de Venise assure que ces préparations dissipaient presque toujours les pulsations épigastriques, les battemens de cœur, les oppressions, les serremens à la gorge et les vertiges, qui accompagnaient fréquemment la maladie vague, dont il a si bien tracé le tableau. Il fait observer, néanmoins, que les médicamens de cette nature conviennent mieux aux

(1) *Collegium casuale.*

personnes d'une constitution molle et indolente qu'à celles d'un tempérament sec et irritable.

Les idiosyncrasies individuelles sont si nombreuses et si variées que tous les toniques *non irritans* peuvent trouver leur application dans l'atonie nerveuse du tube digestif; mais, d'après notre expérience, il n'en existe pas qui y soient plus souvent utiles que les ferrugineux. Nous sommes heureux de nous trouver, sur ce point, parfaitement d'accord avec le docteur Trousseau, qui recommande aussi ces substances médicinales (1). Lorsqu'il n'y a pas une grande nécessité d'employer des médicamens toniques, nous ne prescrivons que l'eau ferrée, pour couper le vin dans les repas; cette nécessité est-elle plus évidente, nous ordonnons les pilules (2) dont le docteur Blaud de Beaucaire vante l'efficacité contre la chlorose, et qui contribuent également à la guérison de l'atonie nerveuse des premières voies, surtout quand elle s'ac-

(1) *Bulletin général de Thérapeutique*, tome III.

(2) Sulfate de fer, — demi-once;
Sous-carbonate de potasse, demi-once.

On réduit séparément ces deux substances en poudre impalpable, et on les mêle exactement à s. q. de poudre de réglisse et de gomme adragant. On fait du tout une masse que l'on divise en 48 pilules (*Bulletin général de thérapeutique*, tome 5, page 270). Nous donnons une de ces pilules le matin, et une avant le dîner. Au bout de quelques jours, on peut en augmenter le nombre, et aller jusqu'à trois à la fois; mais cette augmentation doit être graduelle, et seulement d'une de plus par vingt-quatre heures.

compagne d'une teinte anémique. Ces pilules réussissent mieux que celles de M. Trousseau (1) : nous ne saurions en dire la raison ; mais c'est un fait que nous avons observé plusieurs fois. Quel que soit, d'ailleurs, le médicament tonique dont on fait usage dans les névroses du canal digestif, il peut être nécessaire de lui associer l'opium, à cause de la vive sensibilité qui est presque inséparable de l'atonie nerveuse de ce canal. Pour que les pilules de M. Blaud fussent supportées, nous avons souvent été obligés de faire entrer dans chaque pilule un huitième de grain d'extrait muqueux d'opium.

Les bons effets de ces médicamens doivent faire pressentir l'utilité des eaux minérales ferrugineuses. Elles seraient nuisibles dans l'éréthisme nerveux ; mais on peut effectivement en retirer de grands avantages quand cet éréthisme a passé à l'atonie. C'est ce que Comparetti a fort bien exprimé, en parlant de ces eaux minérales. *Quemadmodum in progressu ægritudinis sæpius expediunt ; sic hac ineunte*

(1) Sous-carbonate de fer, — une once ;
Extrait de réglisse, q. s.
Faites cent pilules.

En commençant par une de ces pilules le matin, et une avant le dîner, et en augmentant ensuite d'une par jour, nous en avons fait prendre jusqu'à six à la fois ; mais nous n'avons jamais dépassé cette dose, quoique M. Trousseau dise qu'on peut les ordonner en beaucoup plus grand nombre.

cæteris paribus, sæpius adversantur (1). Souvent contraires dans le commencement de la maladie, elles réussissent fréquemment lorsqu'elle est dans une période plus avancée.

Les bains, d'abord frais, puis froids, et, par dessus tout, les bains de mer, contribuent puissamment aussi à la guérison des maladies qui nous occupent. On peut en dire autant des substances glacées, prises à l'intérieur ; mais, ayant déjà fait l'éloge de cette médication dans notre premier ouvrage, nous n'en parlons de nouveau que pour appuyer notre opinion de celle de Comparetti. « Les boissons glacées, dit-il, que l'on prépare de tant de manières à Venise pour satisfaire les sens, et dont on use abondamment, diminuent l'infirmité nerveuse. Il arrive, en effet, que le tremblement interne, le sentiment de constriction des yeux, la faiblesse de tête, le vomissement, l'asthme convulsif, les suffocations, disparaissent promptement par le moyen du chocolat, de l'émulsion d'amandes, ou de quelques autres substances analogues, frappées de glace, pourvu toutefois qu'elles soient douces; car celles qui sont acides occasionnent une constriction incommode des yeux, des tempes et de la gorge. Aussi est-ce pour calmer leur affection, plutôt que pour se conformer à la

(1) Pag. 323.

mode, que les hommes et les femmes sujets à l'infirmité nerveuse ont souvent recours aux boissons glacées. Elles corroborent, comme l'indiquent leurs effets, les fibres de l'estomac, calment le mouvement spasmodique, augmentent le mouvement péristaltique, et rétablissent les forces nerveuse et musculaire, ainsi que la proportion des fluides, dans leur état naturel. » *Gelidæ sorbitiones, quæ tam variis modis ubique urbis parantur, ut sensuum exquisitorum varietati obsecundent, et quibus perennis in anno fit usus a plerisque, nervorum infirmitatem imminuunt. Quoties enim aut tremor internus, aut perstrictio oculorum, aut capitis imbecillitas, aut vomitus, aut asthma convulsivum, aut suffocatio, per sorbitionem gelidam ex choccolata, ex amygdalis, aliisque rebus extemplo sublata fuit? Sed aliquando contingit, ut gelida sorbitio subacida excitaret oculorum, temporum et faucium molestiam perstringentem. Viri, et mulieres nerveæ infirmitati obnoxiæ, sæpe ob levandam aliquam affectionem potius quam ob usum elegantem confugiunt ad gelidas sorbitiones. Hæc sane roborant, ut innuunt effectus, fibras stomachi, spasmodicum motum sedant, peristalticum augent, componunt vires nerveam et muscularem; sicque naturalis motuum mensura, et proportio fluidis etiam restituitur* (1). Ce qui prouverait encore, au besoin,

(1) Pag. 328.

l'utilité de la glace dans les névroses des organes digestifs, ce sont les bons effets qu'elle produit dans le *choléra*, dont le premier élément est aussi une affection nerveuse de ces organes, comme nous l'avons déjà dit.

XXXVII. L'un des points les plus clairs de l'histoire des gastro-entéralgies, c'est que les stimulans de toute espèce en sont des causes très fréquentes. On sait, en effet, que ces maladies s'observent communément chez des personnes qui ont abusé des liqueurs, du café, du thé, de la camomille, de la menthe poivrée, des épices ou de quelque autre substance de cette nature. Plus de vingt fois nous avons été consulté pour des névroses gastriques occasionnées par le copahu ou le cubèbe, dont on avait fait usage contre des blennorrhagies. Dernièrement encore, il nous est parvenu, sur un fait de ce genre, un mémoire à consulter si instructif, sous plusieurs rapports, que nous ne pouvons résister au désir de l'insérer ici. C'est le malade lui-même qui va parler.

« Je suis âgé de 24 ans, d'un tempérament robuste et sanguin. En 1831, je me rendis à Paris où je commençai l'étude de la médecine, que j'abandonnai un an après, pour celle du droit. Je jouissais alors d'une santé parfaite, qui s'est maintenue longtemps, malgré les excès auxquels je me livrai. Comptant trop sur mes forces, je m'abandonnai de bonne heure aux femmes et aux plaisirs de la table. Ces plaisirs, goûtés journellement et sans mesure, auraient ruiné la santé la plus solide, tandis qu'ils semblaient consolider la mienne. Jusqu'en 1835, je n'éprouvai, pour toute incommodité, que quelques vomissemens qui venaient après des repas dans lesquels j'avais bu trop de vin, principalement du champagne. Au mois de juin de cette année, je fus atteint, pour la première fois, d'une gonorrhée qui se déclara cinq jours après m'y être exposé, et après huit jours d'orgies continuelles. Je fus traité par M. Ricord qui, pendant trois mois environ, me fit observer une diète presque absolue. Ce ne fut qu'après ce temps que je fis cesser l'écoulement, en prenant du cubèbe et du copahu, qui procurèrent deux ou trois fois des vomissemens. A peine guéri, je repris mes habitudes, jusqu'à ce qu'une semblable maladie eût exigé, huit mois après, de nouveaux soins. Cette fois, on me tira beaucoup de sang, et le copahu fut administré à fortes doses. Aussi la guérison ne se fit-elle pas long-temps attendre.

» C'est à peu près à cette époque que commença l'expiation de ma vie passée. D'abord ma bouche devint amère, surtout le matin, et bientôt il me vint des aphthes à l'intérieur des joues; mes gencives devinrent saignantes et mon haleine fétide. L'inflammation de la muqueuse de la bouche persista, malgré l'usage des gargarismes astringens. Croyant qu'elle pouvait être un effet du virus syphilitique, M. Andral me conseilla l'emploi du mercure. Ce médicament n'apporta aucun soulagement aux maux pour lesquels je le prenais ; mais il fixa mon attention sur l'estomac, dont les fonctions se dérangeaient de plus en plus. Des tiraillemens atroces de cet organe, que j'avais déjà ressentis deux ans auparavant, se manifestèrent de nouveau, surtout après avoir fumé plus qu'à mon ordinaire, et après avoir pris du lait froid entre mes repas. Cependant, au mois de septembre de l'année dernière, je pouvais me dire encore assez bien portant, si ce n'est que mes digestions étaient toujours pénibles, et que mon haleine continuait à être mauvaise. J'allai donc passer les deux mois de vacances à la campagne, chassant beaucoup et ne vivant que du produit de ma chasse. Déjà, depuis plusieurs mois, j'avais exclu le vin de mes repas, ou n'en buvais que très étendu d'eau.

» Cette privation n'empêcha pas qu'il ne me survînt tout à coup, durant le mois d'octobre, des douleurs d'estomac presque intolérables, qui se renouvelaient après les repas. Elles diminuèrent d'intensité au bout de quinze jours. Néanmoins, au mois de novembre, en rentrant à Paris, je me décidai à consulter un médecin. M. Bouillaud, auquel je m'adressai, crut que des cataplasmes émolliens sur le ventre et des lavemens me guériraient bientôt. Il n'en fut rien. M. Broussais me vit à son tour, et me déclara atteint, depuis un an, d'une gastrite chronique apyrétique. Je fus mis aussitôt aux sangsues, à la diète absolue et à l'eau de gomme. Un mois après, on me permit un peu de bouillon de poulet et de lait. Voilà ma seule nourriture pendant quatre mois. Le printemps arrivé, et ma maladie ne diminuant point par ce traitement, je partis de Paris pour le Béarn, mon pays natal. Là, un de mes amis, jeune médecin de la faculté de Paris, me donna ses soins, et me les a continués jusqu'à ce jour, avec plusieurs de ses confrères. Voici, en peu de mots, le résultat de mon séjour dans ce pays, depuis le mois de mai dernier. A mon arrivée, j'étais tellement affaibli, tellement maigre, que tous mes parens et amis ne me donnèrent que peu de jours à vivre. Un médecin m'ordonna cependant encore vingt sangsues à l'épigastre, qui manquèrent de m'achever. D'autres, plus réservés, me permirent du lait avec de la fécule, et plus tard du bouillon de veau ou de poulet. On m'ordonna l'Eau-Bonne en boisson, et, tout récemment, j'ai été la prendre à sa source. Le médecin inspecteur de cet établissement m'assura que je n'avais autre chose qu'une gastralgie, et, tout en me prédisant une guérison prochaine, il me conseilla la lecture de votre ouvrage. Encouragé par les faits que vous avez rapportés, j'ai pris des alimens plus substantiels, et dans un mois et demi je suis parvenu à acquérir le même embonpoint que j'avais avant de me soumettre au traitement antiphlogistique. Mais il me reste un malaise indéfinissable durant mes digestions, surtout quand j'ai beaucoup mangé; je suis encore gêné par la constipation et tourmenté par les vents, dont l'émission soulage cependant mes souffrances : quoique je sois et aie toujours été sans fièvre, mon sommeil est agité, et, ce qui m'incommode le plus, j'ai toujours l'haleine fétide.

» Voilà l'exposé de mon état et de ce que j'a fait depuis plusieurs années. Plaise au ciel que vous trouviez un remède plus efficace que tous ceux qui m'ont été administrés jusqu'ici! J'attends votre réponse avec la plus vive impatience; je m'estimerais mille fois heureux si elle me donnait les moyens de recouvrer ma santé, et de retourner à Paris finir mon droit. »

Ce malade étant en voie de guérison, la réponse à lui faire n'était pas difficile. Il n'avait plus besoin que de continuer le régime substantiel dont il faisait usage, en mangeant toutefois avec plus de réserve, et de rassurer complètement son moral, qui n'était pas encore tout à fait tranquille. C'est ce que nous lui avons conseillé, et nous ne doutons pas que les vœux qu'il faisait à la fin de sa lettre ne se soient bientôt accomplis.

Quoi qu'il en soit, l'empire que les stimulans exercent sur la production des névroses gastro-intestinales étant reconnu et constaté par des milliers de faits comme le précédent, on aura de la peine à croire que des médecins, d'ailleurs très instruits, en fassent un usage habituel dans le traitement de ces névroses. On nous a pourtant communiqué une multitude de consultations dans lesquelles cette médication était ordonnée. Et le sous-nitrate de bismuth, que l'on prodigue tant aujourd'hui, ne possède-t-il pas une vertu excitante? Combattre les gastro-entéralgies avec des stimulans, c'est, fort souvent du moins, faire de la médecine homœopathique sans s'en douter. *Similia similibus curentur.* Il n'y aurait pas grand mal, si on ne donnait ces médicamens qu'aux doses insignifiantes des homœopathes; mais on les donne aux doses ordinaires, qui manquent rarement d'exaspérer la maladie. On peut même affirmer, sans craindre d'être démenti par l'expérience, que les excitans sont plus nuisibles dans les névroses des organes digestifs que dans les inflammations chroniques de ces organes. Il n'y a pas quinze jours qu'on est venu nous demander des avis pour un gastralgique hémorrhoïdaire, auquel un célèbre médecin avait ordonné, je ne sais dans quel but, une préparation ammoniacale, qui a occasionné une violente hémorrhagie des intestins, et conduit ce malade dans une position dont il ne se relevera pas. Si les aromates, tels que la camomille, la menthe, la mélisse, l'anis, etc., que l'on emploie journellement contre la gastro-entéralgie flatulente, soulagent quelquefois, en faisant rendre des vents, ils augmentent presque toujours l'état nerveux qui les produit, et disposent ainsi à en avoir davantage. Ce sont des palliatifs qui, en remédiant momentanément à un symptôme, perpétuent le fond de la maladie. Les gaz n'étant que l'effet d'une névrose gastrique, ne réclament d'autre traitement que celui qui convient à cette névrose. Qu'on donne des stimulans, si l'on veut, dans les maladies nerveuses dont le principal siège est hors du canal digestif; mais, au nom de la science et de l'humanité, nous protestons de toutes nos forces contre la tendance que l'on montre aujourd'hui à les substituer aux antiphlogistiques, pour en faire la médication générale des névroses de ce canal. Lors même qu'elles sont atoniques, la vive sensibilité qui les accompagne doit faire rejeter les médicamens de ce genre, parce que leur application immédiate sur l'endroit affecté peut les ramener à l'état aigu. Nous ne contestons nullement les succès que l'on dit avoir obtenus des stimulans; mais ils n'ont produit, sous nos yeux, qu'un petit nombre d'améliorations momentanées et aucune guérison définitive : ils ont, au contraire, sensiblement aggravé la maladie dans la très grande majorité des cas où nous les avons vu administrer. Aussi pensons-nous qu'on ne devrait avoir recours à ces moyens perturbateurs qu'après avoir épuisé tous les moyens rationnels, et seulement dans les circonstances, très rares, où la vie des malades serait menacée. Ne vaut-il pas mieux abandonner à la nature une maladie qui n'offre aucun danger, que de s'exposer à l'aggraver par des médicamens ? Cette conduite est d'autant plus sage que les névroses gastriques peuvent s'user à la longue, et disparaître spontanément, après avoir résisté à tous les secours de l'art.

Il n'y a que deux névroses gastriques dans lesquelles l'usage intérieur des stimulans ne soit point dangereux ; ce sont l'anesthésie et la paralysie du canal digestif. Mais ces états morbides sont extrêmement rares : loin d'être abolie, la sensibilité de ce canal est trop vive dans la presque totalité de ses névroses, sans en excepter celles qui sont atoniques ; elle est même d'autant plus exaltée que la faiblesse est plus grande. Celse a cependant fait mention de la paralysie de l'estomac. Il la traitait avec des frictions, des douches froides, des bains de rivière et des alimens froids (1). Avicenne (2), Sennert (3), Sauvages (4), etc., en ont égale-

(1) *De re med.*, lib. 4, cap. 5.
(2) Lib. 3, fen. 13, tract. 1, cap. 16.
(3) *Pract.*, lib. 3, part. I, sect. 3, cap. 13.
(4) *Nos. mét.*, clas. 7.

ment parlé, et Piquer, qui en a vu plusieurs exemples, dit qu'elle peut succéder à la cardialgie (1). Quoi qu'il en soit, si le traitement de Celse, qui est très rationnel, était insuffisant pour ranimer la sensibilité du principal organe digestif et rétablir ses fonctions, il ne pourrait y avoir que des avantages à employer une médication plus énergique.

Ce que nous venons de dire des stimulans s'applique aux vomitifs et aux purgatifs, qui ne manquent presque jamais non plus d'aggraver l'état des gastralgiques auxquels on les prescrit, comme nous avons pu nous en convaincre dans plusieurs occasions. Les embarras gastriques et les plénitudes saburrales, qui compliquent souvent les névroses des premières voies, paraissent indiquer l'usage des évacuans; mais nous avons déjà dit que l'abstinence plus ou moins complète faisait ordinairement disparaître ces complications en peu de jours. Ce n'est que dans les circonstances, très rares, où elle ne suffit pas pour atteindre ce but que l'on peut donner un léger minoratif, tel que la magnésie ou l'huile de ricin; ces substances ne sont même pas toujours sans inconvénient, car elles ont manifestement exaspéré la gastralgie de plusieurs individus auxquels nous les avions conseillées. L'expérience des anciens et sa propre

(1) *Prax. med.*

observation ayant appris à Comparetti que les purgatifs étaient plus souvent nuisibles qu'avantageux dans la maladie nerveuse qu'il a décrite, il recommande aussi une grande circonspection dans leur emploi, et donne la préférence à l'infusion de rhubarbe. Cette infusion, dit-il, préparée à froid, réussit presque toujours mieux que les pilules composées de son extrait et de tant d'autres substances qu'on y fait entrer. *Formula simplicissima rhabarbari, in aqua frigida infusi, plerumque melius satisfecit votis, quam pilulæ ex eodem rheo, aliisque tam variis et innumeris rebus compositæ* (1). « Si les praticiens, dit Johnson, connaissaient mieux les maux occasionnés par les cathartiques dans la dyspepsie et l'hypocondrie, ils épargneraient plus qu'ils ne le font leur calomel le soir et leur médecine noire le matin. » Ce médecin fait observer, avec raison, que l'humeur qui semble nécessiter les évacuans n'est, pour l'ordinaire, que le produit d'une sécrétion vicieuse du foie et des premières voies, et que le véritable traitement ne consiste pas dans l'usage des vomitifs et des purgatifs, qui, loin de la diminuer, l'augmentent presque toujours, mais dans le régime et les autres moyens propres à guérir la névrose dont cette sécrétion n'est que l'effet. Reconnaissant néanmoins des cas où il peut être nécessaire de tenir le ventre libre,

(1) Pag. 271.

et même de débarrasser le canal digestif des matières qui le surchargent, il conseille les évacuans en poudre, ou en extrait, et à dose assez légère pour ne produire qu'une selle de matières liées, regardant les déjections claires et aqueuses comme nuisibles. A ce conseil, il ajoute, après Lorry et Dehaen, le précepte d'associer les narcotiques aux purgatifs, au moins pour les circonstances où la sensibilité gastro-intestinale est vivement exaltée.

XXXVIII. Nous n'aurions rien à ajouter à ce que nous avons dit des révulsifs dans le traitement des gastro-entéralgies, si nous ne désirions rappeler les opinions de quelques observateurs sur ce genre de médication, et faire quelques réflexions critiques sur l'usage qu'on en fait de nos jours. Comparetti, que l'on ne saurait trop citer, pense que les vésicatoires nuisent aux sujets dont l'action nerveuse est exquise et mobile, parce qu'ils les stimulent trop vivement; mais il les croit utiles aux personnes chez lesquelles cette action est lente et difficile à émouvoir. *Quemadmodum ratio et experimentum monuit, cantharides nervis illis nocere quibus exquisita vis est, aut perniciosissimus motus, aut cita hujus perturbatio succedit, cum vim ipsam nerveam nimis eædem stimulent; sic aliis, quibus vis et actio aut segnis, aut difficilis est, non parum conducere, visum fuit* (1). Selon

(1) Pag. 281.

Lorry, les exutoires sont nuisibles quand la maladie est simple ou sans matière, *sine materia*, et avantageux lorsqu'elle se trouve compliquée d'un vice humoral. En parlant de la cardialgie, Selle dit avoir obtenu de bons effets d'un vésicatoire saupoudré de camphre, et appliqué sur la région épigastrique (1). Fondé sur quelques succès, Mahot le conseille aussi pour les cas où la douleur ne cède pas à sa potion opiacée (2). Mais ce médecin ne s'est occupé que de la crampe d'estomac qui, étant plus mobile que les autres névroses de cet organe, est moins difficile à enlever.

Quoi qu'il en soit, notre expérience nous autorise à répéter qu'on fait une part beaucoup trop large aux moyens de cette nature, et qu'il y a peu de cas où ils ne soient pas nuisibles. Au lieu de révulser l'affection nerveuse des premières voies, les vésicatoires, les cautères, les sétons et les *moxas*, tournent presque toujours à son profit, et l'entretiennent; souvent même, ils irritent à tel point qu'ils ne peuvent être supportés. La pommade et l'emplâtre stibiés, dont plusieurs médecins abusent maintenant, et que Johnson préfère au vésicatoire, n'ont d'autres avantages sur lui que de produire une moindre irritation, et ne nous paraissent pas non

(1) *Med. clin.*, tome 2, pag. 444.

(2) *Ouvrage cité.*

plus mériter la confiance qu'on leur accorde. Il est vrai que nous les avons rarement ordonnés ; mais l'exaspération qu'ils avaient occasionnée chez un grand nombre de gastralgiques qui sont venus nous consulter, nous ont convaincu de leurs mauvais effets.

Suivant nous, les révulsifs actifs et les exutoires devraient être réservés pour les circonstances dans lesquelles un principe rhumatismal, arthritique, dartreux, psorique, etc., serait la cause évidente de la maladie. Dans tout autre cas, si l'on juge à propos d'opérer une révulsion, la prudence veut que l'on se borne aux ventouses, qui ont l'immense avantage de ne faire aucun mal. Quoiqu'on ne puisse pas citer beaucoup de succès de leur application dans les gastro-entéralgies, peut-être parce qu'on les néglige trop de nos jours, il en existe cependant quelques uns dans les fastes de l'art. Amatus Lusitanus rapporte deux faits où de violentes douleurs de coliques cédèrent comme par enchantement à l'application des ventouses sur l'abdomen (1). On trouve un exemple semblable parmi les observations communiquées à Rivière (2), et cet auteur reproduit un passage de Galien, dans lequel il est dit qu'une ventouse appliquée sur

(1) *Cent. 5, curat. 41, et paulo post.*

(2) *Observ. communicat.* Obs. 13., pag. 578.

l'estomac enlève promptement les douleurs de cet organe. *Docet Galenus, cucurbitulam ventriculo admotam illius dolores citissime resolvere, incantamenti instar* (1). Arétée appliquait les ventouses à la région du foie pour soulager les angoisses des hypocondriaques, et à la région ombilicale pour calmer les coliques (2). Hippocrate, Celse, Paul d'Ægine, Cœlius Aurelianus, Alexandre de Tralles, et une foule d'autres médecins de l'antiquité, les recommandaient aussi dans les névroses de la tête, du thorax, et surtout dans celles du bas-ventre.

INUTILITÉ DES MÉDICAMENS.

XXXIX. Nous avons exposé les différentes médications dont on peut faire usage dans les névroses des premières voies, et distingué, autant qu'il nous a été possible, les diverses circonstances dans lesquelles chacune de ces médications devait être employée. Il nous reste maintenant une tâche à remplir; c'est de développer, et de présenter sous un seul coup d'œil, ce que nous avons eu l'occasion de faire entrevoir en différens endroits sur l'inutilité des médicamens dans un grand nombre de ces maladies. Ce point de thérapeutique nous

(1) *Laz. Rivrii opera*, pag. 280.
(2) Lib. 2, cap. 5.

paraît d'une si grande importance, que nous ne craignons pas de nous livrer à quelques répétitions, pour lui donner toute l'étendue qu'il mérite.

Quoique nous ayons rappelé la plupart des substances pharmaceutiques conseillées par les auteurs, et que l'on pourrait être obligé de mettre en usage, nous nous en abstenons très-souvent dans notre pratique, et, lorsque nous en prescrivons, nous choisissons toujours les plus simples; encore avons-nous la précaution de recommander aux malades d'en suspendre l'emploi, s'ils s'apercevaient qu'elles fussent nuisibles. Cette recommandation est fondée sur ce que les lésions de la sensibilité du canal digestif sont sujettes à tant de variétés et d'anomalies, que chaque individu peut être modifié à sa manière par le même médicament. De là vient que l'on ne saurait en prévoir les effets ni, par conséquent, mettre trop de réserve dans leur administration. C'est ce qui nous a rendu très-circonspect sur le traitement médicinal des gastralgies et des entéralgies : l'habitude que nous avons de les observer nous a même donné l'intime conviction qu'il y a beaucoup de cas où ce traitement n'est pas nécessaire.

« Les remèdes vraiment efficaces, dit Johnson, sont en petit nombre, et donnent lieu à un contraste frappant avec les formes et les effets innombrables du mal pour lequel on les prescrit. Je crois même qu'il y a plus de danger que d'utilité dans ce fatras de médicamens que les dyspeptiques prennent avec courage une fois que leur estomac a de la peine à digérer. On s'expose donc à commettre une grave erreur en recourant à la pharmacie, lorsque les nerfs du ventricule et du foie sont irrités, les fonctions de ces organes désordonnées, leurs sécrétions altérées, et les alimens mal supportés. Au lieu d'employer des purgatifs ou d'autres médicamens, on doit alors simplifier et régler la nourriture; car c'est sur le régime que repose la principale espérance de guérison. »

Il est vrai que certains malades n'apprécient le talent du médecin que par les remèdes qu'il ordonne, et qu'ils vont demander d'autres avis, si vous ne leur prescrivez aucune substance pharmaceutique; mais nous ne pensons pas que ce soit une raison pour leur faire prendre des médicamens qui pourraient aggraver leur état : laissez-les plutôt consulter des confrères, et votre conscience médicale, qui a bien son prix, sera tranquille. Nous ne pouvons approuver non plus la conduite de ceux qui trompent ces malades, en leur prescrivant des substances inertes; ce charlatanisme nous paraît au dessous d'un médecin qui se respecte et qui sent la dignité de son art. On ne sait pas d'ailleurs si la substance qu'on croit inerte, et qui le serait effectivement pour tout autre cas, ne ferait pas de mal dans la sensibilité morbide des premières voies. Une chose certaine, c'est que les moyens les moins actifs, ceux même dont l'innocuité ne semble pas douteuse, peuvent cependant l'agacer. C'est ainsi que nous avons vu les pâtes de guimauve et de jujubes, qui ne sont certainement pas douées d'une grande énergie, nuire à des personnes qui étaient atteintes de cette sensibilité. Une cuillerée de sirop de guimauve, que l'on croirait bien innocente, occasionnait de violentes douleurs d'estomac à la femme dont l'observation est consignée dans la page 25 de ce *Supplément*.

Hunault, dont la dissertation sur les vapeurs (1) n'est pas sans mérite, les a divisées en deux classes : l'une est composée des vapeurs qui ne font que déranger, que tracasser la santé des personnes qu'elles affectent, et l'autre de celles qui constituent de véritables maladies. On peut adopter cette division pour les gastro-entéralgies, d'où émanent la plupart des vapeurs, comme Cheyne (2) et beaucoup d'autres médecins l'ont remarqué. Sous le rapport de leur thérapeutique, les névroses des premières voies se partagent effectivement en deux catégories : l'une comprend les

(1) *Dissertation sur les vapeurs*, Paris, 1837.

(2) *The english malady*, London, 1755.

cas dans lesquels il faut avoir recours aux médicamens, et l'autre ceux où il vaut mieux s'en dispenser.

On conçoit facilement la nécessité de les mettre à contribution lorsque ces névroses s'accompagnent de véritables douleurs, d'oppressions ou de vertiges intenses et souvent répétés, de fréquentes syncopes, de convulsions et de spasmes violens, d'une grande difficulté à digérer, de vomissemens, d'insomnies opiniâtres, d'une constipation rebelle, ou de tout autre phénomène effrayant. Quoique le danger de ces symptômes soit plus apparent que réel, et qu'ils aient très-rarement des suites fâcheuses, la première chose à faire, c'est de les calmer avec les moyens médicinaux que nous avons indiqués.

Il est facile de comprendre aussi que les médicamens ne sont point nécessaires, quand les gastro-entéralgies ne se manifestent que par un appétit déréglé, des sensations bizarres dans l'estomac et les intestins, de simples pesanteurs à la région épigastrique, des anxiétés et des malaises non douloureux dans cette partie, des flatuosités, des borborygmes, des gonflemens indolens de l'abdomen, des bâillemens et des assoupissemens, des tintemens d'oreilles, des pulsations et des tressaillemens passagers, des craintes chimériques, de l'ennui, de la tristesse, du découragement, de l'irritabilité physique et morale. On peut, en un mot, se passer de médications toutes les fois que les névroses gastriques ne présentent aucun symptôme grave. Une chose certaine, du moins, et constatée par des centaines de faits, qui se sont passés sous nos yeux, c'est que l'absence des agens provocateurs, une nourriture convenable et prise avec mesure, la sécurité de l'esprit, un exercice modéré et des distractions agréables, suffisent ordinairement pour faire disparaître ces légères affections nerveuses.

On dira peut-être qu'il est souvent difficile d'éloigner les causes de la maladie, et cela est vrai ; mais cet éloignement ne peut s'obtenir par des formules médicinales : il est entièrement du ressort des lois hygiéniques. C'est dans l'hygiène, en effet, que l'on apprend à surmonter les chagrins, les contrariétés, la colère, les passions, etc., qui produisent une multitude de gastralgies ; à régler le régime, dont les fautes et les écarts en sont les causes très-fréquentes ; à se garantir de la grande chaleur, du froid rigoureux, des intempéries atmosphériques, auxquels on doit aussi en rapporter un grand nombre. C'est encore dans l'hygiène, et non dans la pharmacie, que l'on puise l'énergie morale propre à triompher des craintes et des inquiétudes imaginaires, qui contribuent si souvent à entretenir ces névroses. Les agens pharmaceutiques aideraient cependant à rassurer l'esprit, s'ils calmaient la lésion physique qui l'a troublé; mais on la calme bien mieux avec une alimentation appropriée à l'état des organes digestifs, que par des médicamens. Dans les cas même où l'on est obligé d'en faire usage, pour combattre des phénomènes sérieux, ils ne constituent que des secours accessoires et palliatifs; car le véritable traitement curatif des maladies qui nous occupent est tout entier dans l'hygiène, notamment dans la tranquillité morale et la diététique. Les personnes atteintes de névroses des premières voies guérissent souvent avec ces moyens hygiéniques seuls; elles ne guérissent jamais sans eux.

Mais, pour en retirer tous les avantages possibles, il est nécessaire de se conformer scrupuleusement aux préceptes de l'hygiène. La sensibilité morbide des premières voies étant très-facile à émouvoir, les plus légères infractions à ces préceptes peuvent l'aggraver, et en retarder la guérison définitive. Ce sont même là les principales causes de la durée des gastro-entéralgies, et des rechutes qu'elles présentent si souvent. Le moindre dérèglement des passions, une affection morale presque insignifiante, l'impression d'un air trop chaud ou trop froid, une médication à peu près inerte, suffisent pour prolonger les symptômes, et rappeler même ceux qui avaient disparu. Le même effet peut résulter de quelque faute de régime, ou d'une nourriture contraire à l'état des organes digestifs des malades. Placés entre trois écueils, les alimens indigestes, atoniques et stimulans, ils tombent souvent dans l'un ou dans l'autre; ils y tombent avec d'autant plus de facilité, qu'ils ne s'imaginent pas que les farineux, les substances grasses et mucilagineuses, les fruits crus et les acides, les mets épicés, le vin blanc, les spiritueux, etc., puissent leur faire du mal. La prolongation de leur maladie, ainsi que les nombreuses récidives qu'ils éprouvent, par l'usage de ces alimens, ou d'autres de même nature, attestent cependant qu'ils ne leur conviennent point, et qu'ils doivent être exclus de leur régime. Il y a des exceptions à cette règle générale; nous en parlerons bientôt.

Disons maintenant que les rechutes occasionnées par quelques violations des lois hygiéniques n'ont rien de sérieux, lorsque le médecin s'en fait une idée juste, et qu'il connaît le traitement qui leur convient. S'il faut peu de chose pour exaspérer la sensibilité morbide du canal digestif, il ne faut pas de grands moyens non plus pour remédier à cette exaspération. L'éloignement de la cause qui l'a produite, la suppression plus ou moins complète de la nourriture, et un régime convenable ensuite, ramènent ordinairement le calme dans un court espace de temps. C'est ce que nous avons observé, du moins, dans une infinité de circonstances. Ces exaspérations et ces récidives peuvent, au contraire, se prolonger indéfiniment, et devenir même fâcheuses, si le médecin les prend pour des phlegmasies chroniques de la muqueuse gastro-intestinale, et les traite par les antiphlogistiques. Nous avons vu plusieurs exemples de cette erreur, à l'époque où la doctrine physiologique était très-répandue (1). Un homme d'environ cinquante ans

(1) Veut-on connaître le jugement que l'un des Nestors de la médecine allemande a porté sur cette doctrine? Nous le trouvons dans le quatrième volume du recueil d'observations de Schmidtmann. En parlant des grands avantages qu'il obtint de l'émétique, dans une épidémie de fièvres nerveuses, qui avait régné à Oldendorf, au printemps de 1824, ce médecin s'exprime ainsi : « Quoique je connusse la nouvelle doctrine de M. Broussais, je n'en donnais pas moins courageusement l'émétique, persuadé qu'en prenant toutes les maladies pour des inflammations, et en plaçant leur siège dans l'estomac et les intestins grêles, cet auteur rêvait et avait des hallucinations, comme Brown et les autres fondateurs de systèmes. Les émétiques, qui, depuis Hippocrate jusqu'à nos jours, ont été donnés, avec succès, à des milliards d'individus, auraient fait, au contraire, un nombre incalculable de victimes, si les rêves et les hallucinations du médecin français avaient quelque fondement solide. On sait, en effet, pour peu qu'on ait de connaissance en médecine, que les émétiques sont de violens poisons dans les inflammations de l'estomac et du canal intestinal. Les hommes orgueilleux ne cesseront-ils jamais de se jouer de l'esprit humain! Toutefois les rêves pouvant enfanter quelque chose de bon, comme l'histoire le prouve, ceux de M. Broussais auront cet avantage, que beaucoup de médecins feront plus d'attention aux phlegmasies, évidentes ou obscures, et souvent méconnues, du tube digestif. » *Etsi nova doctrina Galli F. J. V.*

était convalescent d'une gastralgie hypocondriaque, lorsqu'il éprouva une rechute pour avoir mangé du fromage à la crême. On aura de la peine à croire qu'un médecin distingué n'ait vu d'autre moyen, pour le guérir, que de le soumettre, pendant six mois, à l'usage du petit-lait et d'un régime atonique sévère. Il n'y a cependant rien de plus vrai. Aussi le malade resta-t-il dans un état de langueur, de souffrances physiques et d'hypocondrie très-prononcées, jusqu'à ce qu'il vînt nous consulter, au mois d'avril 1829. L'alimentation substantielle que nous lui conseillâmes l'a rétabli en six semaines, et la guérison s'est si bien soute-

Broussaisii jam satis mihi innotuerat, intrepide nihilominus emetica exhibebam; ratus, quod auctor hujus doctrinæ paradoxæ contendens, omnes omnino morbos inflammatoriæ esse naturæ, focumque harum inflammationum continenter residere in ventriculo et intestinis tenuibus, non minus somniaverit et hallucinatus sit, quam Joannes Brown atque plurimi systematum conditores. Quantas clades patrassent innumera emetica, quæ ab Hippocratis inde temporibus a millenis medicis ægrotis oblata sunt, et in casibus haud computandis salutifero cum effectu, si hæc figmenta inconcussum haberent fundamentum. Cuique enim artis gnaro notum est, quam venenosa et deleteria emetica in inflammatione ventriculi et intestinorum porrecta. Quando homines vani cessaturi sunt sanam illudere mentem humanam! Verumtamen, quia ex somniis aliquando aliquid boni emergit, quale historia contestatur, ex commentis Broussaisii id forsitan proficietur, quod multi medici inposterum attentionem magis convertant ad inflammationes, tam apertas quam clandestinas, aqualiculi et intestinorum, a non paucis tantopere posthabitas.

nue, qu'il n'a pas éprouvé le moindre retour de sa maladie.

Il y a des médecins qui conseillent aux gastralgiques de varier leurs alimens, de les essayer les uns après les autres, pour accoutumer l'estomac à tous ceux qu'on a l'habitude de prendre en bonne santé; mais nous voyons si souvent des névroses gastriques s'aggraver et récidiver par ces variations et ces essais, qu'il nous est impossible de les approuver. Comparetti ne les approuve pas non plus, puisqu'il accuse les changemens trop fréquens de nourriture de contribuer, autant que les excès de table et les alimens de mauvaise nature, à la production de ces névroses. *Copia nimia, et genus ciborum mali succi, nedum frequens eorumdem mutatio validas paullatim vires viscerum naturalium premit, infirmat, pervertit* (1). L'impossibilité de prendre telle substance alimentaire, sans en être plus ou moins incommodé, a lieu chez des personnes qui se portent bien, et, à plus forte raison, chez celles qui sont atteintes de la sensibilité morbide des premières voies. Aussi, avons-nous rencontré des gastralgiques qui regrettaient vivement d'avoir insisté sur l'ingestion d'alimens pour lesquels leur estomac avait de l'antipathie. Vouloir forcer cet organe à s'accommoder de toutes les substances alimentaires, c'est ex-

(1) Pag. 81.

poser les malades à de graves inconvéniens ; la nature n'obéit pas si facilement qu'on le croit aux ordres des médecins : il est souvent plus sage de respecter ses caprices, que de chercher à les vaincre.

Ce n'est pas que les gastralgiques doivent toujours prendre les mêmes alimens : ils peuvent, au contraire, les varier, pourvu qu'ils s'abstiennent de ceux qui leur sont évidemment nuisibles. Il faut même les changer lorsque, par une des bizarreries si communes aux maladies nerveuses des premières voies, les malades qui s'étaient bien trouvés de telle substance, ne la supportent plus ; mais ce n'est point une raison pour s'écarter de la classe des alimens le plus généralement utiles aux personnes atteintes de ces maladies : elle est assez nombreuse pour se prêter aux différentes modifications que l'on peut être obligé de faire subir au régime. On ne doit sortir de cette classe que quand, par l'effet d'une autre bizarrerie incompréhensible, les malades se trouvent mieux des substances indigestes, atoniques ou stimulantes, qui ne conviennent point à la plupart des individus affectés de névroses gastriques. A l'exception de ces cas, dans lesquels on est obligé de s'éloigner de la règle générale, pour obéir aux fantaisies de la nature, les gastralgiques ne doivent prendre que les alimens doux, légers et substantiels, dont nous leur avons conseillé l'usage ;

ils doivent insister long-temps sur ce régime, des mois et même des années entières, si la maladie date de loin, sous peine de la prolonger à l'infini, et d'éprouver des rechutes, qui retardent toujours la guérison définitive. « Les personnes, dit Johnson, qui ont échappé aux misères de la dyspepsie, et rendu à leur estomac son état naturel, au moyen d'une grande attention dans le régime, doivent prendre garde de l'abandonner trop tôt ; car rien n'est plus facile que de retomber dans cette maladie par des écarts de table. » On dira que nous insistons sur des minuties ; mais on nous les pardonnera, si l'on considère que le succès en dépend. Nous acquérons de plus en plus la certitude, du moins, que la plupart des guérisons ne sont dues qu'au régime, et qu'elles s'effectueraient sans le concours de la matière médicale. C'est cette certitude et la fâcheuse négligence que nous avons souvent l'occasion d'observer dans le choix et la quantité de la nourriture, qui nous ont suggéré les nouveaux développemens auxquels nous nous livrons, sans nous inquiéter du reproche que l'on pourrait nous faire de revenir sur la diététique. Nous la croyons tellement essentielle au salut des malades, que nous éprouvons le besoin de nous répéter, pour faire passer dans l'esprit de nos lecteurs la conviction que nous avons acquise sur ce point, et qui est partagée par le médecin anglais dont nous venons de citer un passage. « Le régime, dit encore Johnson, est la base du traitement des dyspepsies, sans lui il n'y a pas de guérison possible, et, dans les cas ordinaires, il suffit neuf fois sur dix. »

Telle est l'utilité du régime dans la thérapeutique des névroses gastro-intestinales, qu'il peut en guérir de très invétérées. C'est ainsi que nous avons rapporté des exemples de gastro-entéralgies dont la première atteinte remontait à plus de dix ans, et qui se sont complètement dissipées sous son influence. Lorsque ces maladies sont héréditaires, ou devenues constitutionnelles, c'est-à-dire lorsqu'elles ont pénétré si profondément dans le corps et l'esprit que le physique et le moral en sont pour ainsi dire imprégnés, et que l'on ne peut plus espérer de les détruire radicalement, la diététique a encore l'immense avantage de les pallier et de les rendre supportables. Que les individus qui sont affectés de la sensibilité morbide des premières voies, héréditaire ou acquise, cherchent à la corriger par un régime propre à fortifier le corps et l'esprit, et par tous les autres moyens que l'hygiène met à leur disposition; qu'ils évitent surtout les causes capables de porter cette sensibilité à un plus haut degré, de la faire passer à l'état de véritable maladie, et ils se garantiront des souffrances physiques et morales qui les menacent, ou ils n'en auront que de faibles atteintes. « C'est en changeant prudemment leur genre de vivre, dit Stahl, que les hypocondriaques éprouvent un soulagement stable. » *Hypocondriaci confirmati, nisi vitæ genere provido mutato, vix solamen stabile incommodi sui persentiunt* (1).

Il est vrai que ces individus ne digèrent pas si facilement que les autres, et qu'ils sont *nerveux* dans toute la force du terme; mais en se conformant aux préceptes que nous venons de leur donner, ils conservent leur fraîcheur, leurs forces, leur embonpoint, et paraissent bien portans. Cet état ne constitue donc pas une maladie proprement dite ; c'est plutôt une manière d'être particulière, une modification de l'existence, qui n'exclut point une santé passable, et n'empêche nullement de parcourir une longue carrière. La plupart des hypocondriaques de profession arrivent même à un grand âge; nous en avons connu plusieurs qui ont passé quatre-vingts ans. Il y a si peu de personnes, d'ailleurs, qui jouissent continuellement d'une santé parfaite, qu'ils devraient se trouver fort heureux, en comparaison de celles qui sont atteintes de lésions de tissus, ou de quelques autres maladies plus graves que leur névrose gastrique ; car elle est souvent si légère et si peu inquiétante, que ces hypocondriaques seraient à

(1) *Collegium casuale.*

peu près guéris, s'ils pouvaient oublier leur maladie. Il y en a même quelques uns chez lesquels l'affection physique, qui a donné lieu aux phénomènes moraux, s'est tellement effacée, que l'hypocondrie ne paraît plus consister que dans l'idée qu'ils ont d'être malades. Les distractions de tout genre, et surtout les occupations auxquelles ils sont accoutumés, peuvent leur faire perdre cette idée, et leur procurer une amélioration qui touche de bien près au rétablissement complet.

INCONVÉNIENS DES MÉDICATIONS.

XL. Les médicamens ne sont pas seulement superflus dans une foule de gastro-entéralgies, ils y sont encore nuisibles, ils pourraient même y devenir dangereux; et cela se concevrait aisément lors même que l'expérience ne le démontrerait pas. Supposons qu'un individu bien portant soit soumis à une médication quelconque, il ne tardera pas à être malade : qu'on lui mette, par exemple, force sangsues et cataplasmes sur la région épigastrique; qu'on l'inonde d'eau gommée ou de toute autre boisson de même nature, qu'on ne lui accorde qu'une petite quantité d'alimens maigres, et il sera bientôt affecté de l'atonie nerveuse du canal digestif. Donnez-lui, au contraire, du sous-nitrate de bismuth, du quinquina, de la valériane, de l'assafœtida, etc. ; appliquez-lui en outre un vésicatoire, ou tout autre irritant, sur l'épigastre, et ce canal, s'il ne s'enflamme pas, deviendra au moins le siège d'un violent éréthisme nerveux. Ce ne sont là que des suppositions; mais on observe tous les jours des faits qui en prouvent la justesse. On sait, en effet, que les gastro-entéralgies produites par l'usage inconsidéré des antiphlogistiques et des stimulans, sont très fréquentes. Nous avons déjà dit que le copahu et le cubèbe, entre autres, en occasionnaient un grand nombre, et nous en avons rencontré plusieurs exemples qui étaient évidemment dus à d'autres médicamens de ce genre, notamment au sulfate de quinine. Un homme d'environ cinquante-cinq ans, qui est venu nous consulter il y a peu de jours, est atteint d'une gastralgie invétérée, qu'il attribue à des doses énormes d'écorce du Pérou qu'on lui faisait prendre aux colonies, pour le guérir d'une fièvre intermittente.

Or, des médications qui sont capables de faire naître une affection nerveuse de l'estomac et des intestins, peuvent l'aggraver quand elle existe, et avec plus de facilité encore, par la raison que ces organes, étant déjà le siège d'une trop grande sensibilité, perçoivent plus vivement les agens médicinaux qui agissent sur eux. De là vient sans doute que certains médicamens, tels que les sédatifs, qui sont nécessaires lorsque l'excès de sensibilité va jusqu'à la douleur et qu'il y a des phénomènes sérieux, n'offrent plus la même utilité quand la névrose est devenue indolente ; car à cette époque de la maladie, comme chez les sujets où il n'y a jamais de douleurs ni d'autres symptômes graves, toutes les substances pharmaceutiques, de quelque nature qu'elles soient, l'entretiennent ou l'exaspèrent, sinon toujours, au moins dans beaucoup de circonstances. Il serait difficile de dire pourquoi les médications qui calment les névroses gastriques intenses, loin d'anéantir leur cause prochaine, la perpétuent fréquemment, et tendent ainsi à les renouveler ; en d'autres termes, il serait difficile de dire pourquoi les moyens qui pallient ces névroses ne les détruisent pas radicalement, et peuvent, au contraire, fomenter la sensibilité anormale qui en constitue le premier degré ; mais c'est un fait mille fois constaté, c'est un résultat de la pratique des observateurs de tous les pays et de tous les siècles ; on n'a qu'à lire leurs écrits pour acquérir la certitude que, dans les névroses gastriques, les agens médicinaux font souvent plus de mal que de bien ; que leur principal avantage ne consiste qu'à ramener ces névroses à leur état de bénignité ou d'indolence, quand elles s'en sont écartées, et qu'il n'appartient qu'au traitement hygiénique de les guérir d'une manière complète. On ne voit donc pas la nécessité, lorsque ce traitement suffit pour rétablir les malades, d'employer des médicamens qui nuisent à un grand nombre d'entre eux, et dont le moindre inconvénient est d'être superflus.

Si l'on objectait que la nourriture, sur laquelle nous comptons pour amener une guérison définitive, doit aussi perpétuer la susceptibilité du canal digestif et empêcher le rétablissement, nous répondrions que les substances alimentaires étant destinées à nourrir l'individu, indispensables même à l'entretien de la vie, et journellement en contact avec ce canal, depuis la naissance jusqu'à la mort, lui font éprouver des sensations bien différentes de celles qu'il perçoit des substances médicinales, qui ne sont employées que dans l'état de maladie, et à la présence desquelles il n'est point habitué. Pour exprimer notre idée en peu de mots, nous ajouterons que l'estomac et les intestins nerveusement affectés semblent doués d'une sensibilité attractive pour les alimens et répulsive pour les médicamens. Chose fâcheuse! au lieu de se conformer à cette indication de la nature, les sectateurs de la nouvelle école défendaient ce que l'estomac désire, et prodiguaient ce qu'il a en aversion; ils lui refusaient les alimens substantiels qu'il appète ardemment, et l'inondaient d'eau gommée pour laquelle il a une grande répugnance.

Quelle que soit, au surplus, la valeur de notre explication, les faits dont nous voulons parler se présentent journellement dans la pratique. Il y a certainement peu de médecins qui n'aient vu des gastro-entéralgies résister des années entières à un traitement médicinal, s'exaspérer même sous son empire, et se dissiper d'elles-mêmes après la cessation de ce traitement. La méthode antiphlogistique nous en a fourni une infinité d'exemples, comme on peut s'en convaincre par ceux que nous avons rapportés dans le *Traité sur les gastralgies* et dans ce *supplément*. Ils étaient si nombreux à l'époque où elle régnait d'une manière exclusive, qu'on peut dire, avec vérité, que cette méthode a créé et entretenu beaucoup plus de névroses gastro-intestinales qu'elle n'en a guéri, si toutefois elle en a guéri quelques unes. Plusieurs gastro-entéralgies, que l'on avait aggravées par des stimulans et des purgatifs, et qui ont disparu après les avoir abandonnés, se sont également offertes à notre observation depuis qu'on les a remis en usage, et les faits de ce genre s'observaient fréquemment, ainsi qu'on le verra tout à l'heure, dans les temps où ces médications étaient généralement suivies.

C'est dans cette catégorie qu'il faut placer la guérison prétendue extraordinaire et miraculeuse, qui a fait tant de bruit, en 1827, dans un pays voisin, et à l'occasion de laquelle le fanatisme aurait voulu renouveler les scènes de *Loudun* et de *Saint-*

Médard (1). Mademoiselle B......, âgée d'environ quinze ans, éprouvait une multitude de symptômes, dont on a sans doute exagéré l'importance et la gravité, afin de produire plus d'effet, mais au milieu desquels on distingue facilement une gastro-entéralgie hystérique, compliquée de scrofules qui, comme les névroses, peuvent disparaître par les efforts de la nature, après avoir résisté aux secours de l'art; ce que l'on voit principalement à l'âge où se trouvait cette jeune personne. Bref, la maladie faisant toujours des progrès, malgré les stimulans, les purgatifs et les fondans de toute espèce, prodigués depuis plusieurs années, les parens de la malade, de concert avec le curé de la paroisse, prirent la résolution de s'adresser au prince de Hohenlohe, par l'intermédiaire de l'évêque diocésain. Monseigneur promit ses bons offices; et, en attendant la réponse du prince, il conseilla des prières, des neuvaines, des messes, et d'autres actes de dévotion. Voulant que les heureux résultats qu'on attendait de ce nouveau traitement ne pussent être attribués à d'autres moyens, on eut la sage précaution de supprimer l'usage de tous les médicamens. La communion devait terminer les exercices de piété : elle eut lieu dans la chambre de la malade, en présence de la famille, des amis et d'autres

(1) *Notice d'une guérison extraordinaire obtenue par la prière*, F......, chez F.......-L......, P......, imprimeur de l'évêché.

personnes invitées à cette cérémonie. Peu d'instans après, les assistans se retirèrent dans une pièce voisine et se mirent à table. Mademoiselle B......, qui n'avait pu quitter le lit depuis plusieurs mois, se leva ensuite toute seule, fit une brillante toilette, alla rejoindre les convives et prendre part au festin. Qu'on se figure, si l'on peut, l'étonnement et la joie des témoins de cette scène ! On cria au miracle. Le fait fut imprimé, répandu avec profusion, proclamé en chaire, et malheur aux incrédules qui auraient été assez hardis pour manifester quelques doutes ! ils se seraient exposés, sinon au sort de l'infortuné *Urbain Grandier*, au moins à être anathématisés et à passer pour hérétiques. Ce qu'il y a de plus surprenant, c'est que le miracle soit attesté par cinq médecins, dont quatre ne manquent pas de connaissances et jouissent d'une réputation méritée. L'autre paraît avoir joué le rôle de compère de la ruse. Quoi qu'il en soit, le moral pouvant exercer un grand empire sur la guérison des maladies nerveuses, il est possible que l'imagination de mademoiselle B......., pleine de la confiance qu'on lui avait inspirée dans les secours de la religion, et fortement empreinte de l'espoir de guérir à l'aide de ces secours, n'ait pas été étrangère au mieux qu'elle éprouva ; mais on doit surtout l'attribuer à la suppression des nombreuses substances médicinales, qui entretenaient la maladie et empêchaient le rétablissement. Certes, nos confrères se seraient fait plus d'honneur en donnant cette explication, qui aurait dû se présenter naturellement à leur esprit, qu'en appuyant de leur autorité et de leur signature une jonglerie digne du quatorzième siècle. On aurait de la peine à la croire récente; on s'imaginerait difficilement qu'elle ait pu avoir lieu dans la patrie des Haller, des Zimmermann et des Tissot, si l'on ne savait pas que les disciples de Loyola habitent le canton où elle s'est passée (1)

Loin d'être extraordinaire et miraculeuse, cette

(1) La guérison de mademoiselle B..... s'est soutenue; mais ceux qui l'avaient attribuée à un miracle ont été cruellement mystifiés. L'esprit romanesque, l'imagination ardente et les passions vives, qui lui avaient fait outrager la religion par une jonglerie, l'ont portée à offenser la morale par un scandale. Lorsque sa santé fut rétablie, cette fille s'est fait enlever par un réfugié polonais, dont elle était éperdûment amoureuse. Ses parens coururent après elle, et la ramenèrent dans sa famille. On la maria ensuite à un jeune médecin d'un pays éloigné. Cette union n'empêchant point notre héroïne de soupirer après son Polonais, qui était alors à Paris, elle persuada à son mari que ses études médicales étaient incomplètes, et qu'il fallait les achever dans cette grande ville. Peu de temps après y être arrivée, elle s'empara des papiers et de l'argent de son mari, et disparut avec son ravisseur, qui n'était pas autorisé à résider dans la capitale. On a su qu'ils étaient passés en Amérique. Mais ce n'est pas tout: en prenant les papiers de son mari, elle leur substitua ceux de ce réfugié, et notre pauvre confrère, arrêté pour un Polonais séjournant à Paris sans permission, a été détenu jusqu'à ce que sa mésaventure fût éclaircie. Telle a été la conduite d'une femme dont on voulait faire une sainte.

guérison, dégagée des idées et des pratiques superstitieuses dont on l'a entourée, rentre dans la classe des choses les plus ordinaires et les plus naturelles. Les fastes de la médecine contiennent effectivement beaucoup de faits semblables. Lorry, qui vivait dans un temps où la polypharmacie était en grande vogue, a souvent vu que les médicamens, lors même qu'ils paraissaient administrés avec sagesse, retardaient la guérison de la mélancolie nerveuse, et qu'il suffisait d'en suspendre l'emploi, pour que les malades revinssent à la santé, bien qu'elle fût altérée depuis long-temps. *Nocent enim medicamenta quæcumque, et sæpius vidi ab iis etiam sapientissime institutis curationem morbi ita retardari, ut sublatis illis ægrotantes reconvalescerent penitus, quamquam diuturno tempore conflictati.*

Piquer, dont l'autorité est également d'un grand poids, signale aussi les mauvais effets que les médications peuvent avoir dans les névroses gastriques: il blâme surtout l'emploi des spiritueux, des teintures, des essences, des élixirs, de l'absinthe, de la menthe, de la camomille, et insiste plus particulièrement sur les dangers du poivre et de la moutarde en grains, que plusieurs médecins de son temps ne craignaient point de prescrire aux cardialgiques; ce qui prouve, soit dit en passant, que l'usage de la moutarde blanche, si répandu de nos jours, n'est pas nouveau. On ne sera pas étonné, du reste, de l'énergie avec laquelle Piquer repousse les stimulans, et même les toniques, si l'on considère qu'il exerçait la médecine dans un climat très-chaud, et sur des sujets à fibres sèches et irritables. S'il eût pratiqué dans des circonstances opposées, c'est-à-dire dans un pays humide, et sur des individus d'une constitution molle et apathique, il n'aurait probablement pas condamné ces médicamens en masse, sans distinction, ni d'une manière absolue, et il se serait sans doute abstenu des reproches, peut-être injustes, qu'il fait à quelques-uns de ses confrères, notamment à Dehaen. A cela près, l'Hippocrate espagnol donne de sages conseils aux personnes sujettes à la cardialgie; car il les engage à respirer un air pur et frais, à se garantir de l'ardeur du soleil, à se couvrir légèrement et à porter du linge mollet (1), à éviter les grandes agita-

(1) Ce conseil de porter du linge souple annonce que Piquer craignait les frottemens que du linge dur aurait fait éprouver à la peau. Lorry désapprouvait aussi les frictions. « Il ne faut pas, dit-il, frotter les hypocondres lorsque le siége de la névrose est à leur intérieur, attendu que ces frottemens pourraient occasionner des nausées, et faire vomir, comme l'a noté Galien. » *Prœterea quibus causa revera in hypocondriis habitat, frictio ipsam ad partem non instituenda est, nausea enim inde et vomitus timendi sunt, notante Galeno.* Ce que notre expérience nous avait appris sur les inconvéniens des frictions, était donc connu de Galien, de Pique et de Lorry, tant il est vrai que les médecins qui ne suivent d'autre guide que la nature sont toujours d'accord. C'est ainsi que la mé-

tions physiques et morales, à se nourrir d'alimens légers, doux et substantiels. La stricte observation de ces préceptes, ajoute-t-il, vaut infiniment mieux, dans cette maladie, que les secours, trop vantés, de la pharmacie. *Certe hæc omnia rite et religiose observare, in hoc morbo, plus valet, quam multiplex decantata pharmacorum farrago* (2).

Le témoignage de Lieutaud n'est pas moins favorable à notre opinion sur le traitement des névroses gastriques. Après avoir proposé une foule de remèdes contre l'affection hypocondriaque, ce médecin dit avec candeur, qu'il croirait trahir ses lumières et sa conscience, s'il laissait ignorer que beaucoup de malades, qui en avaient pris pendant long-temps, et de toutes les espèces, ont été enfin forcés de les abandonner tous, et que cette époque a été le commencement de leur convalescence. Un régime bien entendu, un exercice agréable et modéré, de la dissipation, et, surtout, l'éloignement des causes, ajoute Lieutaud, sont presque tout ce qui convient à cette maladie. Il l'a souvent combattue en donnant aux malades le conseil de MONTANUS : *Fuge medicos et medicamina;* conseil dont plusieurs se sont bien trouvés, principalement lors-

decine d'observation se perpétue de siècles en siècles, et qu'elle triomphe des systèmes qui cherchent à la renverser.

(2) *Praxis medica.*

qu'ils sont parvenus à rassurer leur imagination (1)

Le conseil que Montaigne a donné aux hypocondriaques de fuir les médecins et les apothicaires, et qui a été pris au sérieux et répété par des hommes graves, ne doit s'entendre que des médecins polypharmaques, dont tout le savoir consiste à ordonner des médicamens, ou des médecins à système, qui ne verraient dans l'hypocondrie qu'une inflammation de la muqueuse gastro-intestinale, et d'autres moyens à lui opposer que les antiphlogistiques. Si ce grand philosophe eût vécu de nos jours, il aurait sans doute fait une exception en faveur des médecins qui, s'abstenant de prescrire des médicamens lorsqu'ils sont superflus et qu'ils peuvent être nuisibles, connaissent toute l'importance du traitement hygiénique, et savent le rendre utile aux malades. Au lieu de conseiller aux hypocondriaques de fuir ces médecins, on doit les engager à leur demander des avis, et à les suivre. Malgré notre profond respect pour Montaigne, nous ne pouvons approuver le conseil qu'il leur a donné, qu'en le réduisant à sa juste valeur.

(1) *Précis de médecine pratique.*

CHAPITRE V.

NOUVELLES HISTOIRES PARTICULIÈRES DE GASTRALGIES ET D'ENTÉRALGIES.

Quoique les affections nerveuses des premières voies se rattachent à des principes généraux qui leur sont communs, elles diffèrent si fréquemment les unes des autres, qu'en les traitant on ne trouve, pour ainsi dire, que des individualités, et qu'il n'y a pas de maladies dans lesquelles ces principes doivent plus souvent fléchir devant les exceptions. De là la nécessité, pour faire connaître les gastro-entéralgies sous toutes leurs formes, d'en rapporter une multitude d'exemples. Chacun de ceux que nous publions fournit son contingent à la masse des connaissances que nous cherchons à réunir sur ces névroses. Les uns se distinguent par des symptômes particuliers et de nombreuses anomalies; d'autres par des revers que les médecins qui traitaient les malades avant nous ont éprouvés, et qui instruisent autant que les succès : tous justifient nos idées fondamentales sur la nature et le traitement des maladies qui font le sujet spécial de notre étude; tous concourent au perfectionnement de l'histoire de ces maladies, et, par conséquent, aux progrès de la science. Le premier est relatif aux gastro-entéralgies symptômatiques d'une affection rachidienne. Il remplira une lacune qu'on a remarquée dans la première édition de ce volume, et répondra au reproche bienveillant qu'on nous a fait de les avoir oubliées. Notre silence à leur égard venait de ce que nous n'en avions observé aucun exemple.

XXIe OBSERVATION.

M. D...., âgé de trente-quatre ans, d'un tempérament nerveux et lymphatique, accoutumé à faire des orgies, et surtout à abuser des plaisirs vénériens, jouissait cependant d'une bonne santé, lorsqu'il fut atteint, à trente-deux ans, de pesanteurs et de douleurs d'estomac, de difficultés à digérer et de tous les autres symptômes de la gastro-entéralgie la mieux caractérisée. Croyant qu'il avait une gastro-entérite chronique, on lui ordonna un traitement antiphlogistique rigoureux, et le malade, enchérissant encore sur l'ordonnance, consomma une immense quantité de limonade et d'eau de groseille, dans le but de se rafraîchir et de faire cesser la constipation à laquelle il attribuait tous ses maux. Consulté après dix-huit mois de ce traitement, nous trouvâmes M. D.... dans un état de dépérissement et de faiblesse très-avancé; son moral était vivement affecté, et il avait toujours mille peines à supporter les alimens maigres, qui composaient son régime. Il se plaignait, en outre, de fréquentes palpitations de cœur, et d'éprouver, par momens, un sentiment de constriction douloureuse, qui partait des deux côtés de la colonne dorsale, et venait aboutir à la région épigastrique, en suivant le trajet des nerfs intercostaux. Rien, du reste, n'annonçait une phlegmasie ou une lésion organique de l'estomac. Tout portait à croire, au contraire, que la maladie était purement nerveuse. La langue était blanche et épanouie, l'appétit bon, l'épigastre souple et indolent au toucher; il n'y avait jamais eu de vomissemens; le teint était clair, le sommeil parfait, et, à part les momens où le cœur battait avec violence, le pouls comme en santé.

Notre prescription se borna à rassurer l'imagination du malade, et à lui conseiller de passer graduellement à une nourriture substantielle. Une amélioration considérable suivit bientôt ce nouveau régime; en moins de deux mois, les fonctions digestives paraissaient rétablies ; les forces, l'embonpoint et le moral étaient presque revenus à leur état ordinaire. On aurait pu espérer une prochaine guérison complète sans l'état nerveux général, les palpitations de cœur et la sensation de serrement autour du thorax, qui se manifestaient encore par intervalles, et surtout à l'occasion de quelque affection morale. L'abus excessif qu'il faisait alors des pastilles de Vichy, ranima même la sensibilité de l'estomac, et troubla de nouveau les digestions.

Le mieux qui avait existé avant cette rechute, se rétablissait par la réduction des alimens et de plus grandes précautions dans le régime, quand M. D... fut pris de nouveaux symptômes, qui décelèrent l'origine de sa gastro-entéralgie : c'étaient une faiblesse remarquable et une grande diminution de la sensibilité des extrémités inférieures. Il pouvait marcher dans son appartement, mais il n'était pas solide sur ses jambes, et il lui semblait que ses pieds posaient sur du velours ou du coton (1) : on pou-

(1) Ce phénomène peut exister sans lésion de la moëlle épinière. Un hypocondriaque qui nous a consulté plusieurs fois, et chez lequel il n'existait aucun autre indice d'affection spinale, l'éprouvait après une longue course à pied ; mais le repos le faisait complètement disparaître. A moins de prétendre que la marche prolongée lui causait une irritation ou une congestion momentanée de la moëlle dorsale ou de ses enveloppes, il faudra admettre

vait lui pincer assez fortement la peau de ces parties sans qu'il en éprouvât une vive douleur. Cette faiblesse et cette anesthésie s'étendaient aux parties génitales et à l'anus; elles se propagèrent même, quoique à un moindre degré, jusqu'à l'épigastre et au milieu du dos. Lorsqu'on promenait les doigts et qu'on appuyait fortement le long des apophyses épineuses des vertèbres, le malade indiquait parfaitement le point où s'arrêtait l'anesthésie : c'était à la sixième vertèbre dorsale, et précisément à l'endroit d'où partait le sentiment de constriction que nous avons signalé.

Ces nouveaux symptômes ne nous laissèrent aucun doute sur la nature de la maladie; ils nous indiquaient évidemment une irritation de la moëlle épinière, et nous firent penser que la névrose gastro-intestinale en dépendait. Avant de commencer un nouveau traitement, nous désirâmes néanmoins appeler en consultation M. Ollivier (d'Angers), qui partagea entièrement notre avis, et proposa d'attaquer cette irritation avec les révulsifs. Des frictions de pommade stibiée furent donc faites et souvent renouvelées sur la colonne vertébrale; on introduisit dans l'anus, presque tous les soirs, un

que la sensation *veloutée* ou *cotonneuse* qu'il éprouvait aux pieds, était indépendante d'une lésion rachidienne. Les hypocondriaques et les hystériques sont sujets à tant de phénomènes bizarres, que celui-là était probablement de ce nombre.

suppositoire de beurre de cacao, dans lequel entraient de deux à quatre grains d'aloès, et on fit prendre, tous les trois à quatre jours, un cruchon d'eau de Pullna, qui produisait d'abondantes évacuations. On continua le régime analeptique, dont le malade se trouvait bien. Au bout de six semaines de ce traitement, la guérison était presque complète; il ne restait plus qu'un peu de faiblesse et d'anesthésie, qui n'empêchèrent point M. D.... de reprendre ses occupations habituelles, et qui se dissipèrent ensuite par des douches alcalines sur la colonne vertébrale.

Réflexions. L'affection nouvellement décrite par les médecins anglais et américains, sous le nom *d'irritation spinale*, et que M. Ollivier (d'Angers) (1) rattache, pour la plupart des cas, aux congestions de la moëlle épinière et de ses enveloppes, peut donner lieu à une multitude de symptômes nerveux, et notamment à ceux des gastro-entéralgies. On exagère cependant beaucoup aujourd'hui le nombre des névroses gastro-intestinales qui dépendent d'une irritation ou d'une congestion rachidienne. Selon nous, les véritables gastralgies sympathiques de cette irritation, ou de

(1) *Traité des maladies de la moëlle épinière*, 3me édition. Paris, 1837.

cette congestion, sont, au contraire, fort rares, puisque nous n'en avons vu qu'un seul exemple bien constaté, celui qu'on vient de lire. L'expérience de Piquer, Comparetti, Schmidtmann et Johnson, prouve également leur rareté; car ces médecins, qui ont fait une étude spéciale des névroses des premières voies, n'auraient pas gardé un silence absolu sur celles qui sont consécutives à une affection du rachis, si elles étaient aussi fréquentes qu'on le prétend de nos jours. La pratique de Schmidtmann en particulier fournit d'autres preuves à l'appui de notre opinion; ce sont les nombreux succès qu'il obtient de la noix vomique qui, loin de guérir les gastralgies sympathiques d'une affection de la moëlle épinière, les aggraverait nécessairement par l'action irritante qu'elle exerce sur cette moëlle. On objectera que l'irritation et les congestions spinales n'ont été connues que dans ces derniers temps, et qu'elles ont pu nous échapper, ainsi qu'à ces médecins; mais les nombreuses guérisons qu'ils obtenaient et que nous obtenons tous les jours sans employer aucun moyen propre à combattre cette irritation, ou ces congestions, prouvent qu'ils traitaient, et que nous traitons habituellement, des gastralgies idiopathiques et indépendantes de toute lésion rachidienne. On doit comprendre, en effet, que les moyens curatifs qui leur réussissaient et qui nous ont réussi jusqu'à ce jour, auraient échoué dans des gastralgies symptômatiques d'une affection du rachis, et que ces névroses secondaires exigent un traitement particulier, qui aggraverait celles qui sont essentielles. Le régime analeptique, qui fait cesser la plupart des gastro-entéralgies primitives, a été insuffisant pour guérir M. D...., parce que sa névrose des premières voies tenait à une irritation spinale; cette névrose n'a cédé qu'aux révulsifs, qui ont enlevé l'irritation qui la produisait. Si le siége de la maladie eût été dans le canal digestif au lieu d'être dans la moëlle épinière, les révulsifs, et surtout l'eau de Pullna, l'auraient aggravée, attendu que les purgatifs exaspèrent les gastralgies de ce genre; leur usage inconsidéré en est même une cause très-commune.

Il importe donc, pour ordonner un traitement convenable, de distinguer les gastralgies symptômatiques d'une affection rachidienne, quelque rares qu'elles soient, de celles qui sont idiopathiques. L'étude des causes de la maladie pourra fournir des renseignemens précieux pour établir cette distinction. Supposons que des symptômes gastralgiques se développent à la suite d'une contusion sur la colonne vertébrale, d'un effort supporté par elle, de l'habitude d'exercer le coït debout, etc., ce sera une forte présomption que ces symptômes viennent d'une affection spinale. C'est à cette dernière cause que l'on pouvait attribuer le fait ci-dessus exposé. Le retard et la suppression des règles ou des hémorrhoïdes, peuvent aussi, en produisant une congestion de la moëlle épinière, ou de ses enveloppes, donner lieu à des gastralgies symptômatiques, comme M. Ollivier (d'Angers) l'a observé chez plusieurs femmes. Lorsque de pareils antécédens manquent au diagnostic, on peut encore distinguer ces gastralgies par certains phénomènes qu'on ne rencontre pas dans les autres. Tels sont : 1° des fourmillemens, de la faiblesse et une diminution de la sensibilité des extrémités inférieures ; 2° une sorte de constriction circulaire de la poitrine, dont le point de départ est dans la colonne vertébrale, et qui vient se concentrer ensuite dans le creux de l'estomac ; 3° une douleur dorsale plus ou moins vive, que l'on augmente et que l'on fait quelquefois naître, par la pression exercée sur les apophyses épineuses des vertèbres, pression qui donne lieu à un redoublement momentané de tous les accidens. Cette douleur du dos, qui est d'une grande valeur pour le diagnostic des maladies que nous décrivons, ne doit pas être confondue avec celle qui se fait sentir dans la même partie, et qui vient d'une névralgie idiopathique de la paroi postérieure de l'estomac. Piquer a observé des faits de ce genre ; nous en avons également vu quelques-uns, et la preuve que la douleur avait alors son siège primitif dans le ventricule, c'est qu'elle a cédé à des médications appliquées immédiatement sur cet organe. A l'égard des lassitudes spontanées, des engourdissemens douloureux des membres, de l'intermittence, de la rémittence ou de la continuité de la douleur épigastrique et de quelques autres phénomènes, qu'on a attribués plus spécialement aux gastralgies dont nous parlons, ils se manifestent dans toutes les névroses des premières voies, et ne peuvent nullement servir à caractériser celles qui dépendent d'une lésion spinale.

Quoique le régime et les médications des gastro-entéralgies idiopathiques ne soient point à négliger dans celles qui résultent d'une affection rachidienne, leur principal traitement est celui de l'irritation ou de la congestion qui les occasionne. Il consiste dans les émissions sanguines locales, les frictions sèches et les applications de vésicatoires ou de pommade stibiée le long du rachis, les autres révulsifs sur des parties éloignées, les douches alkalines et les affusions froides sur le dos. On a obtenu des succès d'un emplâtre composé de parties égales de savon médicinal et d'extrait de belladone, et mis sur la douleur dorsale. Quant aux cautères, aux sétons et aux moxas, que l'on pourrait croire utiles, on a observé qu'ils entretenaient plutôt qu'ils ne combattaient l'irritation de la moelle épinière et de ses enveloppes. Mais nous renvoyons, pour plus de détails, à l'ouvrage de M. Ollivier (d'Angers), où ce traitement est bien décrit, et nous passons à un autre fait, qui nous paraît aussi digne de publicité.

XXIIe OBSERVATION.

M. de Q...., âgé de vingt-trois ans, d'une constitution nerveuse et sanguine, né d'un père qui a éprouvé deux fortes attaques de gastralgie, et sujet lui-même, depuis son enfance, à un appétit vorace, était atteint d'une affection dartreuse, qui se montrait sur différentes parties du corps, notamment à la face. Dans le courant de 1836, il consulta un médecin de Caen, où il faisait son droit. Sans tenir compte de la disposition que le consultant avait à une névrose gastrique, et ne voyant que des dartres à combattre, ce médecin ordonna force dépuratifs, et, tous les deux à trois jours, une bouteille d'eau de Sedlitz, qui produisait d'abondantes évacuations. L'éruption herpétique disparut; mais le système digestif s'irrita vivement; car il y eut des douleurs d'estomac et des intestins, de la fièvre, du dégoût de la nourriture, de la rougeur à la langue, etc. On eut alors recours aux antiphlogistiques, qui procurèrent une amélioration sensible : les douleurs gastro-intestinales se calmèrent, la fièvre cessa et l'appétit revint. La guérison n'était cependant pas complète : le malade éprouvait encore des malaises et des anxiétés à l'épigastre et dans l'abdomen; il avait mille peines à digérer le lait et les autres alimens maigres dont on lui permettait l'usage; il était constipé et venteux. Voyant qu'il ne se rétablissait pas et que ses forces et son embonpoint diminuaient, au contraire, d'une manière rapide, il retourna au sein de sa famille, dans l'arrondissement de Pont-l'Evêque.

On appela deux nouveaux médecins. Tout en déclarant que M. de Q.... avait une gastro-entéralgie, ils furent d'avis, d'un côté, de continuer les boissons et les alimens antiphlogistiques, et, de l'autre, de faire prendre du quinquina et du vin de Malaga. Ainsi que cela devait être, cette incohérente thérapeutique aggrava la maladie : la sensibilité du tube alimentaire s'accrut à tel point que l'ingestion des alimens produisait des angoisses inexprimables; le quinquina et le vin d'Espagne excitaient des spasmes douloureux, qui s'étendaient de l'abdomen à la gorge, comme dans un accès d'hystérie; la constipation était opiniâtre, le sommeil presque nul, la maigreur et la faiblesse effrayantes, l'esprit extrêmement affecté. Le malade, qui avait de l'appétit, était si minutieux sur le choix et la préparation de ses alimens, qu'il les apprêtait souvent lui-même. Que fit-on pour remédier à la pénible situation où on l'avait jeté? Au lieu de lui faire prendre des alimens plus substantiels, on diminua la quantité de ceux qu'il prenait, et, les digestions devenant de plus en plus laborieuses, on finit par les réduire à quelques tasses de lait de chèvre. M. de Q.... étant enfin arrivé au dernier degré du marasme et de l'hypochondrie, on lui conseilla les bains de mer. Dans son état d'exténuation, il était difficile de l'y conduire. Quoiqu'il n'en fût qu'à une distance de quatre lieues, on a été obligé de l'étendre sur un matelas et de le porter en brancard pendant les deux premières lieues; il fit les deux autres en voiture, mais toujours couché. Il lui aurait été impossible de faire la route autrement. C'est ainsi qu'il arriva à Trouville vers la fin de juillet 1837, traînant après lui sa chèvre nourricière.

Le lendemain de son arrivée, on essaya de le plonger dans la mer; mais il y éprouva un frisson et un spasme si violent, qu'on fut forcé de l'en retirer aussitôt et de le transporter dans son lit, où l'on eut beaucoup de peine à le réchauffer. Nous trouvant alors à Trouville, son père, qui était avec lui, et auquel nous avions donné des conseils pour sa dernière gastralgie, nous pria de le voir. Le récit qu'on vient de lire, la blancheur et l'épanouissement de la langue, la souplesse et l'indolence de la région épigastrique, la faiblesse et la lenteur du pouls, la fraîcheur du teint, la continuation de l'appétit, l'absence de la soif et la difficulté à digérer les liquides, nous firent bien penser qu'il n'avait aucune lésion organique, et que la maladie était purement nerveuse; mais nous n'en fûmes pas moins effrayé des suites qu'elle pouvait avoir : il était si maigre, si faible et si démoralisé, qu'un bon estomac nous semblait à peine suffisant pour qu'il pût revenir à la santé, et le sien paraissait en très-mauvais état. Ne désespérant cependant pas entièrement de le sauver, notre pronostic fut douteux pour la famille, mais rassurant pour le malade. Après avoir fait tous nos efforts pour relever son courage, et lui inspirer plus d'espérance que nous n'en avions, nous l'engageâmes à renoncer, pour le moment, aux bains de mer ainsi qu'au lait de chèvre, et à se nourrir avec de petites quantités d'alimens analeptiques; mais il avait une telle crainte de manger, que nous eûmes une peine infinie à lui faire adopter ce régime, et que ce ne fut qu'en tremblant qu'il prit des potages au gras, des œufs à la coque, des viandes rôties, du poisson léger, des légumes non farineux, des fruits cuits et de l'eau rougie avec le vin de Bordeaux : il lui arrivait même souvent de rejeter ce qu'il avait dans la bouche, n'osant pas l'avaler. Encouragé néanmoins par la facilité avec laquelle il supportait cette nourriture et par le mieux qu'il en éprouvait, il mangea ensuite avec un peu plus d'assurance, et ce jeune homme, qui pouvait à peine se tenir sur ses jambes auparavant, ne tarda point à faire des promenades à pied et à cheval, au grand étonnement des personnes qui, en le voyant arriver dans un état si pitoyable, ne lui avaient donné que peu de temps à vivre. L'amélioration continua, et fit même des progrès rapides; les forces et l'embonpoint revenaient à vue d'œil, et lorsque nous le quittâmes, au bout de quinze jours de son nouveau régime, il était en pleine convalescence, n'ayant plus besoin que de le continuer et de tranquilliser complètement son moral, pour arriver à une guérison parfaite. Il resta encore huit jours à Trouville, et alla ensuite avec ses parens, habiter un château près du Hâvre, sur les bords de la Seine.

Arrivé là, il se livra trop au plaisir de la chasse et aux jouissances de la table : oubliant la sobriété que nous lui avions prescrite, méprisant les conseils de ses parens, qui la lui rappelaient, et n'écoutant plus que son appétit, il prit une quantité d'alimens que sa famille évalua, sans exagération, à celle qu'auraient pu prendre deux individus en bonne santé. Chose remarquable! il n'eut cependant point d'indigestions complètes, ni de vomissemens; mais ces excès répétés n'en fatiguèrent pas moins son estomac, et amenèrent une rechute. Passant toujours d'un extrême à l'autre, il ne mangea presque plus, et nous écrivit d'aller le voir. Convaincu que notre visite aurait été insuffisante pour le maintenir dans la bonne voie, et qu'il avait besoin de rester quelque temps sous notre direction, nous lui répondîmes qu'il ferait mieux de se rendre à Paris. Il y vint avec son père à la fin d'octobre.

Quoiqu'il fût beaucoup moins malade qu'à l'époque où nous le vîmes pour la première fois, une partie des forces et de l'embonpoint qui lui étaient revenus à Trouville avait disparu; son moral était de nouveau vivement affecté, et il disait éprouver de grandes difficultés à digérer les potages au gras et au maigre, qui composaient alors toute sa nourriture. De nouvelles recherches minutieuses sur sa situation, et le palper le plus attentif, ne nous firent cependant découvrir aucune lésion de tissu, et nous confirmèrent, au contraire, dans notre opinion sur la nature purement nerveuse de la maladie. L'amélioration considérable qu'il avait éprouvée avant la rechute, en était d'ailleurs une preuve certaine. Persuadé que la plupart de ses souffrances venaient des gaz qui distendaient énormément son canal digestif, et que le mieux reviendrait s'il prenait hardiment, mais avec modération, une nourriture plus substantielle, nous insistâmes fortement sur la nécessité absolue de rassurer son esprit et de se soumettre à un régime plus convenable ; nous lui déclarâmes même que c'était là le seul moyen qu'il eût pour guérir, et qu'il ne se rétablirait point, s'il continuait à s'affecter et à refuser les alimens qui lui convenaient. Il promit de se conformer à ces préceptes ; mais il ne tint pas toujours parole. Dès qu'il éprouvait quelques malaises, qui résultaient souvent du défaut d'alimentation, il croyait avoir trop mangé, s'effrayait et n'osait plus se nourrir. Il était difficile de lui persuader que ces malaises inhérens à sa situation, ne devaient nullement l'inquiéter, et si nous parvenions quelquefois à lui faire prendre la résolution d'insister sur ce régime, elle ne durait pas longtemps ; il retombait bientôt dans le découragement et la crainte de manger. C'étaient presque tous les jours mêmes plaintes et mêmes frayeurs de sa part, mêmes efforts rassurans et mêmes exhortations de la nôtre. Nous avions d'autant plus de raisons d'insister pour qu'il se nourrît, qu'en l'invitant à dîner plusieurs fois, nous avions acquis la certitude qu'il pouvait digérer une quantité modérée d'alimens analeptiques, et qu'il s'en trouvait même parfaitement ; car il avait de grands malaises avant de se mettre à table, et se trouvait beaucoup mieux après le dîner. Eh bien ! malgré cette certitude, qui aurait dû tranquilliser son imagination, il continuait à s'affecter, et accourait fréquemment près de nous; tantôt pour nous montrer sa langue et savoir s'il pouvait manger, tantôt pour nous dire qu'il était menacé d'une indigestion, et nous demander ce qu'il fallait faire pour la prévenir. Jamais gastralgique n'a été plus difficile à diriger. Aussi resta-t-il trois mois dans le même état, avec des alternatives de mieux et de pire, ne reculant point, mais n'avançant pas non plus, se désolant de sa situation et désespérant son médecin. Il était persuadé que les dartres qu'on avait fait disparaître dans le commencement de sa maladie, désorganisaient son canal digestif, et cette persuasion l'inquiétait vivement. Pour le tranquilliser sur ce point, nous lui conseillâmes des frictions stibiées sur l'abdomen. Répétées plusieurs fois et longtemps entretenues, ces frictions ne lui firent, contre leur ordinaire, aucun mal, et contribuèrent peut-être à sa guérison ultérieure, soit en rassurant son moral, soit en produisant une révulsion sur la peau, qui était aride et terreuse.

Quoi qu'il en soit, l'état de M. de Q.... continuait à être stationnaire, lorsqu'il lui survint, en janvier 1838, une violente bronchite. Cette complication était d'autant plus fâcheuse que les boissons pectorales et le lait, qu'il essaya de prendre pour la combattre, lui causèrent des aigreurs, et aggravèrent tellement la névrose des premières voies, qu'on fut obligé de renoncer à leur emploi. L'opiniâtreté de l'affection thoracique nous ayant inquiété et fait craindre qu'il n'y eût des tubercules, nous demandâmes M. Chomel en consultation. Ce professeur partagea nos craintes sur la poitrine; mais l'état du canal digestif empêchant l'usage des adoucissans pectoraux, il ne vit d'autre parti à prendre non plus qu'à insister sur l'alimentation analeptique. Nous y ajoutâmes seulement, d'un commun accord, le sirop de lait d'ânesse, pour calmer la toux, qui était fatigante, et l'eau de Vichy, coupée avec une infusion de pissenlit, pour neutraliser les aigreurs. Ce sirop, dans lequel entre, comme on sait, l'hydrochlorate de morphine, arrêta la toux en peu de temps, et contribua probablement à calmer l'irritation nerveuse du tube alimentaire. Ce qu'il y a de certain, c'est qu'un mieux durable ne tarda point à s'établir. Il y eut bien encore des vacillations, des hauts et des bas, dans l'état physique et moral de notre jeune homme; mais ce mieux n'en continua pas moins à faire des progrès, malgré plusieurs imprudences, qui auraient pu l'entraver. C'est ainsi qu'en parcourant un jour les boulevarts, il entra chez tous les pâtissiers, et mangea plus de trente petits pâtés de toute espèce. Cette imprudence ne lui a causé d'autre incommodité que la peur d'une indigestion; ce qui prouvait que les fonctions digestives étaient rétablies. A la fin d'avril, son appétit était naturel, et il digérait parfaitement bien la quantité d'alimens qu'une personne prend en bonne santé; il avait repris toutes ses forces, et son embonpoint était, de son propre aveu, plus fort qu'il n'avait jamais été. La guérison aurait donc été complète, s'il n'eût pas conservé quelques craintes, comme celle d'avoir un cancer à l'estomac. C'était là un reste d'hypochondrie. Il quitta Paris dans la première quinzaine de mai, pour aller chez un oncle dans le département de l'Ain, et avec l'intention de voyager en Suisse. Ce voyage fortifia sa santé, qui était parfaite au mois d'octobre, lorsqu'il retourna chez ses parens. Nous avons eu plusieurs fois de ses nouvelles depuis cette époque, et nous savons qu'il se porte toujours bien, mieux même qu'avant le développement de sa névrose gastrique.

Réflexions. On a commis beaucoup de fautes dans le traitement de cette maladie. Essayons de les faire tourner au profit de la science et de l'humanité. La première était de faire prendre des irritans, tels que les dépuratifs et l'eau de Sedlitz à un individu disposé héréditairement à une gastralgie, et déjà atteint même du premier degré de cette névrose, comme le prouvait l'appétit vorace qui le tourmentait depuis son enfance. On rencontre souvent des dartres chez les gastralgiques; mais il est imprudent d'introduire des substances irritantes dans leur tube alimentaire pour combattre leur affection dartreuse : l'application immédiate de ces substances sur l'endroit affecté de névrose manque rarement de l'exaspérer. C'est ce qui est arrivé au jeune homme dont nous venons de rapporter l'observation, et à presque tous ceux qui se sont trouvés dans le même cas. Il est plus sage, en pareilles circonstances, de n'administrer les antiherpétiques qu'à l'extérieur, jusqu'à ce que la névrose du canal digestif soit assez complètement dissipée pour qu'il n'y ait plus de danger à les mettre en contact avec ce canal. Ce qui prouve d'ailleurs qu'il ne faut point se hâter de faire disparaître les dartres des gastralgiques, c'est que leurs souffrances gastro-intestinales sont, en général, d'autant plus fortes que l'éruption herpétique est moins apparente, et *vice versâ.* Il vaut donc mieux respecter jusqu'à un certain point cette éruption, qui ne peut donner aucune inquiétude, que de chercher à la guérir trop promptement par des moyens qui aggraveraient la névrose des premières voies. Si l'on veut ne pas exposer les malades à des accidens sérieux, on doit suivre cette conduite réservée dans les cas où l'on pourrait raisonnablement attribuer la gastralgie au vice herpétique, comme dans ceux où ce vice n'est qu'une complication.

Nous ferons remarquer ici que la plupart des

malades et quelques médecins eux-mêmes, font jouer un trop grand rôle aux dartres, à la gale, au rhumatisme, à la goutte, etc., dans la production des névroses. A les entendre, les nerfs ne souffriraient point s'ils n'étaient agacés, irrités et tourmentés par une cause matérielle qui s'est portée sur eux, et les différentes lésions de la sensibilité et de l'irritabilité émaneraient toujours des principes dartreux, psorique, rhumatismal, goutteux et autres. C'est ainsi qu'un célèbre professeur de nos jours enseigne que les gastralgies et les entéralgies ne sont autre chose qu'un rhumatisme de l'estomac et des intestins. Ces malades et ces médecins vont jusqu'à ne pas concevoir des maladies nerveuses sans une matière *peccante* qui les a produites et les entretient, comme si les nombreuses névroses occasionnées par des affections morales, des contentions d'esprit, un froid rigoureux, une chaleur excessive, l'abus des plaisirs vénériens, l'onanisme, etc., n'existaient pas par elles-mêmes, et indépendamment de toute cause humorale. On rit des homœopathes qui attribuent toutes les maladies au *virus* psorique, et on tombe dans le même ridicule en attribuant toutes les affections nerveuses à une cause de ce genre. Pour être fondé à soutenir qu'une lésion du système nerveux vient d'une pareille cause, il faut que la personne qui est affectée de cette lésion ait eu la gale, des dartres, un rhumatisme ou la goutte. Or, le plus grand nombre des gastralgiques n'en ont jamais éprouvé la moindre atteinte. Lors même que des affections cutanées ou rhumatismales et des maux de nerfs existent simultanément, on ne peut pas toujours affirmer que les premières ont engendré les seconds, attendu qu'elles peuvent les compliquer, sans en être la cause déterminante. On voit tous les jours deux maladies marcher ensemble, sans dépendre l'une de l'autre. Mais, pourra-t-on dire, l'amélioration d'une gastralgie par le développement d'une dartre ou d'un rhumatisme prouve évidemment que cette névrose est herpétique ou rhumatismale. Cela prouve que la nature a opéré, sur la peau ou le système fibro-musculaire, une révulsion qu'il ne faut point contrarier, et rien de plus. Loin de nous cependant la pensée que les vices dartreux, psorique, rhumatismal et arthritique, n'exercent aucun empire sur la production des maux de nerfs : nous savons, au contraire, qu'ils en créent un certain nombre ; les deux derniers surtout, lorsqu'ils se portent sur le canal digestif, peuvent y occasionner des névroses ou du moins des affections semblables aux névroses. Nous voudrions seulement faire sentir que l'opinion qui attribue à ces vices toutes les maladies nerveuses, est fort exagérée, et prévenir les inconvéniens qu'une semblable étiologie pourrait avoir dans la pratique. Car prétendre qu'elles dépendent constamment d'un principe matériel, c'est méconnaître leur origine dans les trois quarts des circonstances, et compromettre la santé des malades. On les traite mal, en effet, quand on ne connaît pas la cause de leur maladie.

Après cette digression, qui s'est présentée naturellement sous notre plume, nous revenons à la maladie de M. de Q.... La seconde faute qu'on a commise dans son traitement, c'est d'avoir continué l'usage des alimens et des tisanes antiphlogistiques lorsque l'irritation aiguë des premières voies fut dissipée, et surtout d'avoir donné en même temps du quinquina et du vin de Malaga. Prolongés au delà de toute nécessité et de toute mesure, ces alimens et ces tisanes débilitaient le malade, *attendrissaient* son canal digestif, et le disposaient ainsi à sentir plus vivement l'action irritante du quinquina et du vin d'Espagne. On ne doit donc pas être surpris que cette singulière thérapeutique, qui n'a pu être conçue que par des idées entièrement fausses sur la nature de la maladie, ait conduit le jeune homme à deux doigts de sa perte. Lui ordonner les bains de mer dans l'état d'épuisement complet où on l'avait réduit, était encore une faute grave, qui aurait inévitablement amené un résultat funeste, si on ne les avait pas interrompus. En fortifiant tout le corps, en calmant l'irritabilité générale, et en révulsant des organes digestifs vers la peau l'excès de sensibilité qui constitue les gastro-entéralgies, ces bains satisfont aux principales indications qu'on a à remplir dans leur traitement, et sont, en général, l'un des meilleurs auxiliaires du régime qu'on ait à leur opposer; mais pour en obtenir de si bons effets, il faut que le malade puisse les supporter, il faut qu'il ait assez de forces pour que la réaction s'opère promptement. S'il a de la peine à se réchauffer, s'il grelotte longtemps de froid, les bains de mer lui feront plus de mal que de bien; car, au lieu de ranimer l'organisme, ils l'affaibliront encore, et, loin d'appeler aux tégumens la sensibilité qui est concentrée sur le canal digestif, ils la refouleront de plus en plus vers ce canal; c'est à dire qu'au lieu de produire un mouvement d'expansion, qui est nécessaire pour la guérison des névroses gastriques, ils produiront un mouvement de concentration, qui ne peut que les aggraver. M. de Q.... nous a donné une preuve de ces mauvais résultats. Il en est, au reste, des bains de mer comme de tous les autres moyens : certains gastralgiques s'en trouvent plus mal, quoiqu'ils paraissent être dans les conditions les plus favorables pour les prendre avec succès.

Les fautes que nous venons de signaler doivent être imputées aux médecins qui ont traité notre jeune homme. Voyons maintenant celles qu'on ne peut attribuer qu'à lui-même. Les plus importantes sont les écarts de régime qu'il a commis après avoir quitté Trouville. Sans ces écarts, qui ont amené une rechute, il aurait été guéri huit mois plus tôt. Il est vrai que les nouvelles craintes de manger ou de ne pas manger, les terreurs paniques, les perplexités et les inquiétudes de toute espèce, dont il était assiégé, ont retardé sa guérison; mais c'étaient là des phénomènes inhérens à sa maladie, et qui n'auraient pu être surmontés que par une énergie morale plus forte que la sienne. L'oisiveté du malade contribua encore à prolonger sa gastralgie. Né avec de la fortune, il ne sentait pas le besoin du travail, et restait dans un désœuvrement complet; il s'occupait uniquement de son estomac, de ses digestions et de sa nourriture; il scrutait avec une attention minutieuse tout ce qui se passait dans ses organes digestifs, s'effrayait au moindre malaise qu'il y éprouvait, comme au bruit du plus léger borborygme; il ne pensait, en un mot, que par le ventre, et avait pour ainsi dire la tête engloutie dans cette cavité. Des travaux agréables et principalement l'étude du droit, qu'il avait commencée et que nous lui conseillâmes inutilement de reprendre, auraient absorbé ces idées *abdominales*, si nous pouvons nous servir de cette expression; ils auraient porté son attention sur d'autres objets, et contribué de cette manière à un plus prompt rétablissement.

Le sujet de l'observation suivante, que nous avons traité à la même époque, et qui était à peu près dans le même état, s'est rétabli en moins de six semaines, à dater du moment où nous lui avons donné des conseils, tandis que la guérison de M. de Q.... n'a eu lieu qu'au bout de huit mois. D'où vient cette différence? De ce que le premier a tranquillisé son moral, s'est conformé scrupuleusement au régime que nous lui avions ordonné, et a bientôt repris ses occupations habituelles; pendant que le second s'est toujours affecté, a commis des fautes de régime, soit en mangeant trop, soit en ne mangeant pas assez, et a passé son temps dans l'oisiveté. La comparaison de ces deux faits est un enseignement pour les gastralgiques : elle leur prouvera que la sécurité de l'esprit, la stricte observation du régime convenable, et la continuation ou la reprise de leurs travaux accoutumés, sont nécessaires à leur guérison.

XXIIIe OBSERVATION.

M. G..., âgé de vingt-deux ans, d'un tempérament nervoso-bilieux, d'une petite stature et d'une complexion délicate, cuisinier au café de

Paris, éprouva des pesanteurs et des douleurs d'estomac, des malaises et des anxiétés épigastriques, des difficultés à digérer, de la flatulence et une constipation opiniâtre. Quoique ce jeune homme n'eût point de fièvre, et qu'il conservât de l'appétit, le médecin qui le soignait crut sans doute qu'il avait une gastrite, car il lui ordonna plusieurs applications de sangsues à l'épigastre, l'eau de gomme et une alimentation maigre, prise en petite quantité. Les digestions devinrent de plus en plus pénibles, le moral s'affecta, la maigreur et la faiblesse se manifestèrent et firent des progrès rapides. Nonobstant ces mauvais effets du traitement antiphlogistique, on le continua pendant une année, au bout de laquelle le malade fut réduit dans un état voisin du marasme, et dans une profonde hypochondrie. Craignant que la vapeur du charbon ne lui fût nuisible, on l'envoya alors au sein de sa famille, dans un bourg du département du Calvados. Le médecin du pays, qu'on appela aussitôt après son arrivée, insista sur les débilitans, et lui fit appliquer, à la cuisse droite, un large vésicatoire, qui l'irritait prodigieusement et l'empêchait de marcher. Des personnes qui s'intéressaient à son sort, profitant de notre passage dans cette contrée, nous prièrent de lui donner des conseils. Nous le vîmes le 15 août 1837. L'appétit était bon, la langue blanche, large et épanouie, la région épigastrique souple et indolente au toucher ; mais le malade y éprouvait une sorte d'anéantissement, des palpitations momentanées et des angoisses pénibles, surtout pendant les digestions. Malgré l'état de langueur, physique et morale, où il se trouvait, il dormait bien, et son teint n'était point altéré.

D'après cet exposé, que nous avons réduit aux principaux symptômes, il était facile de reconnaître une gastro-entéralgie hypochondriaque, qui avait été entretenue et aggravée par l'abus des antiphlogistiques. Les indications à remplir n'étaient pas plus difficiles à saisir que le diagnostic. Il ne fallait que rassurer l'imagination effrayée du malade, lui conseiller de fermer son vésicatoire au plus vite, et de passer graduellement à une nourriture substantielle. C'est ce que nous fîmes, en lui donnant l'assurance d'une prompte guérison. Notre pronostic releva son courage, qui était abattu, et contribua beaucoup à son rétablissement. Un mieux sensible ne tarda point, en effet, à se manifester, et fit de tels progrès que M. G..... revint dans la capitale le 24 septembre suivant, assez bien portant pour reprendre ses fonctions au café de Paris. Jusqu'à ce jour, 15 avril 1839, il n'a éprouvé aucune rechute ; sa santé s'est, au contraire, complètement rétablie.

Réflexions. Ce fait n'offrant d'autre intérêt que celui d'un prompt rétablissement, sa publication aurait été superflue après tant d'autres de même nature, s'il n'était pas utile de faire remarquer l'influence que la force morale et l'amour du travail peuvent exercer sur la guérison des gastro-entéralgies. Sans fortune, mais plein de zèle pour le service de ses maîtres, et désespéré de ne pouvoir s'en acquitter, le jeune G.... fit tous ses efforts pour sortir de la pénible situation où il se trouvait. Dès que nous lui eûmes fait comprendre que sa guérison était dans ses mains, et qu'il reviendrait rapidement à la santé, s'il avait assez de force d'âme pour triompher des inévitables malaises qu'il éprouverait encore, il n'écouta plus que son ardeur pour le travail, et en moins de six semaines il fut en état de reprendre ses fonctions, qui complétèrent son rétablissement. Le même succès attend les gastralgiques qui imiteront son exemple. Les occupations auxquelles ils sont accoutumés constituent, en effet, l'un des meilleurs moyens qu'ils puissent employer pour revenir à une santé parfaite. Ils se trouvent bien des distractions d'un autre genre, notamment des voyages; mais ils ne guérissent radicalement qu'en reprenant leurs travaux habituels. C'est ce que nous avons éprouvé deux fois nous-même, et ce que nous avons observé chez un grand nombre d'autres individus. Lorsqu'on est atteint d'une violente névrose gastrique, on ne peut s'occuper de rien, tant on est absorbé par les souffrances physiques et morales qu'on éprouve. Il y aurait même, à cette époque, des inconvéniens à se roidir contre la maladie ; les efforts que l'on ferait pour en triompher l'irriteraient davantage : mieux vaut la supporter patiemment jusqu'à ce qu'elle ait diminué de violence. C'est alors qu'il est possible de revenir à ses occupations, et qu'il faut vaincre les difficultés que l'on pourrait rencontrer encore ; car, on ne saurait trop le répéter, le retour au genre de vie auquel on est accoutumé, joint à la ferme volonté de guérir, est ce qui contribue le plus à détruire les restes des gastro-entéralgies. Ces restes n'étant plus, dans beaucoup de cas, que des habitudes vicieuses du système nerveux, une fois que le moral a repris le dessus, et que le travail a remplacé l'oisiveté, le rétablissement ne tarde point à s'accomplir.

XXIVe OBSERVATION.

Cette intéressante observation, rédigée par le malade lui-même, nous est parvenue au commencement de juin 1835.

« J'ai trente-huit ans, une bonne constitution et un caractère gai. J'appartiens à des parens sains et robustes. Ma mère, âgée de soixante-quinze ans, a ressenti, dans le cours de sa vie, trois ou quatre crampes nerveuses de l'estomac. J'habite le département de ...., aux pieds des montagnes. Passionné pour la chasse, j'ai fait maintes courses forcées, et conservé souvent l'humidité aux pieds tout le jour. Etant au service, j'ai fait de l'escrime pendant six ans avec passion. Sujet dans mon enfance aux hémorrhagies nasales, elles ont disparu à l'âge de douze ans, et n'ont point été remplacées par un autre flux sanguin. Je n'ai jamais fait usage de boissons alcooliques. Fort jeune, et avant la puberté, je me livrai à l'onanisme; une fois cette habitude contractée, je l'ai conservée longtemps.

» J'ai ressenti la première affection de l'estomac à l'âge de dix-neuf ans, à la suite d'un repas copieux. C'était une crampe nerveuse, qui céda à une potion calmante. Pendant mes études à T....., j'ai eu la gale. Saignée du bras, bains tièdes, tisane, frictions avec la pommade citrine. Cette affection disparut.

» J'ai servi huit ans dans la cavalerie, où j'entrai à l'âge de vingt ans. Les veilles passées étant de service m'ont toujours été nuisibles, tandis que l'équitation me faisait le plus grand bien. A l'âge de vingt et un ans, je fus atteint d'une inflammation de bas-ventre, qui dura près d'un mois et céda au régime antiphlogistique. Quatre ans après, je commençai à sentir du trouble dans mes digestions. Je l'attribuai à la fréquence des nuits passées au corps de garde; car le lendemain j'éprouvais toujours du malaise, et ne reprenais ma santé qu'après avoir passé au moins une nuit dans mon lit.

» A vingt-deux ans, je reçus un coup de fleuret dans l'œil, pour lequel on m'ordonna un régime antiphlogistique sévère, des émissions sanguines, générales et locales, plusieurs fois répétées. M. Régent, ayant été enfin consulté, me donna une pommade qui me guérit.

» En février 1821, mes digestions devinrent si laborieuses et mes crampes d'estomac si violentes, que j'entrai dans l'hôpital de la Maison du Roi, où j'étais visité tous les matins par M. Sue. On m'ordonna des frictions sur l'épigastre et entre les épaules, et une potion éthérée. A l'aide de cette potion, mes crampes disparaissaient comme par enchantement; mais elles se reproduisaient le lendemain. On m'appliqua des ventouses sèches et scarifiées. Quinze jours s'étaient à peine écoulés, lorsque je ressentis, pour la première fois de ma vie, une douleur sourde sous le talon droit. On y mit des sangsues et des cataplasmes émolliens, et on me fit prendre des bains tièdes, qui augmentaient la douleur. Uniquement occupé de mon pied, mes digestions se firent mieux et les crampes devinrent plus rares. Est-ce parce que l'affection de l'estomac fut momentanément déplacée ? Je l'ignore.

» Cette douleur ne cédant point, après deux mois d'un traitement émollient, M. Aumont, qui me traitait alors, me demanda si j'avais eu quelque affection syphilitique. Je lui répondis qu'après m'y être exposé, j'avais éprouvé une légère écorchure entre le gland et le prépuce, et qu'il m'était survenu, à l'endroit écorché, quatre ou cinq petites excroissances. J'ajoutai que le chirurgien major du régiment les avait enlevées avec des ciseaux, et qu'il avait ensuite saupoudré cette partie avec du calomel, m'assurant, du reste, que ce mal n'était que local. Convaincu par là que mon affection sous-plantaire était due à la présence de la syphilis, M. Aumont me fit subir un traitement antivénérien. Près de trois mois s'étant passés sans obtenir de mieux, je me déterminai à consulter MM. Culerier et Boyer, qui furent unanimes pour me dire que je faisais un traitement pour la maladie à venir. Mais ayant fait observer à ce dernier que mon estomac digérait mieux, il me répondit que le sirop de salsepareille, pris chaque matin, avait tonifié cet organe. Au reste, ces deux praticiens furent d'avis que je prisse des bains de Barèges ou de Bourbonne. Je partis pour ce dernier endroit en août 1821. Quinze bains et autant de douches suffirent pour faire disparaître cette affection rhumatismale. J'y restai néanmoins deux mois et n'en sortis qu'après avoir pris cinquante-huit bains, presque autant de douches et bu trois verres d'eau par jour. Je rentrai dans mon pays natal bien portant, et je donnai ma démission du service militaire.

» Ma santé se fortifiait de plus en plus, j'avais même repris mes habitudes de chasse, lorsque soumis à l'influence d'une affection morale très vive, mes crampes nerveuses et les difficultés des digestions se reproduisirent. C'était en 1823. On m'ordonna, pendant près de quatre mois, le régime antiphlogistique le plus sévère, et on me fit appliquer maintes fois les sangsues, soit à l'épigastre, soit au siége. Mes forces diminuèrent à vue d'œil et une maigreur sensible succéda à un embonpoint ordinaire. Je ne pouvais plus faire deux cents pas sans être fatigué. J'abandonnai une partie de ce traitement, et je pris quelques légers toniques, à l'aide desquels mes forces revinrent un peu. Mais, soit par l'effet du régime antiphlogistique, auquel je ne renonçai pas entièrement, soit parce que l'affection morale dont je viens de parler et que je n'ai pu vaincre tout à fait qu'en 1826, continuait à agir sur moi, mon mal devint chronique, et depuis cette époque, c'est à dire depuis 1823, jusqu'à ce jour, je n'ai pas passé quinze jours de suite sans éprouver des troubles dans mes digestions.

» En 1827, j'ai ressenti pour la première fois, à l'articulation du pied gauche, une douleur rhumatismale, qui n'était cependant pas plus forte que celle fixée au dessous du talon, et dont j'ai déjà parlé. Quoique je l'éprouve de temps en temps, elle ne m'empêche point de marcher; seulement elle se reproduit avec plus d'intensité lorsque l'atmosphère est chargée d'humidité. Cette affection paraît indépendante de celle de l'estomac.

» En 1828, sans cause connue, si ce n'est l'influence du printemps, toujours nuisible pour moi, je fus saisi, pendant trois ou quatre jours, de crampes à l'estomac beaucoup plus fortes qu'à l'ordinaire. Ces crampes firent place tout à coup à une fièvre cérébrale, qui me conduisit aux portes du tombeau. Le régime antiphlogistique et les évacuations sanguines furent mis en usage inutilement. Enfin, le septième jour, ne pouvant plus supporter cette douleur de tête, qui était cependant sans délire, on me donna une potion de lait d'amandes et de sirop diacode. La douleur fut immédiatement calmée, et le lendemain j'entrai en convalescence.

» En novembre 1831, à la suite d'un refroidissement, je ressentis dans les intestins des coliques et du spasme que je n'avais jamais éprouvés; car jusque là mon mal d'estomac n'avait point dépassé cet organe, bien que je fusse toujours constipé. Chose singulière! pendant que je souffrais dans les intestins mes digestions stomacales se faisaient beaucoup mieux. On me prescrivit encore les antiphlogistiques, mais je n'éprouvai d'amélioration qu'en prenant des lavemens de têtes de pavots. Ces coliques cédèrent enfin à une alimentation légèrement tonique. Mais depuis cette époque le mal s'est étendu et les intestins participent plus ou moins à l'état morbide de l'estomac.

» En avril 1832, nouvelles coliques, vertiges, envies de vomir, vibrations dans tout mon corps, battemens insupportables dans les oreilles, surtout étant couché. Traitement antiphlogistique et sangsues au siége. L'émission sanguine calma un instant ces battemens, qui se reproduisirent le lendemain. Le spasme des intestins ne perdit pas de son intensité. Cette affection finit cependant par céder au régime légèrement tonique.

» J'ai parcouru divers établissemens d'eaux thermales. Les bains d'Ussat calmèrent l'éréthisme nerveux. Les eaux ferrugineuses réveillent mes crampes d'estomac. Les eaux sulphureuses sont un poison pour moi.

» Voici ce que j'éprouve aujourd'hui : digestions fort pénibles; pendant qu'elle s'opèrent, tristesse et abattement. Si je parle, augmentation des souffrances. Des gaz inodores se dégagent pendant ce travail pénible. Constipation, au point de n'aller à la selle que tous les quatre à cinq jours, et d'éprouver une légère colique avant chaque évacuation. Borborygmes, surtout pendant la nuit. Lorsque, après le repas, je me sens affecté de quelque légère colique, je n'en suis point fâché, parce que mon estomac se trouve alors plus libre et paraît dégagé de son état morbide; mais à peine la douleur du ventre est-elle passée, que cet organe reprend tout son malaise. Langue dans l'état naturel, ainsi que la région épigastrique, qui n'est pas douloureuse au toucher; point de fièvre. Appétit variable, rarement nul, souvent plus fort qu'en bonne santé, et je digère alors plus mal. Fréquemment, avant de manger, douleur à l'estomac, qui disparaît par l'ingestion des alimens. Ceux qui sont préparés au sucre passent mieux que les autres. Tantôt le vin rouge étendu d'eau est supporté; tantôt il ne l'est pas. Le vin blanc me fait un mal affreux. Je ne suis jamais altéré. L'eau trop fraîche de nos montagnes m'est nuisible. Je suis sans cesse occupé du soin de mes alimens. Enfin, douleur passagère et lassitude dans les membres, tristesse, mélancolie, dégoût de la vie. Les variations de l'atmosphère, si subites et si fréquentes dans ce pays, retentissent toujours sur mon tube digestif. L'exaspération nerveuse est devenue telle, que la potion dite antispasmodique, qui calmait autre fois mes crampes, les augmente maintenant. L'eau de fleurs d'oranger m'est aussi contraire.

» Il m'arrive souvent de passer de cet état chronique à un état de surexcitation, et alors mon sommeil, ordinairement bon , est sans cesse interrompu. Salivation abondante, crachotemens continuels (1), bâillemens; urine tantôt claire et tantôt épaisse. Vibrations dans tout mon corps. A peine couché, battemens extraordinaires dans mes oreilles. Envies de vomir. Alors, diète lactée , eau de gomme en boisson, point de viande, si ce n'est quelques pieds de veau bouillis. A cette surexcitation succède toujours l'atonie , et je le sens par le dégoût que m'inspire le régime antiphlogistique. Le laitage , par exemple , qui , depuis mon enfance , m'a toujours convenu, et qui constitue

(1) Lorsque la salive conserve son alcalinité naturelle, cette expuition devient nuisible en privant les digestions d'un suc qui leur est nécessaire pour qu'elles se fassent bien , et en épuisant les malades. Les pertes abondantes de ce suc peuvent occasionner des gastralgies et, à plus forte raison , les entretenir. On éviterait ces inconvéniens en avalant la salive au lieu de l'expulser au dehors. Mais quand elle est devenue acide , il vaut mieux la rejeter, parce qu'elle serait plus défavorable qu'avantageuse à l'assimilation des alimens, et que sa présence dans l'estomac et les intestins exaspérerait leur névrose, de la même manière que les autres acides.

la base de ma nourriture, me déplaît dans ces momens. L'odeur des alimens substantiels, que mon estomac n'appète pas pendant que la surexcitation prédomine, m'est agréable quand l'atonie est survenue.

» Telle est mon existence depuis nombre d'années. Je passe ma vie dans la faiblesse du système nerveux, ou dans l'éréthisme de ce système.

» Mon alimentation habituelle se compose de beaucoup de laitage, de viandes blanches bouillies ou rôties, mais principalement bouillies; de quelques œufs frais, de peu ou point de ragoûts, de vin très étendu d'eau; de quelques toniques, tels que le café de chicorée après le repas, l'élixir de Garus, l'extrait de genièvre, quelquefois du chocolat. Mais ces toniques, continués trois ou quatre jours, finissent par me nuire.

» On m'a fait, sur la région épigastrique, des frictions stibiées, qui m'ont causé de l'altération et des coliques. Un emplâtre de thériaque et d'opium a été appliqué sur la même région sans succès. L'eau de Seltz, pure ou coupée avec de l'eau ordinaire, m'a été nuisible. Il est vrai que je l'essayai dans la période d'éréthisme nerveux. J'espérai enfin qu'avec de la patience et du temps mon estomac reviendrait à son état normal. Je m'aperçois que mon mal fait, au contraire, des progrès quotidiens. L'amaigrissement, insensible d'abord, est très apparent aujourd'hui. Rien ne peut me distraire de l'attention que je porte sur l'organe affecté, principalement après les repas. Le travail intellectuel m'est si pénible que j'ai eu une peine incroyable à rédiger cet exposé de ma situation. Je l'ai fait toutefois sans la participation d'un homme de l'art.

» Deux médecins consultés récemment à T...., MM. D..... et V..... ont reconnu, chez moi, une affection rhumatismale chronique, dont le siége est dans l'estomac. Le premier la nomme une névralgie gastro-intestinale; le second une gastralgie. Ces deux praticiens sont d'accord pour que je prenne quelques bains doux, tels que ceux d'Ussat ou de Saint-Sauveur; mais ils diffèrent sur les autres moyens à employer. M. D..... veut que tous les mois j'applique six ou huit sangsues au fondement et que je fasse usage des bains de fumigation simple, dans la vue de produire une sueur abondante. Il me conseille encore de provoquer quelques évacuations intestinales, tantôt avec du calomel et tantôt avec de la marmelade de Tronchin, où du souffre mêlé au miel de Narbonne. M. V..... m'ordonne deux pilules par jour, composées d'extrait d'aconit napel et d'oxyde de bismuh, en commençant par quatre grains et en augmentant progressivement la quantité de la première substance seulement, jusqu'à ce que je sois arrivé à la dose de soixante-quatre grains, à laquelle je devrais m'arrêter. Avant de commencer l'usage de quelques uns de ces moyens, j'attendrai les conseils que je vous prie de me donner. »

Jamais une affection nerveuse des premières voies n'a été plus facile à reconnaître que celle qui fait le sujet de l'observation qu'on vient de lire; les caractères de cette affection y sont si nettement dessinés, qu'elle devait sauter, pour ainsi dire, aux yeux de tout le monde. Les détails précis dans lesquels le malade est entré, tant sur les symptômes et les sensations qu'il éprouvait, que sur les effets des différens moyens dont il avait fait usage, peuvent même jeter quelques traits de lumière dans l'esprit des médecins qui n'ont pas encore des idées justes sur les gastro-entéralgies. Qu'ils se donnent la peine de réfléchir mûrement sur ce fait, et ils pourront concevoir enfin la nature de ces névroses. Il serait difficile du moins d'en voir de mieux caractérisées. Si les praticiens distingués de T....... qui ont été consultés pour cette maladie, l'avaient mieux comprise, ils se seraient bornés aux dénominations de gastralgie et de névralgie gastro-intestinale, qu'ils lui ont données, sans ajouter que c'était un rhumatisme de l'estomac. Selon nous, ils ont pris un effet pour la cause. On ne peut raisonnablement soutenir que des gastro-entéralgies sont des rhumatismes du canal digestif que dans les cas où des douleurs rhumatismales de quelques autres parties ont précédé l'affection de ce canal. Or, c'est précisément le contraire qui a eu lieu chez le sujet qui nous occupe. Les crampes d'estomac, qui étaient héréditaires, puisque la mère du malade en avait été atteinte, et les difficultés à digérer, qui survinrent bientôt après, s'étaient manifestées plusieurs années avant l'apparion de la douleur sous le talon et à la jointure du pied. On doit remarquer, en outre, que les souffrances dont l'estomac et les intestins étaient le siège, ne ressemblaient point à celles qui résultent ordinairement d'un rhumatisme de ces organes. C'étaient des crampes et des coliques passagères, des digestions pénibles, des flatuosités, de la constipation, de l'hypocondrie, des alternatives d'irritation et d'atonie, et d'autres symptômes éminemment nerveux; tandis que le principal caractère d'une affection rhumatismale des premières voies est une douleur constante et plus ou moins vive de ces parties. Telles sont les considérations qui nous ont fait penser que la douleur qui avait eu lieu sous le talon et à l'articulation du pied, et qui ne s'était accompagnée d'aucun gonflement inflammatoire, n'avait été autre chose qu'une névralgie sympathique de la sensibilité morbide du tube alimentaire. Ce qu'il y a de certain, c'est que cette sensibilité occasionne souvent de pareilles douleurs, et quelquefois même sans être aussi évidente qu'elle l'était chez notre malade.

Mais, pourra-t-on dire, la preuve que la douleur sous-plantaire était rhumatismale, c'est qu'elle s'est dissipée en prenant des douches et des bains de Bourbonne, qui sont réputés efficaces contre ce genre d'affections. Cette preuve ne nous paraît point convaincante. Nous pensons plutôt que la douleur a disparu parce que la gastralgie qui la produisait sympathiquement, s'est améliorée par le voyage, le changement d'air et de régime, et peut-être aussi par l'usage de l'eau thermale. Il arrive souvent, d'ailleurs, que des souffrances de cette nature disparaissent spontanément, sans que la névrose gastrique qui les occasionne soit guérie, pour revenir plus tard au même endroit, ou dans quelque autre région ; et c'est ce qui a eu lieu chez notre malade, qui a été pris ensuite d'une semblable douleur à la jointure du pied. Nous l'avons déjà dit, on est trop disposé aujourd'hui à attribuer les gastralgies et les phénomènes sympathiques qui en dépendent, au vice rhumatismal. C'est une erreur que l'on substitue à celle des médecins qui les attribuaient à une inflammation. Si ces névroses étaient aussi fréquemment qu'on le dit de nature rhumatismale, elles guériraient souvent, comme les rhumatismes, par les saignées, les sudorifiques, les révulsifs, les bains sulphureux, etc., tandis que ces moyens les aggravent, au contraire, presque toujours; elles empireraient sous l'influence des réfrigerans, pris à l'intérieur, ou appliqués sur la peau, pendant que cette médication contribue fréquemment à les guérir. Ce n'est pas un rhumatisme du canal alimentaire, mais bien une névrose pure de ce canal, que l'on fait cesser par des affusions d'eau froide, selon la méthode de M. Récamier (1). Est-ce que le froid, qui est une cause puissante de rhumatismes, guérirait celui de l'estomac et des intestins? Il n'y a que les homœopathes qui osent dire que les maladies guérissent par les causes qui les ont produites. Nous admettons l'existence des gastralgies rhumatismales; mais nous pensons qu'elles sont rares, en comparaison des gastralgies essentiellement nerveuses.

Quoi qu'il en soit, notre opinion étiologique étant différente de celle de nos confrères de T....., nous ne pouvions pas être d'accord avec eux sur le traitement. Aussi avons-nous formellement

(1) Il est à notre connaissance que cette méthode, qui consiste à se mettre au lit après chaque affusion et à manger immédiatement des côtelettes de mouton ou du bifteck, a réussi chez quelques malades; mais nous avons vu des cas aussi où elle a complètement échoué. Ce traitement, que l'on prodigue sans distinction, n'est pas plus efficace que les autres; il peut guérir lorsqu'on l'ordonne à propos, et aggraver la maladie quand on le prescrit à contre temps.

désapprouvé les bains de vapeur conseillés par M. D....., parce que nous savons qu'ils nuisent à la plupart des gastralgiques qui en font usage. La marmelade de Tronchin et le calomel, ordonnés par le même praticien, n'auraient pas fait grand mal, si on ne les eût pris qu'à des distances éloignées, et seulement pour amener une selle, qu'on n'aurait pu obtenir par des moyens innocens; mais souvent répétés ils auraient aggravé la maladie, comme le font tous les purgatifs, et même les laxatifs les plus doux. Le soufre mêlé au miel de Narbonne pouvait être encore plus nuisible, car nous l'avons vu aggraver considérablement la situation de plusieurs gastralgiques, auxquels on l'avait fait prendre, pour combattre une complication dartreuse. Le malade avait remarqué, d'ailleurs, que les eaux sulfureuses étaient un poison pour lui, et c'était une forte raison pour s'abstenir de tout médicament de ce genre. Quant aux pilules d'extrait d'aconit et d'oxyde de bismuth, prescrites par M. V....., nous les aurions peut-être approuvées, si nous avions eu affaire à une gastralgie aiguë, et accompagnée de spasmes violens ou de fortes douleurs; mais dans l'état chronique et presque indolent où elle était parvenue, ces pilules antispasmodiques n'étaient plus indiquées, et elles auraient pu nuire, à cause de la vertu excitante du bismuth.

En rejetant ces médications, nous espérions obtenir du succès par le régime, dont les médecins de T... ne s'étaient point occupés, et qui constitue pourtant le principal moyen curatif des névroses du canal alimentaire. Il peut même les guérir seul, surtout lorsqu'elles ne s'accompagnent d'aucun symptôme sérieux, et que la lésion de la sensibilité et de l'irritabilité dans laquelle elles consistent, se borne à une grande impressionnabilité de ce canal et à une mobilité excessive de ses fonctions, et c'était précisément le cas de l'individu qui nous occupe, du moins à l'époque où il nous a consulté. Or, l'expérience de nos prédécesseurs, et notre propre observation, nous ayant convaincu que l'alimentation tonique est le meilleur moyen à employer pour arrêter ce désordre de la sensibilité gastro-intestinale et la ramener à son état naturel, nous avons conseillé au malade d'abandonner le lait, qui était alors sa principale nourriture ; de renoncer aussi à l'élixir de Garus et à l'extrait de genièvre, qu'il prenait pour des toniques, mais qui sont de véritables stimulans, et de passer à des alimens substantiels, notamment aux viandes succulentes. Nous lui recommandâmes toutefois de n'effectuer ce passage que par degrés, dans le crainte que l'estomac et les intestins ne pussent supporter cette nouvelle alimentation, s'il l'eût prise tout à coup, et afin qu'ils s'accoutumassent peu à peu à son contact. Il était encore de notre devoir de lui faire sentir la nécessité d'insister sur ce régime, nonobstant les exaspérations qui pourraient se manifester de nouveau, attendu que l'usage alternatif des toniques et des débilitans, selon que l'atonie ou l'éréthisme semble prédominer, ne sert qu'à détruire en un jour le bien qu'on a obtenu la veille, et à éterniser la maladie. Ce traitement à bascule ne réussit peut-être jamais. Il n'y a que l'emploi, modifié suivant les circonstances, mais non interrompu, des toniques doux, qui puisse immobiliser, si l'on peut s'exprimer de la sorte, ou fixer, comme disaient nos devanciers, la sensibilité trop mobile des premières voies, et même de toute autre partie. Indépendamment de cette diététique, nous engageâmes notre malade à prendre de la magnésie, qui est souvent utile en pareilles circonstances, et nous ne vîmes aucun inconvénient à ce qu'il reprît les bains doux de Saint-Sauveur ou d'Ussat, dont il s'était déjà bien trouvé. Dans le but d'opérer une légère révulsion vers l'anus, nous approuvâmes également le conseil que lui avait donné M. D....., d'y appliquer tous les mois des sangsues; seulement nous en réduisîmes le nombre à deux ou trois, et c'était encore trop, comme on va le voir.

« J'ai suivi pas à pas, nous écrivait-il, le 12 octobre 1835, la consultation que vous m'avez envoyée; mais les sangsues m'ayant causé, toutes les fois que je les ai appliquées, des vertiges, des engourdissemens dans les membres, des faiblesses d'estomac et des digestions plus difficiles, je n'ai pas osé en continuer l'usage. Je ne me suis plus attaché qu'au régime, j'ai supprimé tout ce qui servait jadis de base à mon alimentation, et qui a probablement perpétué mon mal. Je ne vis plus que de potages au gras, d'œufs frais, de légumes au jus et de viandes rôties ou grillées, blanches et brunes. Ces dernières passent avec un peu plus de difficultés que les autres. Depuis trois mois que je suis ce régime, je ressens du mieux : mon estomac a maintenant la force de se débarrasser des gaz dont la présence m'incommodait beaucoup. Je n'éprouve plus aussi fréquemment ces tiraillemens d'estomac qui précédaient les repas, et qui disparaissaient par l'ingestion des alimens. L'état de surexcitation ou d'éréthisme nerveux, que je redoutais tant, ne s'est plus manifesté, grâce à la nourriture substantielle. Il ne faut pas croire cependant que je sois tout à fait guéri; car si j'ai le malheur de m'écarter une fois seulement de cette nourriture, de prendre par exemple du lait, des farineux, des fruits crus, je ne tarde pas à ressentir, surtout pendant la nuit, des crampes d'estomac, des borborygmes, des vents, etc. Décidément les substances animalisées sont les seules qui me conviennent, et chose qui paraît incroyable, c'est que ma digestion est beaucoup moins laborieuse après un dîner copieux, qu'après un léger repas. Je dois dire, au surplus, que ma guérison aurait peut-être été plus rapide sans l'été pluvieux et froid de nos montagnes. Ces intempéries de l'air m'ont empêché de faire quelques voyages, qui auraient contribué à me rétablir, et m'ont enrhumé. Ce n'est pas que j'aie toussé beaucoup; mais, chez moi, les rhumes sont longs, et traversent toujours le canal digestif. »

D'après cette lettre, on ne peut douter que son rétablissement ne se soit accompli en continuant le régime tonique, comme nous le lui avons fortement recommandé. S'il ne nous a plus écrit, c'est certainement parce qu'il n'aura pas eu besoin d'autres conseils.

Réflexions. Il ne nous resterait aucune réflexion à ajouter aux détails dans lesquels nous venons d'entrer pour établir le diagnostic et le traitement de cette maladie, s'il ne nous paraissait pas utile de fixer un instant l'attention des praticiens sur les alternatives d'éréthisme et d'atonie, qui désolaient le malade. Nous les avons déjà signalées en parlant de la théorie des névroses; mais elles frapperont davantage l'esprit du lecteur en les faisant remarquer dans un fait. Ces alternatives, qui peuvent se manifester dans la plupart des maladies nerveuses, chez les sujets même qui en paraissent le moins susceptibles, comme les filles chlorotiques, ont été fort bien décrites par Lorry. Voici les propres paroles de ce médecin ; elles sont précises : *Atonia spasmi sequela necessaria est; cùm enim deferbuit erethismus, laxitas fibras occupat; cessante spasmo, atonia remanet.* En français : L'atonie est une suite nécessaire du spasme ; car lorsque l'éréthisme est calmé, les fibres tombent dans le relâchement ; la tension spasmodique cessant, l'atonie reste. Lorry reproduit même cette théorie dans un autre endroit, où il la développe davantage. *Est atonia spasmo opposita, et tamen ita necessariò conjuncta, ut eum sequatur, sive levem, sive gravem supposueris. Atonia gravis sequitur vehementes spasmos, levis leves excipit. Sed nemo est qui aliquid convulsivi expertus fuerit, qui non impotentiam ad actionem in parte spasmo antè affecta non experiatur. Distractas scilicet atque divulsas spasmo fibras relaxari necesse est, et eò quidem magis quò plus distentæ fuerunt. Hinc melancolicos et hystericas, excepto spasmi tempore, plus minusve atonos reperiemus. Et cùm vehementia spasmi sæpè sit brevissima, longiorem post se relinquit atoniam.* On peut traduire ce passage de la manière suivante : Quoique l'atonie soit opposée au spasme, elle lui est si intimement liée qu'elle le suit toujours, et de telle façon qu'elle devient d'autant plus grande qu'il était plus violent. Ainsi, une atonie grave succède à un spasme très-intense, et une légère atonie à une spasme faible. Il n'y a personne, en effet, qui, après avoir éprouvé quelque mouvement convulsif, ne sente l'impossibilité de faire agir la partie qui en était le siége. C'est que les fibres qui sont vivement distendues doivent nécessairement se relâcher, et qu'elles se relâchent d'autant plus que leur distension était plus considérable. De là vient qu'après avoir éprouvé des spasmes, les mélancoliques et les hystériques sont plus ou moins faibles, et que ces spasmes, bien qu'ils soient souvent très-courts, peuvent néanmoins laisser après eux une longue atonie. Combalusier, que l'on peut consulter avec fruit, malgré ses théories surannées, partage entièrement les idées que nous développons ici. « Il est bien avéré, dit-il, que le spasme succède à l'atonie, et l'atonie au spasme. »

Si nous insistons sur ces alternatives, c'est parce qu'elles constituent l'un des principaux obstacles à la guérison des gastro-entéralgies, soit en jetant les malades dans de cruelles perplexités, soit en embarrassant les médecins qui ne connaissent pas la marche de ces affections nerveuses. Quoique l'éréthisme puisse se renouveler par un grand nombre de causes, telles que les variations atmosphériques, les affections morales, etc., et qu'il y ait des cas où ce renouvellement ne vient que de la nature *mouvante* de la maladie, on l'attribue presque toujours à trop d'alimens ou à des alimens trop substantiels, et l'on n'ose plus prendre que de la nourriture maigre, dont on diminue encore la quantité. L'éréthisme cesse spontanément, ou par l'effet de ce régime, mais l'atonie lui succède, et l'on revient, en tremblant, à une alimentation un peu plus tonique, jusqu'à ce qu'une autre exaspération la fasse abandonner de nouveau. Une foule de malheureux gastralgiques passent des années entières dans cette pénible situation, sans faire un seul pas vers leur rétablissement, ou plutôt en aggravant leur maladie; car elle devient d'autant plus difficile à déraciner qu'elle s'est infiltrée plus profondément dans leur physique et leur moral. Ils ont pourtant un moyen fort simple de sortir du cercle vicieux dans lequel ils tournent continuellement : c'est de suivre les conseils que nous avons donnés au malade qui nous fournit ces réflexions; c'est-à-dire de prendre à des heures réglées et avec modération, des alimens doux et substantiels, et d'en continuer l'usage malgré les retours de l'éréthisme et les autres malaises qui peuvent se manifester. Plus on insiste sur l'alimentation débilitante, et plus ces retours se multiplient. On ne les fait cesser qu'en fortifiant le système nerveux par des alimens toniques long-temps continués. Il ne faut les restreindre que dans les cas d'indigestions ou de mauvaises digestions, et revenir à leur quantité ordinaire aussitôt que ces accidens sont passés. « L'état de surexcitation ou d'éréthisme nerveux que je redoutais tant, dit notre malade, ne s'est plus manifesté, grace à la nourriture substantielle. » Les gastralgiques qui se trouvent dans le même état que lui, n'ont qu'à suivre son exemple, ils obtiendront le même succès. Beaucoup d'entre eux ont le tort de se diriger d'après les sensations, souvent trompeuses, qu'ils éprouvent, tandis qu'ils ne devraient écouter que la raison, qui leur dicte les règles que nous cherchons à établir.

XXVe OBSERVATION.

M. N....., âgé d'environ vingt-cinq ans, d'une constitution délicate et nerveuse, s'exposa, en 1829, à contracter la syphilis. Il remarqua, peu de jours après, qu'il lui venait un petit bouton aux parties génitales, et qu'en faisant des efforts pour aller à la selle, il rendait par l'urètre une matière blanche. Cette remarque fut pour lui un coup de foudre, et il s'attendit à tout le cortége de cette maladie honteuse, qu'il ne connaissait que de nom. Les angoisses qu'il en éprouva furent inexprimables. Le bouton disparut cependant tout-à-fait, et il ne se manifesta rien de nouveau, si ce n'est des battemens à l'aine droite et le sentiment d'une humeur qui se serait infiltrée dans les membres. Quoique les résultats fâcheux qu'il craignait ne se déclarassent point, il s'imagina, d'après ce qu'il éprouvait, que le mal syphilitique existait chez lui; que les effets n'en étaient que différés, et qu'ils éclateraient d'un jour à l'autre. L'idée que toutes les parties de son corps étaient imprégnées d'un vice destructeur, le rendit triste et morose; elle l'éloigna de la société et détruisit tout le bonheur qu'il avait rêvé jusqu'à ce jour. Employé alors dans une maison de banque, le travail de bureau commença à lui faire sentir son estomac. Sans perdre encore l'apparence de la santé, ses digestions devinrent pénibles; il éprouva des chaleurs inaccoutumées dans le ventre, et tous les autres symptômes de la dyspepsie, ou de la sensibilité morbide des premières voies.

Cette situation se prolongea sans offrir de grandes variations, jusqu'au printemps de l'année 1832, époque à laquelle M. N..... eut une maladie qu'il nomme inflammation d'estomac, mais qui n'était qu'une violente exaspération de sa névrose des premières voies, amenée sans doute par l'influence de l'épidémie cholérique. Depuis cette maladie, qui a été longue et douloureuse, il ne s'est jamais rétabli, quoiqu'il ait consulté beaucoup de médecins, français, anglais et italiens; suivi tour à tour des régimes opposés, fait usage du lait, des farineux, des bains froids par aspersions, des purgatifs et d'une foule d'autres médicamens. Après avoir essayé de tout sans succès, et être parvenu, de rechutes en rechutes, dans un état de faiblesse et de maigreur effrayant, il eut recours, en désespoir de cause, au massage. Cette manœuvre, pratiquée par un homme exercé, lui produisit un soulagement rapide et inattendu; en peu de jours, il put digérer de la viande, et même en assez grande quantité. Mais ce mieux fut de courte durée; les bons effets du massage disparurent bientôt, et M. N.... ne tarda pas à retomber dans l'état où il était avant de s'y soumettre. Il quitta alors Paris, pour gérer la comptabilité d'une usine, située près de la mer et sur les bords d'une grande rivière. Là, sa santé subit différentes modifications; elle s'améliorait pendant l'été, qui est agréable dans ce pays, et déclinait pendant l'hiver, qui y est froid et humide. Dans les temps où il souffrait le plus, son estomac était si faible, qu'il avait mille peines à digérer. Les facultés intellectuelles suivaient ce mouvement rétrograde; la mémoire surtout était souvent en défaut. Il est vrai que ce malade craignait de manger, et qu'il suivait un régime débilitant, qui devait aggraver son état, plutôt que de l'améliorer.

Il y avait deux ans qu'il était fixé dans cette usine, lorsqu'il fit un voyage à Paris pendant l'été de 1838, et nous demanda des conseils. La note que nous allons transcrire, et qui est rédigée par lui-même, peint parfaitement l'état dans lequel il se trouvait à cette époque. « Je ne suis pas positivement malade, c'est-à-dire que je ne suis point alité ; je suis dans une situation douteuse, qui n'est pas une maladie et encore moins la santé. Je n'éprouve pas de douleurs vives et aiguës, mes souffrances sont molles et sourdes, mais continuelles, et je vis avec elles, faute de pouvoir m'en débarrasser. Après les avoir combattues avec toutes les armes que la médecine et le charlatanisme lui-même mettaient à ma disposition, je ne leur oppose plus maintenant qu'une force d'inertie, dont je crains, hélas ! qu'elles ne triomphent bientôt. Ces souffrances, vous savez ce qu'elles sont, puisque vous les avez éprouvées. C'est le cortége au grand complet des maladies d'estomac : les crampes, les nausées, les rapports, les étourdissemens, les poids énormes, les douleurs fixes à l'épigastre, etc., etc., j'éprouve tous ces maux là tour à tour, avec plus ou moins d'intensité, selon les bons ou les mauvais jours. J'ai souvent des chaleurs d'entrailles, de la constipation ou du dévoiement, auxquels les lavemens ne remédient point. Mon sommeil est assez bon quand je ne me couche pas avec l'estomac chargé ou fatigué par une mauvaise digestion. Assez souvent la douleur épigastrique s'étend dans le dos, où elle est lancinante; mais la sensation la plus pénible dont je sois affecté est celle d'un gonflement au-dessous des côtes, que je ne puis soulager qu'en y appuyant fortement les deux mains. Je crois que mes intestins sont plus délicats et plus affectés que mon estomac. Ce qui me le fait penser, c'est que certains alimens qui ont bien passé dans le ventricule, produisent un grand désordre dans le canal intestinal. De ce nombre sont les acides et le sucre, que je ne puis prendre impunément. Les farineux et le laitage ne me vont pas non plus. Je ne les ai cependant point abandonnés, incertain que je suis sur le régime que je dois adopter. Les viandes sont, je crois, les substances alimentaires qui m'incommodent le moins; mais je n'ose pas en manger à déjeuner, dans la crainte que le travail du bureau n'en trouble la digestion. Les œufs ne me réussissent pas. Quoique je digère les légumes non farineux, je sens que je ferais peut-être mieux de m'en abstenir. La question des alimens est donc fort embarrassante pour moi. Veuillez m'indiquer ceux qui me conviennent, et la quantité que je puis en prendre.»

On voit dans quelle perplexité se trouvait ce jeune homme. Incertain sur la nature et la quantité des alimens qu'il devait prendre, il était dans des transes continuelles, qui contribuaient puissamment à entretenir sa maladie. Il n'y avait cependant rien de plus aisé que de régler son régime, puisque la nature lui indiquait elle-même les alimens dont il devait faire usage. Les viandes étant ceux qu'il digérait avec le plus de facilité, il n'avait qu'à en faire sa principale nourriture, et à leur associer quelques autres substances alimentaires, choisies parmi celles qu'il supportait le mieux, comme les potages au gras et les légumes non farineux, préparés au jus ou au bouillon. Quant à leur quantité, elle devait être proportionnée à l'appétit et aux forces digestives. La faim qu'il éprouvait, si elle n'eût pas été satisfaite, aurait irrité son estomac et aggravé sa gastralgie, autant et peut-être plus que ne l'aurait fait une trop grande alimentation. Il fallait éviter néanmoins de surcharger cet organe, comme de le priver des alimens qu'il demandait. Bien entendu que nous parlons de la faim naturelle, qui arrivait aux heures ordinaires des repas, et non de la fausse faim, que les gastralgiques peuvent éprouver à toute heure, quelquefois même peu d'instans après un repas copieux, et à laquelle ils ne doivent point obéir, sous peine d'éprouver un surcroît de souffrances, mais qu'ils peuvent tromper, lorsqu'elle est trop impérieuse, avec quelques gorgées d'eau froide. Ce qu'il y avait de difficile, pour guérir ce malade, était de rassurer son imagination effrayée, de détruire les terreurs paniques qui l'assiégeaient, de dissiper ses incertitudes sur le régime, et de le convaincre de la nécessité de se conformer à celui que nous lui conseillions. Il avait si peur de manger et une telle prévention contre la nourriture substantielle, que nous ne pûmes le déterminer à l'adopter entièrement. Il prit bien un peu de viande, mais seulement à son dîner, et composa ses autres repas de lait ou de panades au maigre qui, au lieu de fortifier et de raffermir ses organes digestifs, favorisaient leur état de mollesse et de sensibilité, qui constituait la maladie. Malgré ces fautes diététiques, inspirées par des craintes mal fondées, sa position s'améliora tellement, qu'il aurait pu compter sur sa prochaine guérison définitive, s'il eût insisté davantage sur les alimens toniques. Mais ayant encore éprouvé quelques malaises, qui étaient inhérens à sa situation, il les attribua à une trop grande quantité de ces alimens, n'osa presque plus en prendre et retomba dans l'état où il était lorsqu'il nous a consulté. Il paraît que nos nouveaux efforts pour lui faire comprendre que la prolongation de sa maladie venait, au contraire, du lait et des panades dont il ne voulait point se départir, et qu'il ne devait attendre son rétablissement que d'une alimentation fortifiante, furent d'abord inutiles. Sa mère vint nous dire, du moins quelque temps après, qu'il persistait dans ses erreurs de régime, et continuait à traîner une pénible existence. Nous apprîmes cependant plus tard qu'il avait enfin senti la nécessité de se conformer à nos préceptes, et que sa santé s'était beaucoup améliorée en les suivant.

Ce malade ayant fait un nouveau voyage à Paris, au commencement de juin dernier, nous pûmes nous assurer de cette amélioration : elle était si considérable que nous ne l'aurions point reconnu, s'il ne se fût pas nommé, tant il avait repris d'embonpoint. Le moral s'était aussi considérablement amélioré, et, quoiqu'il se plaignît encore de quelques malaises physiques, notamment de constipation, et que l'hypocondrie ne fût pas entièrement dissipée, il s'était opéré en lui, depuis un an, un changement si favorable, que l'on ne pouvait plus douter de sa prochaine guérison.

Réflexions. Cette observation prouve que la peur d'avoir une maladie peut exercer de l'influence sur la production d'une autre. On ne saurait douter, en effet, que la gastro-entéralgie dont nous venons de tracer le tableau, n'ait dû son origine à la crainte que ce jeune homme avait d'être atteint de la syphilis. La névrose gastrique ne s'est manifestée qu'après un travail de bureau; mais cette crainte avait déjà excité la sensibilité morbide des premières voies, à laquelle le malade était prédisposé par son tempérament nerveux. Les individus doués de ce tempérament s'exposent donc à se rendre malades, en s'abandonnant à des terreurs paniques. Ces terreurs sont un effet de leur susceptibilité nerveuse; ils ne les éprouveraient pas si leur système sensitif était moins impressionnable; mais une ferme volonté peut les vaincre. Lorsqu'on ne leur oppose pas une vigoureuse résistance, elles s'enracinent plus profondément dans l'esprit, ou sont remplacées par des frayeurs d'une autre espèce. C'est ce qui est arrivé au malade dont nous parlons : après avoir eu longtemps peur de la syphilis, il a craint de manger, et c'est cette crainte qui a rendu sa gastro-entéralgie si difficile à guérir.

A l'occasion de ce fait, nous remarquerons encore l'amélioration passagère obtenue par le massage. Il n'y a rien là qui doive surprendre. Aucun moyen n'est innocent dans les névroses des premières voies; tout ce qui agit sur elles, directement ou indirectement, les modifie en bien ou en mal : des agens de même nature peuvent les guérir ou les aggraver, selon que l'usage en est opportun et l'action plus ou moins vive. L'emploi modéré des calmans, des adoucissans et, au besoin, de quelques antiphlogistiques, fait ordinairement disparaître les gastro-entéralgies par éréthisme ; tandis que l'emploi immodéré de ces moyens, notamment des derniers, les entretient et les rend plus rebelles. Les toniques doux et non stimulans, comme le fer et le *quassia amara*, sont souvent utiles dans les gastro-entéralgies par atonie ; tandis que les toniques plus actifs et doués d'une vertu stimulante, tels que l'or (1) et le quinquina, y sont presque toujours nuisibles. Il peut cependant arriver, et il arrive quelquefois, en effet, que les premières doses des stimulans produisent un mieux assez marqué pour que l'on croie à la guérison et que l'on chante victoire. Mais si on continue à en prendre, ils ne tardent pas à occasionner une rechute. Il est facile, d'ailleurs, de se rendre compte de ce phénomène, que nous avons observé maintes fois. C'est en ranimant le système digestif que les stimulans rendent d'abord les digestions

(1) Un de nos malades, qui s'impatientait de ne pas guérir plus tôt, ayant lu dans un journal des éloges pompeux de l'or comme médicament, alla consulter le médecin qui les avait publiés. Peu au courant de ce qui convient aux gastralgiques, ce médecin lui dit que l'or était un puissant tonique, et qu'il rétablirait ses digestions. Trois prises de ce métal en poudre exaspérèrent tellement la sensibilité gastrique et le moral du malade, que son estomac ne pouvait plus rien supporter, et qu'il faillit perdre la raison. Nous eûmes ensuite mille peines pour le ramener dans l'état où il était avant cette imprudence.

plus faciles, et qu'ils commencent par faire du bien dans les gastro-entéralgies ; ils pourraient même les guérir, si le ton qu'ils impriment à ce système s'arrêtait au degré nécessaire pour bien digérer ; mais ils le font bientôt passer à l'état d'irritation, et détruisent ainsi eux-mêmes le mieux qu'ils venaient de produire. En d'autres termes, les premières doses des stimulans favorisent les fonctions digestives en remédiant à l'atonie, et les doses suivantes altèrent ces fonctions en produisant l'éréthisme. Ce ne sont que des coups de fouet qu'ils donnent : les premiers activent la digestion ; les autres l'arrêtent par excès de force. Une comparaison rendra peut-être notre idée plus facile à saisir. L'estomac et les intestins nerveusement affectés sont si impressionnables qu'on ne peut les toucher d'aucune manière, immédiate ou médiate, sans les émouvoir et les faire vibrer, en quelque sorte, comme les doigts font vibrer les cordes d'une harpe Lorsque la vibration de ces organes est douce, elle tend à la guérison de la névrose dont ils sont le siége ; quand elle est forte, ou trop souvent renouvelée, cette névrose s'exaspère, au contraire, et c'est ce qui a lieu par l'usage répeté des stimulans pris à l'intérieur ou appliqués au dehors. Un gastralgique qui prendrait, après son dîner, une demi-tasse de café ou un petit verre de liqueur, digérerait mieux ce jour là que les précédens ; mais il exaspérerait bientôt son état, s'il continuait à en prendre. C'est ce que nous avons observé sur nous-mêmes et chez un grand nombre d'autres sujets.

Si l'on comprend bien ce double effet des remèdes stimulans, on concevra aussi pourquoi le massage a d'abord été utile à notre malade, puis nuisible ; car cette manœuvre agit en se reflétant sur les névroses gastriques, et non en les révulsant à l'extérieur, comme on pourrait le croire. Il est vrai que son action n'arrive aux organes digestifs qu'indirectement, tandis que celle des préparations stimulantes est directe ; mais le résultat en est le même : c'est toujours une excitation des parties névrosées. Un massage qui n'agirait que légèrement sur ces parties, qui les fortifierait sans les irriter, comme le font les toniques doux, serait avantageux aux gastralgiques ; tandis qu'un massage qui produit une excitation aussi vive que celle qui est occasionnée par les préparations stimulantes finit toujours par leur faire du mal, quoique ses premières applications semblent améliorer leur état. C'est ce qui est arrivé, du moins au jeune homme dont nous parlons, et à tous les malades qui sont venus nous consulter, après avoir été massés. On sait d'ailleurs qu'un exercice modéré, qui agit de la même manière qu'un léger massage et qui peut le remplacer, est généralement utile dans les névroses des premières voies, et qu'un exercice immodéré, dont l'effet est absolument le même que celui d'un violent massage, et qui peut également le suppléer, y est presque toujours nuisible. Cette théorie, qui n'est que l'expression des faits, s'applique à d'autres moyens extérieurs : ceux qui retentissent doucement sur le système digestif, le tonifient et contribuent à la guérison de ses névroses, tandis que ceux qui agitent vivement ce système, l'irritent et aggravent ces maladies.

XXVIe OBSERVATION.

M. B....., âgé de 28 ans, d'un tempérament sanguin et nerveux, disposé à s'affecter par les plus légères émotions, était malade depuis quatre ans, lorsqu'il nous envoya un mémoire à consulter, le 2 juin 1838. Il attribuait sa maladie à de grandes fatigues, à trop de chaleur et de froid, qu'il avait éprouvé alternativement, et surtout à la secousse morale que lui imprima la dernière révolution de Lyon, dont il avait été témoin. Quoi qu'il en soit, il commença à ressentir, peu de temps après, en mai 1834, de légères douleurs d'estomac, qui s'étendaient aux fausses côtes gauches, et gênaient la respiration. Le médecin qui fut consulté dans ce moment, ordonna un régime doux, et fit appliquer quinze sangsues sur l'endroit douloureux. Huit jours après les souffrances redoublèrent. On eut alors recours à plusieurs autres médecins, qui prescrivirent encore trois ou quatre applications de sangsues, l'eau de poulet, des purgatifs, des lavemens et du lait froid pour nourriture. Ce traitement affaiblit tous les organes, sans calmer les douleurs, qui devinrent, au contraire, très-violentes. Le malade ne pouvait plus digérer, il éprouvait des serremens à la gorge et des étouffemens, il avait la langue blanche sans soif, des palpitations de cœur et une constipation invincible. Cette situation se prolongea jusqu'au moins d'octobre de la même année. Dans cet intervalle, il se procura néanmoins quelques instans de mieux en changeant plusieurs fois d'habitation; mais il retombait toujours plus mal, parce qu'il suivait trop rigoureusement, dit-il, le régime qu'on lui avait prescrit.

Voyant qu'il était toujours dans le même état, il consulta cette fois un médecin homœopathe. Les premières doses des médicamens que ce médecin lui ordonna, le firent beaucoup souffrir; mais le régime tonique qu'il prescrivit, lui allait infiniment mieux que celui qu'il avait suivi jusqu'à ce jour. Quoique les digestions restassent très-laborieuses, les forces revinrent, le moral se rétablit un peu, et il reprit ses occupations habituelles au mois de mars 1835, bien qu'il éprouvât encore de vives douleurs à l'estomac, aux lombes et entre les épaules, et que sa respiration fût toujours gênée. Ces symptômes s'affaiblirent cependant par degrés, jusqu'en juin 1836, époque à laquelle il cessa tout traitement, quoiqu'il fût loin d'être guéri.

S'il y eut de l'amélioration depuis ce moment, elle était si peu sensible, qu'on s'en apercevait à peine d'une année à l'autre, et que le malade se trouvait encore dans une situation fort pénible, quand il nous écrivit. La douleur d'estomac continuait, en effet, à être plus ou moins vive selon l'état de l'atmosphère, les alimens ingérés et mille autres circonstances; elle s'irradiait sur les côtés du thorax, le dos et la région des reins; la langue était blanche et la bouche pâteuse sans altération; les digestions, qui se faisaient toujours difficilement, s'accompagnaient de battemens du cœur, de renvois acides et de vomissemens de matières liquides aigres, mais jamais de substances solides; il y avait de la constipation et une céphalalgie qui occupait tantôt le front seulement et tantôt toute la tête. Une fois que le travail digestif était achevé, l'individu se trouvait bien; mais le repas suivant, qu'il prenait cependant de bon appétit, rappelait ces phénomènes. Il n'était point rare qu'un léger repas le fatiguât plus qu'un repas copieux. Les potages aux gras, les viandes brunes bouillies ou rôties, le brochet, la tanche, les pommes de terre au jus, les pommes et les poires, étaient les alimens qu'il digérait avec le moins de difficulté. Le laitage, les fritures et les acides l'incommodaient davantage, et augmentaient les aigreurs dont il avait à se plaindre.

Le diagnostic de cette affection n'offrait pas la moindre obscurité ; c'était évidemment une névrose des premières voies. On a même lieu d'être surpris qu'elle ait été si longtemps méconnue et mal traitée. Une pareille erreur prouve que les médecins qui l'ont commise, ne se tenaient pas au courant de la science. Quoi qu'il en soit, la maladie de M. B..... était si légère à son début, qu'un régime convenable aurait suffi pour la faire disparaître en peu de temps. C'est ce que nous avons observé, du moins, chez une multitude d'autres personnes qui se trouvaient dans le même état que lui. Les progrès de cette maladie et la grande intensité qu'elle a prise, ne peuvent être attribués qu'à l'abus des sangsues et des autres débilitans. Ce mauvais résultat des antiphlogistiques ressort si clairement de la lecture du fait, qu'il est impossible de le révoquer en doute. Le médecin homœopathe, que l'on appela ensuite, aurait peut-être réussi, s'il n'eût prescrit aucun médicament, et se fût borné au régime tonique. Ce qu'il y a de certain, c'est que le malade se trouva mieux de ce régime, malgré les violentes douleurs que les premières doses des médicamens lui firent éprouver. D'où il est permis de croire que ces doses étaient plus fortes qu'elles ne doivent l'être en homœopathie, et que leur mauvais effet s'opposait à tous les avantages de l'alimentation analeptique. Vous guérirez très-souvent les gastralgies au moyen du régime tonique seul; mais vous n'obtiendrez aucun succès si vous ordonnez en même temps une médication stimulante, parce qu'elle empêchera le bien que ce régime ferait sans elle. Or, dans les névroses des premières voies, les homœopathes ordonnent, à l'imitation de Schmidtmann, la noix vomique, qui est un stimulant des plus actifs (1), et la plupart d'entre

(1) Un médecin gastralgique, qui nous a consulté il y a près d'un an, et auquel Broussais, nouvellement converti à l'homœopathie, avait ordonné la noix vomique, n'éprouva d'autres accidens de la première dose de ce médicament, qui était légère, qu'une violente secousse dans tout le corps, et une difficulté extrême, pendant six mois, à supporter les alimens les plus faciles à digérer. Mais la noix vomique, ou plutôt la strychnine qui en est la partie la plus active, peut causer des accidens beaucoup plus graves, et même la mort, soit en arrêtant les mouvemens du thorax et en produisant une espèce d'asphyxie, comme le pensent MM. Orfila, Magendie et Delille, soit par la violente commotion qu'elle imprime au système nerveux, comme le prétendent Murray, Loss et M. Ségalas, qui comparent l'action de la strychnine à une décharge électrique. Plusieurs expériences sur des animaux, faites par M. Orfila, et quelques ouvertures de cadavres, rapportées par Wepfer et Hillefeld, prouvent que cette substance peut aussi enflammer les organes digestifs. (*Gazette médicale* du 1er mai 1830.)

eux, soit qu'ils ne connaissent point la médecine qu'ils disent exercer, soit qu'ils trompent sciemment leurs malades, administrent ce médicament, non pas aux doses insgnifiantes de la véritable homœopathie, mais à des doses plus élevées que la prudence ne le permet. De là vient qu'ils ont échoué, malgré la nourriture substantielle qu'ils avaient prescrite, chez un grand nombre de gastralgiques qui se sont ensuite adressé à nous, et notamment chez celui dont nous parlons. Si cet individu ne s'est point rétabli après avoir abandonné la médication homœopathique, c'est parce qu'il a également renoncé au régime convenable qu'il suivait, pour prendre des alimens essentiellement contraires à son état, tels que des crudités et des fritures, qui lui ont causé des aigreurs et des vomissemens liquides qu'il n'avait point auparavant.

Consulté à cette époque de la maladie, nous l'engageâmes à tranquilliser son moral, qui était encore affecté; à se nourrir exclusivement de substances analeptiques, dont il avait déjà éprouvé les bons effets, et à prendre de la magnésie ou du bicarbonate de soude pour neutraliser les aigreurs, dans le cas où elles ne cesseraient pas, après l'abandon des alimens qui les occasionnaient.

Des craintes chimériques l'ayant empêché d'adopter ce régime immédiatement, il continua à souffrir, à perdre ses forces et son embonpoint, malgré un long séjour qu'il fit à la campagne pendant l'été. Effrayé des progrès du mal, il commença enfin, au mois de novembre, à suivre le traitement que nous lui avions conseillé, et il nous écrivit le 21 février suivant, qu'il n'avait qu'à se louer des effets qu'il en obtenait. Il éprouvait encore, par momens, quelques difficultés à digérer, des douleurs d'estomac et des intestins, des vomituritions glaireuses et de la constipation; mais ces symptômes avaient perdu les trois quarts et demi de leur intensité, et ne l'empêchaient plus de vaquer à ses affaires. Regardant avec raison son rétablissement comme très-avancé, il nous demandait seulement quelles eaux minérales il pourrait aller prendre la saison prochaine pour le compléter. Nous lui conseillâmes d'accorder la préférence à celles de Pougues. Plus actives que celles de Plombières et de Néris, mais moins stimulantes que celles de Vichy et du Mont-Dor, les eaux de Pougues conviennent spécialement aux nombreux gastralgiques chez lesquels la principale indication est de tonifier sans irriter. Il est vrai qu'elles sont encore trop excitantes pour certains d'entre eux; mais en les coupant alors avec du lait ou de l'eau sucrée, elles produisent les meilleurs effets. M. Hector Martin, médecin-inspecteur de ces eaux, en dirige l'emploi avec une rare sagacité, et en obtient beaucoup de succès. Il est à notre connaissance d'ailleurs que plusieurs malades y ont retrouvé leur santé.

XXVIIe OBSERVATION.

M. P..., âgé de 23 ans, nous communiqua, le 20 août 1830, l'histoire de sa maladie, que nous allons transcrire dans tous ses détails. « Au mois de septembre 1827, j'éprouvai des maux de tête et des oppressions. On m'ordonna une saignée. Elle fut suivie d'un long évanouissement. Jusqu'à ce moment, mon estomac avait été parfait. Le jour même de la saignée, ayant pris une tasse de chocolat, je la digérai fort mal. Pendant quinze jours, je me privai de viandes et d'alimens gras. Mes digestions n'en étaient pas moins mauvaises, et je devins constipé. Mon médecin me conseilla une alimentation substantielle, et une infusion de quinquina à jeun. Etant parfaitement rétabli au mois de novembre, je vins continuer mes études à Paris.

» J'y jouis pendant quatre mois d'une santé parfaite. Devenu passionné pour l'étude, je menai une vie très sédentaire, et toutes mes soirées étaient remplies par une lecture, que faisait à haute voix un compagnon de travail, et qui durait plusieurs heures. Peu à peu je sentis que mes digestions devenaient plus lentes, et j'étais constipé; mais je n'éprouvais aucune douleur. La diète et l'abstinence des alimens gras me furent conseillées. Je m'y soumis. Une application de quinze sangsues à l'anus m'affaiblit sans rétablir mes digestions. J'employai successivement les bains, le petit lait, puis une infusion de quinquina, quelques légers purgatifs, tels que la pulpe de tamarin et l'huile de ricin, le tout infructueusement. A mes souffrances physiques se joignirent du découragement, de l'ennui et le désir de quitter Paris. M. Louyer-Villermay, que je voyais quelquefois, me conseilla le retour dans mon pays natal, le département des Landes.

» Je passai les mois de juin et de juillet en observant un régime régulier, sans être trop minutieux. Mes digestions étaient toujours lentes et difficiles, et la constipation subsistait; mais je n'avais pas de douleur. Le sommeil était excellent; les forces et l'appétit se soutenaient, et je n'avais aucune inquiétude sur ma santé. Le petit lait, les bains et les sangsues furent employés à plusieurs reprises, et toujours sans amélioration.

» Un voyage aux Eaux-Bonnes me fut conseillé, pour y prendre les bains d'eau minérale, mais avec défense d'en faire usage en boisson. Je m'y portai assez bien les premiers jours : j'avais bon appétit. Mes repas se composaient de chocolat, de potages gras, de poissons, de viandes blanches, etc. Un matin, ayant éprouvé une grande lassitude (que j'aurais dû attribuer à l'effet des bains, qui m'ont toujours été contraires), j'allai consulter le médecin de l'établissement. « Vous avez, me dit-il, une maladie inflammatoire des voies digestives, et vous n'avez qu'un moyen de guérir. C'est d'observer une diète sévère et de vous borner exclusivement au laitage. » Effrayé de ces paroles et convaincu que j'avais une inflammation chronique du tube digestif, je ne pris, pendant six semaines, d'autres alimens que du lait coupé avec de l'eau d'orge et de la bouillie de farine de maïs. Je maigrissais et perdais mes forces. J'essayais de chasser l'idée d'inflammation, dont j'étais vivement préoccupé, et je me remis à une alimentation plus substantielle. Mais au mois de novembre, ayant toujours une grande difficulté à digérer et une constipation qui résistait aux lavemens, je me rappelai de nouveau les conseils du médecin des Eaux-Bonnes, et l'idée que j'étais atteint d'une véritable inflammation, me fit reprendre une diète sévère.

» C'est de ce moment que datent mes plus vives souffrances, et les progrès rapides de ma maladie. Je persistai opiniâtrément dans ma manière de vivre (ou plutôt de me détruire) pendant quatre mois. Je retranchai chaque jour du peu d'alimens que je prenais, parce que chaque jour mes digestions étaient plus mauvaises. J'arrivai à un état de maigreur et d'anéantissement complet.

J'éprouvais dans l'abdomen des douleurs qui devenaient plus vives de jour en jour. La constipation habituelle était interrompue par des évacuations en diarrhée, immédiatement après mes légers repas. Mon pouls était d'une lenteur extrême. J'étais incommodé par des flatuosités et des rapports continuels, qui n'avaient cependant ni mauvais goût, ni mauvaise odeur. La bouche était pâteuse, sans être amère, et, chose étonnante! au milieu de ce dérangement complet des fonctions digestives, je n'éprouvais aucune répugnance pour les alimens, ni envies de vomir, ni douleur bien prononcée dans l'estomac proprement dit. Le sommeil continuait à être bon.

» Au mois de mars 1829, un de mes amis, qui avait éprouvé une maladie analogue à la mienne, vint me voir. Il fut frappé du peu d'alimens que je prenais, de ma faiblesse et de mon dépérissement. « Vous vous tuez, me dit-il, et pour vous guérir vous devez faire l'inverse de ce que vous faites. Adoptez une nourriture plus substantielle, efforcez-vous de faire un peu d'exercice, et je vous donne l'assurance que vous vous remettrez. Je vous parle par expérience. » Le ton d'autorité qui régnait dans ces paroles me convainquit. Dès le lendemain j'osai avaler un bouillon, et je fus tout surpris de le mieux digérer qu'une tasse de lait. Je suivis ce nouveau régime pendant trois mois, mangeant très-peu, il est vrai, mais des alimens plus substantiels. J'éprouvai une amélioration sensible, la maigreur diminua, les forces se rétablirent un peu, le teint fut meilleur, le pouls reprit un peu d'activité. Mais, quoique je fusse beaucoup mieux, les principaux symptômes sub sistaient. J'avais une douleur continuelle dans le ventre, des flatuosités, des rapports, une tension et un embarras extrême dans l'estomac et les intestins, surtout après les repas. La constipation résistait aux lavemens, dont je faisais un grand usage. Je rendais une grande quantité de glaires.

» Je crus alors que j'avais besoin d'une plus grande quantité d'alimens, et d'alimens plus excitans. Je supprimai les lavemens, je négligeai toute espèce de précautions, j'usai de toute sorte de mets, je me mis à l'usage du vin, je menai en tout le genre de vie de quelqu'un qui n'aurait aucun mal, pensant que pour faire cesser mes souffrances, je devais les braver. Je fis même par calcul des excès, qui ne me produisirent que des surcroîts passagers d'incommodités.

» Je vécus ainsi depuis le mois de juin 1829 jusqu'au mois de février 1830. Je sentis alors par une exaspération de la maladie par un malaise plus grand, par des évacuations en diarrhée plus fréquentes, par des défaillances d'estomac inaccoutumées, et qui se reproduisaient chaque jour quatre heures après mon dîner; je sentis, dis-je, que j'étais réellement malade, et je crus avoir acquis l'expérience que le moyen de rendre mes digestions meilleures et les selles plus régulières, n'était pas de surcharger mon estomac d'alimens, et je retranchai le repas du soir; je supprimai le vin, je réduisis la quantité des autres repas, et je pris une nourriture moins excitante. L'exaspération de la maladie, qui s'était manifestée en février, cessa, et je revins, au bout d'un mois, à un état moins pénible. Je continuai cette manière de vivre jusqu'à ce jour, m'écartant rarement de mon régime, et j'ai passé les dix-huit mois qui viennent de s'écouler dans un état parfaitement stationnaire.

» Je vais essayer maintenant de décrire ma situation actuelle. Mes digestions sont tous les jours également laborieuses, pénibles et lentes; celle de mon déjeûner, qui consiste ordinairement en une tasse de chocolat, dure six heures; celle du dîner ne s'achève que pendant la nuit. Immédiatement après les repas, j'épouve une sensation très-pénible dans l'estomac et les intestins. Trois ou quatre heures après je souffre moins. Je suis continuellement tourmenté par des vents et des éructa ions, qui n'ont d'autre goût que celui des alimens ingérés. La constipation est habituelle. Les matières que je rends sont noires, dures comme des pierres, divisées en petites boules et très-souvent enveloppées d'une matière épaisse, glaireuse et blanchâtre. A peu près tous les six ou huit jours, j'ai immédiatement après l'un de mes repas, une selle en diarrhée, assez copieuse, de matières jaunâtres et accompagnées de beaucoup de vents. Ce genre d'évacuation est ordinairement suivi d'un malaise difficile à décrire, et surtout à supporter, dans la région inférieure de l'abdomen. J'ai constamment une douleur sourde et vague dans le ventre; lorsque je m'éveille, c'est ma première sensation, et il est rare qu'elle se calme dans la journée. Je ne souffre pour ainsi dire jamais de l'estomac, mais j'y ressens presque continuellement de la langueur et de la faiblesse. Ma bouche est quelquefois pâteuse et, en général, mauvaise. Quoique j'aie cessé, depuis longtemps, d'avoir un appétit décidé, je mange cependant avec plaisir, lorsque la digestion du précédent repas est achevée, et il est extrêmement rare que j'aie du dégoût pour quelque aliment que ce soit. Le sommeil est ordinairement assez bon, à moins qu'une forte préoccupation de la maladie ne l'éloigne.

» Dans tout le cours de ma maladie, je n'ai jamais eu de fièvre; mon pouls est habituellement régulier, lent et faible; quelquefois néanmoins, lorsque j'ai un surcroît d'indisposition, il est intermittent.

» Je crois pouvoir affirmer la vérité des remarques suivantes :

» Les lavemens mucilagineux ou d'eau pure, dont j'ai fait un usage très-prolongé et très-fréquent, me sont devenus contraires.

» L'abus des alimens débilitans, tels que le lait et les fruits crus, affaiblissent mon estomac sans remédier à la constipation.

» Les mets épicés, les sauces, le vin pur, la bière, le café, même au lait, me sont nuisibles; loin de faciliter mes digestions, ils les rendent plus difficiles.

L'exercice immédiatement après le repas trouble ma digestion, la suspend et me donne de la soif. Est-ce là un effet de l'habitude de garder le repos après avoir mangé; habitude que j'ai contractée à cause du surcroît de souffrances que j'éprouvais dans ce moment?

» Voici les moyens qui ont été mis en usage pour combattre la maladie:

» Les bains, les sangsues, le petit-lait, le lait d'anesse.

» Un emplâtre de thériaque, de ciguë et d'acétate de morphine.

» Des frictions d'huile d'amandes douces, d'éther et de laudanum.

» Des applications, sur l'épigastre, de pommade stibiée.

» Des cataplasmes de farine de graine de lin.

» Des frictions sur tout le corps avec une compresse imbibée d'eau de Cologne.

» Ces différens moyens ont été employés à plusieurs reprises et sans succès. »

A la lecture de cette narration et à l'examen attentif du sujet, il nous fut aisé de reconnaître une gastro-entéralgie. Les remarques qui la terminent nous mirent aussi sur la voie du meilleur traitement à employer. Il fallait proscrire les moyens dont l'expérience avait constaté l'inefficacité ou les mauvais effets, et insister, au contraire, sur l'usage de ceux qui avaient procuré de l'amélioration. Or, le malade ne s'étant bien trouvé que de la nourriture substantielle, il ne nous restait plus qu'à en régler l'emploi et à lui conseiller de ne point s'en départir, jusqu'à son rétablissement. Le succès qu'il obtint de ce régime bien suivi fut tel, que sa guérison était à peu près complète au bout de trois mois, et que nous n'avons point appris qu'il ait éprouvé des rechutes.

XXVIIIe OBSERVATION.

Nous ne pouvons mieux faire que de laisser parler le sujet de cette observation, qui nous a été adressée, le 29 mars 1838. Son récit est si bien rédigé, il donne une connaissance si nette de la maladie, qu'on ne saurait y faire le moindre changement sans l'affaiblir.

« J'ai lu avec attention votre *Traité sur les gastralgies*, ainsi que son *supplément*. Cette lecture, tout en m'éclairant sur différens symptômes qui caractérisent la maladie dont je suis atteint, m'a cependant laissé dans une grande indécision sur la nature du traitement que je dois adopter. Je viens donc vous soumettre l'exposé de mes longues souffrances, dans l'espoir que vos connaissances spéciales me feront triompher d'un mal qui a résisté aux prescriptions d'un grand nombre de médecins.

» J'ai vingt-cinq ans, je suis d'un tempérament sec et nerveux. A une grande timidité se joint, chez moi, un caractère irritable et passionné qui, comprimé sans cesse par une honte irrésistible, me cause, pour les choses les plus indifférentes, une émotion instantanée, se manifestant par de violens battemens de cœur. Ma première enfance a été pénible et affectée de toutes les maladies spéciales à cet âge. Lorsque j'eus atteint ma dixième année, mes parens me mirent en pension. Le régime salutaire auquel je me trouvais alors astreint fortifia ma santé, qui avait été énervée par des soins trop prodigués et une nourriture peu substantielle que mes goûts me portaient à prendre dans la maison paternelle. Je me suis malheureusement adonné à l'onanisme dès mes plus jeunes années, et j'ai conservé cette funeste habitude très-tard. La constipation, même en bonne santé, a toujours été mon état habituel. Pendant mon séjour dans les pensions, il me survint, à différentes époques, une multitude de petits boutons sous les jarrets, qui excitaient des démangeaisons très-vives, et qui arrivaient bientôt à un état de suppuration dont la durée était ordinairement d'un mois. A l'âge de dix-sept ans, je fus envoyé à Paris, où je travaillais à l'administration forestière. Je devins bientôt passionné pour les arts. La peinture surtout me captiva entièrement, et pendant quatre ans je m'en occupai avec ardeur. Pendant cet espace de temps, les éruptions dont j'ai parlé ne se montraient plus; mais je fus sujet à de violentes coliques, qui se renouvelaient presque tous les mois et qui me prenaient au moment de la digestion d'un repas copieux. Ces coliques, avec vomissemens, duraient ordinairement de huit à douze heures, et me laissaient dans les intestins une grande sensibilité, qui ne cessait entièrement qu'après plusieurs jours. Je remarquai aussi que mes urines étaient, le plus souvent, très-claires, et j'étais obligé d'uriner à chaque instant et peu à la fois.

» Au commencement de l'été 1834 (j'avais alors vingt et un ans), il me vint sur le dos et les épaules d'assez gros boutons blancs, qui rendaient, à la pression, une matière jaunâtre mêlée de sang. Deux mois après l'apparition de ces boutons, au milieu des plus fortes chaleurs, et à la suite de grandes fatigues de corps et d'esprit, je fus pris d'une diarrhée très-violente; ce qui ne m'était jamais arrivé. Je rendis du sang pur et une matière glaireuse, qui avait la consistance d'une gelée. Bientôt des coliques plus fortes que les précédentes survinrent après quinze jours de souffrances atroces. Voyant que la douleur devenait intolérable, j'envoyai chercher un médecin. On m'amena le docteur Breschet, qui prescrivit vingt-cinq sangsues sur la partie la plus douloureuse du ventre, et immédiatement après un bain tiède de deux heures, puis des cataplasmes et des lavemens. Ce traitement calma la douleur, et je dormis paisiblement. Mais le lendemain le ventre était dur, gonflé et tellement sensible, qu'il m'était impossible de faire aucun mouvement ; je ne pouvais même supporter le poids d'une seule couverture. Le médecin ordonna le même nombre de sangsues, deux bains, etc. Le surlendemain, mêmes symptômes et même traitement. Le quatrième jour enfin, le mal paraissant céder un peu, les sangsues furent supprimées, et le mieux continuant, je pus, après quelques jours, prendre un peu de nourriture. Je n'avais pris jusqu'alors que de l'eau de groseille. Je crus à un prompt rétablissement, et je retournai au travail avec plus d'ardeur que jamais. J'avais sur le chevalet un tableau que je tenais à achever. J'allai dîner en ville. Enfin, j'abusai tellement de mes forces que le ventre redevint sensible. Je fus pendant deux mois fort souffrant, ne me nourrissant que d'épinards et de laitage, et dès que je pus supporter la voiture, je me hâtai de reprendre le chemin de la maison paternelle. Je passai tout l'hiver sans perdre la sensibilité du ventre, malgré l'usage constant des bains, des lavemens et du régime sévère dont je viens de parler. Cette sensibilité diminua ensuite peu à peu, sans cependant cesser entièrement.

» Je passai ainsi à peu près une année, partageant mon attention entre l'estomac et le ventre, et prenant toujours une nourriture laxative et débilitante. Voyant que malgré ces soins mon état de langueur se maintenait toujours, je consultai les médecins du pays, qui m'ordonnèrent le lait de vache, que des pesanteurs d'estomac me firent bientôt abandonner. On me mit ensuite un vésicatoire au bras qui ne me réussit pas mieux. Un autre médecin m'ordonna huit sangsues tous les huit jours. Je les essayai, et j'en fus tellement fatigué, que je ne dus pas recommencer. Je pris ensuite le lait d'ânesse, qui me fatigua également. Après tous ces moyens, je me trouvai beaucoup plus souffrant. Le printemps commençant, j'essayai de me dis traire, je dirigeai des travaux de la campagne, et j'allai souvent à cheval et en voiture. Cette vie plus active me réussit, et je me trouvai beaucoup mieux à la fin de l'automne, lorsque mon père, déjà fort souffrant depuis longtemps d'une maladie à peu près semblable à la mienne, tomba sérieusement malade et mourut. Cet événement, bien cruel pour moi en bonne santé, le fut bien davantage par le rapprochement que je dus faire de nos deux maladies. Je passai l'hiver avec beaucoup de peine, et au printemps je partis pour consulter à Lyon. M. Viricel, auquel j'étais recommandé, m'ordonna un régime doux, des distractions modérées et les eaux de Luxeuil. Au mois de juin, je partis pour ces eaux, et j'en revins comme j'y étais allé. Depuis, l'été et l'hiver se sont passés sans m'apporter aucun soulagement. Voici ma situation actuelle :

» Le ventre a perdu sa sensibilité ; il est ordinairement souple et indolent au toucher, sauf une légère appréhension, que je ne puis maîtriser. J'éprouve quelquefois de légères coliques occasionnées par des vents. Presque toutes mes souffrances viennent de l'estomac. Il se passe peu de jours sans que j'éprouve dans cet organe un malaise indéfinissable, un serrement, des pesanteurs et une anxiété douloureuse, qui commencent ordinairement une heure après le repas, et qui durent jusqu'à ce que les alimens soient digérés.

Je commence à sentir que ma digestion se fait mal lorsque j'éprouve une lassitude dans les jambes. Cette lassitude, qui est bientôt accompagnée de pesanteur de tête, est tellement forte que je passe des journées entières sans pouvoir sortir de la chambre, ni me livrer à aucune espèce d'occupation. Pendant ces crises, le creux de l'estomac est sensible au toucher, et lorsque je me dispose à y porter la main l'anxiété nerveuse que j'éprouve dans cette partie redouble, autant par l'appréhension que par l'action du toucher elle-même. Cette douleur que je ressens à l'estomac n'est pas vive, mais elle est uniforme, continuelle et s'augmente à la moindre émotion ou contention d'esprit. Elle me cause un anéantissement complet, tant au physique qu'au moral, et me jette dans un profond découragement. Dès que la crise cesse, l'appétit et les forces reparaissent, et l'estomac devient insensible au toucher, si ce n'est l'appréhension nerveuse, qui n'existe cependant pas toujours. Je n'ai jamais éprouvé de dégoût, et lors même que je souffre de l'estomac, je mange avec une voracité et un plaisir extraordinaires. J'ai habituellement des renvois, qui ont l'odeur des alimens que j'ai mangés, et qui souvent sont inodores. Mes urines sont tantôt claires et limpides, tantot fortement colorées et déposent un sédiment briqueté. J'urine très-souvent, et j'éprouve un sentiment de cuisson dans le canal de l'urèthre.

Les matières fécales que je rends ont toujours une forme presque ronde, et sont extrêmement dures. Elles s'accompagnent ordinairement d'une matière glaireuse et blanchâtre, qui prend quelquefois une teinte sanguinolente. Lorsque mes digestions se font bien, je suis dans un état d'agitation extraordinaire, il m'est impossible de rester en place. Cette agitation tient sans doute à la vacuité de l'estomac, puisqu'il m'est impossible de dormir sans que cet organe soit plein, et que je suis obligé, pour pouvoir reposer, de manger la nuit. Je ne puis régler mes repas; tantôt je digère plus vite que dans l'état naturel une grande quantité de nourriture, et tantôt quelques parcelles d'alimens me mettent dans l'état que je viens de décrire. Je voudrais surtout ne pas être obligé de manger la nuit. J'ai essayé en vain de prendre différentes boissons calmantes, telle que l'eau de fleurs d'oranger ou l'eau de laurier cerise, étendues dans de l'eau sucrée. Ces boissons n'ont pu suppléer à la nourriture nocturne. Ma langue est habituellement blanche au milieu, rose au bout et sur les bords. Je n'éprouve presque jamais d'altération. Par suite de la trop grande quantité d'alimens que je suis forcé de prendre le soir ou dans la nuit, pour me procurer du sommeil, j'éprouve souvent en m'éveillant une âcreté extraordinaire dans la bouche, et ma langue est jaune et épaisse. Je dois alors déjeûner très-peu, et cette précaution ne me garantit même pas toujours du malaise et de l'anéantissement que j'éprouve après ce repas du matin, plutôt que le soir, qui est l'époque de la journée où je suis le moins souffrant. Je crache beaucoup après mes repas. Ce que je rends a plus de consistance que la salive ordinaire ; c'est une matière glaireuse, tantôt ressemblant à du blanc d'œuf à moitié cuit, et tantôt plus jaune et plus compacte. Depuis la grande crise que j'ai éprouvée en 1834, je n'ai eu ni diarrhée ni vomissemens. J'ai conservé les boutons qui existaient sur mon dos et mes épaules à cette époque, et je n'ai pu reprendre l'embonpoint que j'avais avant la maladie. Il m'est impossible de boire du vin même très-étendu d'eau ; la sensibilité du ventre a toujours reparu immédiatement après avoir pris la plus petite quantité de ce liquide. La lecture de votre ouvrage m'a engagé à prendre de plus grandes précautions pour ma nourriture. Je ne mange absolument que des viandes blanches ou brunes rôties ou grillées, des œufs, du miel et quelques fruits cuits. Ce régime me réussit bien tant que je n'éprouve pas de fausses faims, qu'il m'est impossible de distinguer de l'appétit véritable, et une seule erreur diététique me fait retomber pour plusieurs jours dans l'état d'anéantissement que j'ai décrit. »

En lisant ce récit avec attention, on ne pouvait

se méprendre sur la nature de la maladie. Le tempérament sec et nerveux de l'individu, son caractère timide, irritable et passionné, annonçaient de la prédisposition à une névrose, et la funeste habitude de l'onanisme devait en provoquer le développement. C'est ce qui est arrivé; car la constipation habituelle de cet individu, et la colique à laquelle il devint sujet, prouvent qu'il était atteint, depuis longtemps, de la sensibilité morbide des premières voies. Il est vrai que l'affection sérieuse qu'il éprouva au milieu de l'été de 1834, était une véritable inflammation du canal digestif; mais la névrose de ce canal existait auparavant et constituait le premier élément de la maladie. Nous pensons, du moins, que cette affection sérieuse était une entéro-péritonite, qui est venue se greffer sur une gastro-entéralgie. Ce qu'il y a de certain, c'est que le traitement antiphlogistique rigoureux, qu'on fut obligé d'employer pour arrêter l'inflammation, et le trop long usage du régime atonique, mirent ensuite cette névrose tellement à nu, qu'il n'était plus possible d'en nier l'existence. Tous les symptômes que notre malade éprouva depuis sa grave affection de 1834, et qu'il serait inutile de rappeler ici, sont, en effet, ceux d'une gastro-entéralgie des mieux caractérisées.

Quand il nous écrivit, nous ne pouvions que l'engager à insister sur le régime substantiel dont il éprouvait déjà l'utilité , en lui faisant subir néanmoins quelques modifications qui nous parurent nécessaires. La plus importante était de renoncer au miel, qui est trop venteux et trop débilitant pour les gastralgiques , et de le remplacer par du poisson ou des légumes *non-farineux*, préparés au bouillon ou au jus. On ne devait pas oublier que cette névrose gastrique avait été compliquée d'une phlegmasie intestinale , et qu'une alimentation composée de viandes seules aurait pu la rappeler. A ces conseils diététiques, nous ajoutâmes celui de prendre des bains sulphureux, pour combattre l'affection cutanée, qui n'était peut-être pas étrangère à la maladie des organes digestifs.

Nous fûmes sans nouvelles de ce malade jusqu'au 15 février 1839, et voici ce qu'il nous écrivait à cette époque :

« J'ai suivi exactement le régime que vous m'aviez prescrit, et pendant plusieurs mois je m'en suis fort bien trouvé. Au commencement de l'automne, je me proposais de vous écrire pour vous annoncer la complète réussite de votre système, lorsque de nouveaux symptômes apparurent : Des pesanteurs d'estomac, accompagnées de constipation, absorbèrent bientôt les forces qui étaient revenues pendant l'été. Je fus ensuite attaqué d'une dyssenterie, qui me rendit fort malade pendant quelques jours, et depuis cette époque j'ai de continuelles alternatives de bien ou de mal, qui ne me donnent pas l'espoir d'une prochaine guérison.

» Mon appétit est tantôt exorbitant et tantôt nul. Un jour je mangerai impunément une grande quantité d'alimens les plus indigestes, tandis que le lendemain un simple bouillon me causera des douleurs d'estomac et une pesanteur générale. Il m'est impossible de parvenir à régler mon appétit, et c'est cette excitation surnaturelle qui cause tout mon mal. Mes urines sont très-souvent troubles, quelquefois claires et limpides, le plus souvent assez fortement colorées; ce qui tient, je crois, à ce que je bois fort peu. Etant obligé de forcer un peu mon repas du soir afin de pouvoir dormir, le matin en m'éveillant, j'ai la bouche pâteuse et amère; la langue est jaune au milieu, légèrement rose à la pointe et sur les bords. J'éprouve aussi dans cette partie un sentiment de contraction, qui existe surtout lorsque mes digestions sont laborieuses. En tout, j'ai l'apparence maladive, et je suis d'une grande maigreur. Mon unique pensée est mon estomac; je suis toujours dans l'attente si mes digestions se feront bien ou mal. Veuillez m'éclairer de nouveau de vos conseils. »

Les changemens de saisons pouvant renouveler les névroses, notamment celles des premières voies, cette rechute venait peut-être du passage de l'été à l'automne. Il est plus vraisemblable néanmoins qu'elle résultait de quelques écarts de régime. Ce qui nous porte à le penser, c'est que le malade fait mention, dans sa seconde lettre, d'alimens indigestes qu'il prenait impunément un jour, tandis qu'un seul bouillon était mal supporté le lendemain. Or, l'usage de ces alimens indigestes était une grande faute, dont les premiers effets se manifestaient par des difficultés à digérer le jour suivant, et qui, souvent répétée, devait produire une exaspération plus forte et plus longue. Nous avons, d'ailleurs, une preuve presque certaine de la justesse de notre pensée dans la nouvelle amélioration qu'il éprouva, aussitôt que nous lui eûmes fait sentir l'indispensable nécessité de mieux régler son régime, et d'en proscrire toutes les substances qui auraient pu fatiguer ses organes digestifs. Comme il ne nous a plus écrit depuis cette époque, nous sommes fondé à croire que sa santé a continué à se rétablir.

XXIXe OBSERVATION.

Un ingénieur des ponts et chaussées nous écrivit, le 24 juin 1838, pour nous demander des conseils sur une gastro-entéralgie, dont il était atteint, depuis l'année du *choléra*. Cette névrose avait débuté par des indigestions assez fréquentes, une constipation opiniâtre, qui ne cédait qu'avec peine aux lavemens; des douleurs de tête presque continuelles, surtout au-dessus des sourcils; de l'oppression, des angoisses et des menaces de syncopes, qui revenaient principalement lorsque cet ingénieur se trouvait dans un appartement où il y avait beaucoup de monde. Le médecin que l'on consulta à cette époque, prescrivit du chocolat à l'eau pour déjeuner, un petit verre de vin de Malaga après chaque repas, et des pilules dont le malade ne se rappelait pas la composition. Ce traitement fut bientôt suivi de violentes coliques et de dévoiement, que l'on ne put arrêter qu'avec des lavemens opiacés. A la suite de ces accidens, il ne put rien prendre, pendant quinze jours, que de l'eau de poulet.

Deux ans se passèrent sans médication, mais en observant un régime sévère. Quoiqu'il s'en trouvât mieux, il était loin d'être guéri : il ne pouvait manger que certains alimens, et il lui était impossible de prendre la plus petite quantité de vin; une constipation invincible continuait à le tourmenter. Ayant enfin consenti à se soumettre à un nouveau traitement, on lui ordonna un cautère au creux de l'estomac, une infusion de têtes de pavots avec du sirop de fleurs d'oranger, prise deux fois par jour; une cuillerée à café de magnésie le matin, un bain de pied dans la journée et, avant les repas, deux gouttes de laudanum de Rousseau dans une cuillerée à bouche d'eau de fleurs d'oranger. Cette thérapeutique n'améliora nullement la situation du malade ; elle détermina, au contraire, une sensibilité excessive dans les intestins, car le moindre écart de régime et le plus léger froid aux pieds lui causaient immédiatement des coliques, et souvent de la diarrhée. Il éprouvait en outre une grande partie des symptômes du second degré des gastro-entéralgies. La douleur d'estomac n'était cependant pas aiguë, c'était plutôt une pesanteur et un malaise indéfinissable, avec des envies de dormir et une sorte d'incapacité pour le travail. Dans ces momens, un violent exercice, qui provoquait la transpiration, faisait presque toujours du bien. Le sommeil était tantôt bon et tantôt mauvais; il y avait souvent, pendant la nuit, des douleurs dans le dos et les épaules, un embarras et une grande pesanteur de tête. L'infusion de tilleul calmait un peu ces symptômes. Le lait pur donnait des coliques, mais le café au lait pour déjeuner réussissait; il ne causait aucun mal d'estomac, faisait aller à la selle et rendait le travail, corporel et intellectuel, beaucoup plus facile. Les viandes passaient mieux que les légumes et les fruits.

Le traitement à suivre chez ce malade nous parut si bien indiqué par la nature, que nous n'éprouvâmes aucun embarras pour lui donner des avis. Nous ne pouvions que l'engager à s'abstenir des médicamens dont il n'avait éprouvé que de mauvais effets, à exclure également le lait pur, les légumes et les fruits, qui ne lui réussissaient pas, et à insister sur l'usage des viandes, qu'il digérait plus facilement. C'est aussi ce que nous fîmes, en le prévenant toutefois que nous lui ordonnerions plus tard quelques médicamens toniques, si le régime substantiel ne suffisait pas pour amener sa guérison. Dans une seconde lettre, qu'il nous adressa le 25 février 1839, il ne se plaignait plus que de coliques flatulentes pendant la nuit et de l'impossibilité de supporter le vin, à cause des oppressions et des aigreurs qu'il lui produisait. Il était donc bien près de son rétablissement, qui se sera complété, nous n'en doutons pas, en s'abstenant encore de cette boisson et des alimens venteux.

XXXe OBSERVATION.

Un homme de vingt-cinq ans, d'une constitution nerveuse et lymphatique, sujet à des dartres furfuracées, héréditaires dans sa famille, habitant une petite ville du département de Seine-et-Oise, est venu se confier à nos soins le 20 mai 1838. Son médecin ordinaire, qui nous l'adressait, l'avait chargé de nous remettre la note suivante :

» Depuis un an que je traite M. X....., j'ai observé chez lui une affection gastro-intestinale, qui date de cinq à six ans et dont voici les principaux caractères.

» Appétit variable et désordonné, tantôt faible et tantôt violent; éructations très-fréquentes et très-pénibles de gaz sans odeur ni saveur, provoquées par le moindre mouvement du corps et, surtout, par des frictions à la région de l'estomac; sensibilité épigastrique peu excitée par la pression, sentiment de plénitude et d'étouffement plutôt que douleur vive. Digestion toujours lente, mais pourtant complète; jamais de vomissemens; ventre, en général, tendu et rénitent; constipation opiniâtre, presque jamais de selles sans provocation; matières fécales habituellement brunes et en fragmens arrondis, entourés de mucosités glaireuses abondantes; affaissement général à la suite des évacuations; langue habituellement rose, humide et sans enduit; soif modérée entre les repas, assez vive en mangeant; impossibilité de supporter les boissons froides. Respiration facile; circulation lente, pouls de quarante-huit à cinquante-quatre pulsations, mou et faible, acquérant surtout ces caractères par une diète prolongée; peau toujours froide, malgré toutes les précautions prises pour la maintenir dans une température convenable; sensibilité excessive au froid extérieur, qui paralyse tous les mouvemens, et surtout les fonctions digestives.

Facultés intellectuelles intactes, mais mémoire faible, et impossibilité de se livrer à une application suivie; tristesse profonde, idée de suicide; grande faiblesse musculaire ; amaigrissement plus prononcé depuis deux mois; teint pâle et comme anémique. Une affection catarrhale légère vint, il y a trois semaines, se joindre au malaise habituel. Deux jours de diète, qu'elle nécessita, firent tomber le malade dans une telle faiblesse que ses forces ne lui permettent point de supporter la voiture plusieurs heures de suite.

» Les moyens mis en usage depuis un an que je soigne le malade ont été : un régime substantiel et succulent, viandes grillées ou rôties, soupes grasses, œufs, légumes au gras, vin de Bordeaux associé à l'eau de Seltz; l'infusion de camomille ou d'anis étoilé, l'extrait de quinquina, les pastilles de Vichy, l'aloès, le savon médicinal; les lavemens simples et purgatifs; l'huile de ricin; des frictions sèches, aromatiques, ammoniacales; des bains simples ou à l'eau de son. »

Les questions que nous adressâmes à M. X..... et à sa mère qui l'accompagnait, nous apprirent que cette note était de la plus grande exactitude, et rien, dans l'examen attentif que nous fîmes sur sa personne, ne put nous faire découvrir la moindre lésion de tissu; tout nous fit penser, au contraire, que sa maladie était purement nerveuse. Persuadé qu'elle était entretenue par les médications, intérieures et extérieures, dont il faisait usage, nous lui conseillâmes de les abandonner et de s'en tenir au régime substantiel qu'il suivait déjà. Nous l'engageâmes seulement à prendre, le matin à jeun, un demi-gros de magnésie calcinée, pour combattre la flatulence qui l'incommodait plus que les autres symptômes. En se conformant à ces préceptes, la plupart des symptômes se dissipèrent rapidement; les forces et l'embonpoint se rétablirent, le teint se ranima, et au bout d'un mois de séjour à Paris, M. X..... retourna dans son pays, ne se plaignant plus que d'être constipé, et disant, avec raison, qu'il aurait été complétement guéri, s'il avait eu le ventre libre.

N'ayant eu aucune nouvelle de lui depuis son départ, nous ignorons si cette constipation a duré longtemps, mais nous avons lieu de penser qu'elle n'aura point tardé à disparaître; car il devait nous écrire, ou revenir nous voir, dans le cas où elle persisterait.

Réflexions. Chaque tempérament, chaque idiosyncrasie même sent et exprime ses souffrances à sa manière. De là viennent, en grande partie du moins, les variations symptômatologiques des affections nerveuses, notamment de celles des premières voies. Les derniers faits qu'on vient de lire n'offrent cependant, sous ce rapport, aucune anomalie assez importante pour être signalée à l'attention des praticiens. Notre principal but, en les rapportant ici, est de confirmer, par de nouveaux exemples, ce que nous avons dit, dans le précédent chapitre, sur les inconvéniens des médications et l'avantage de l'hygiène. Après avoir combattu, avec quelque succès, l'abus effrayant que l'on faisait autrefois des antiphlogistiques, nous cherchons à introduire la même réforme dans l'abus, non moins condamnable, que l'on fait aujourd'hui d'un grand nombre de médicamens. Le meilleur moyen, pour cela, est de mettre sous les yeux des lecteurs une foule de gastralgies qui se sont constamment aggravées par des traitemens médicinaux, et dissipées ensuite par un traitement hygienique. Considérés sous ce point de vue, les faits que nous avons décrits, et ceux qui vont suivre, laisseront peu de chose à désirer; il nous semble, du moins, que les mauvais effets des substances médicinales, et l'utilité de la diététique, y sont assez bien dessinés et tellement en relief, qu'ils doivent porter la conviction dans les esprits non prévenus. Il faut trois choses, disait un grand capitaine, pour faire la guerre à ses ennemis : De l'argent, puis de l'argent et encore de l'argent. On peut dire, avec autant de raison, qu'il faut trois choses pour combattre les gastro-entéralgies : De l'hygiène, puis de l'hygiène et encore de l'hygiène. La nécessité de cette science se concevra facilement, si l'on considère que la plupart des névroses gastro-intestinales étant occasionnées par quelque violation des lois hygiéniques, doivent logiquement cesser par la stricte observation de ces lois, et que dans les cas même où elle ne suffit pas seule pour rétablir les gastralgiques, son concours est indispensable à leur guérison. Nous insistons de nouveau sur l'hygiène, parce que nous voyons souvent des consultations dans lesquelles on l'a complétement oubliée, et d'autres où elle n'est qu'en seconde ligne, tandis qu'elle devrait toujours occuper la première place. Mais revenons aux faits ; ils parleront plus haut que le raisonnement et se feront mieux comprendre. Les premiers que nous allons exposer se distinguent par la prédominance des phénomènes sympathiques de la tête.

XXXIe OBSERVATION.

M. D..... va exposer lui-même l'histoire de sa maladie.

« Je suis d'un tempérament nerveux. Etant au collége, j'ai contracté le dangereux défaut de l'onanisme, et je l'ai conservé au delà de ma vingtième année. Depuis l'âge de dix ans, j'ai été sujet à des migraines affreuses, qui n'arrivaient jamais qu'après le dîner. Elles se renouvelaient d'abord de mois en mois, de quinzaine en quinzaine, puis tous les huit jours, puis plus souvent encore, à mesure que je prenais de l'âge. Mon seul remède était de me mettre au lit, et le plus souvent elles se terminaient par le vomissement de tout ce que j'avais mangé. Les douleurs, qui se portaient tantôt sur un œil et tantôt sur l'autre, se calmaient de suite; je m'endormais, et le lendemain matin je me levais frais et dispos. Seulement je me sentais très-ébranlé; les selles étaient dures et les urines jaunâtres. Tout cela ne durait que le jour qui suivait la migraine.

» A quinze ou seize ans, quelqu'un me conseilla de prendre une tasse de café lorsque je sentirais venir la douleur de tête. J'essayais ce remède : il réussit complétement. Je me rappelle qu'il me sembla alors que sa présence dans l'estomac avait enlevé la cause du mal : la migraine se dissipa, et un quart d'heure après, je pus reprendre mes travaux du collége. Enchanté d'avoir trouvé ce remède, je l'employais avec efficacité toutes les fois que je me sentais la tête seulement un peu embarrassée. Peu après, quand j'eus passé vingt ans, je pris l'habitude du café après mon dîner, et depuis cette époque jusqu'au 1er de ce mois (juillet 1829), j'en ai pris tous les jours, quelquefois, mais rarement, deux tasses, quand la première ne faisait point d'effet. Il en est résulté qu'à la fin le café ne me produisait plus que peu ou point de soulagement.

» En 1823, mes douleurs de tête se renouvelèrent si souvent, et le café opérait si peu, qu'on me conseilla d'aller prendre les eaux de Vichy. Je suivis ce conseil. Là il fallut se priver de café. Les deux premiers jours, j'eus, après le dîner, une migraine affreuse. Cependant je ne vomis pas. Le troisième, la digestion fut pénible et lente, mais il n'y eut point de migraine. Les jours suivans les alimens passèrent très-bien et sans café. Le dixième jour, l'eau de Vichy me fit cracher du sang, assez abondamment pour que le médecin me la fît suspendre pendant trois ou quatre jours. Je ne la repris que coupée avec l'eau de gomme. Enfin, je revins chez moi bien portant, et digérant bien tout ce que je mangeais. Cet état ne dura pas. Me sentant un jour la tête lourde, je redoutai la migraine, et je pris du café. Depuis, j'en fis un usage journalier; ce qui n'empêcha pas que les maux de tête, les digestions laborieuses et les vomissemens de tout ce que je mangeais, ne revinssent comme avant le voyage de Vichy. Ces symptômes n'existaient cependant que les jours où mon dîner ne passait pas bien; quand la digestion était facile, j'étais on ne peut mieux portant.

» Je n'avais que peu ou point de douleurs d'estomac; mes plus grandes souffrances étaient à la tête, principalement sur les yeux, jusqu'à ce que mes alimens fussent vomis. Je me mariai, et mon état empira. Les digestions devinrent encore plus laborieuses, les migraines plus terribles et plus fréquentes. Il m'est arrivé plusieurs fois de m'éveiller avec une douleur horrible au front, des envies de vomir et l'impossibilité de me lever. J'employais alors le thé et l'infusion de tilleul en grande quantité. Je vomissaïs tout, et au bout de douze heures je me portais bien, à l'exception d'un peu d'agitation et de faiblesse. A cet état, il faut ajouter une sorte d'ivresse, qui me prenait après les repas, et me faisait craindre de tomber. Ce phénomène venait toutes les fois que j'avais bien faim, et que je mangeais plus qu'à l'ordinaire.

» Dans l'hiver de 1827 à 1828 j'éprouvai des éblouissemens; il me semblait que tous les objets remuaient autour de moi; à peine pouvais-je voir: mes yeux erraient sur un livre, et ne pouvaient en fixer les mots. Quelquefois ils s'arrêtaient, et, quoiqu'ils fussent ouverts, je ne voyais pas distinctement. Un soir, en travaillant dans mon bureau, si je ne me fusse pas appuyé sur une table, je serais tombé à terre. Je montai dans ma chambre, et ma vue se troubla tellement que je ne vis plus rien du tout. On ouvrit une fenêtre, et l'air froid me ranima. Je consultai un médecin, qui me fit mettre six sangsues à l'anus. Elles ne me soulagèrent point. Mais au moyen de quelques privations, dont je sentais la nécessité, je me trouvai mieux au bout de quinze jours. Je continuai cependant à prendre du café tous les jours, et les digestions n'en étaient pas moins tantôt lentes et pénibles, et tantôt assez bonnes. Mon sommeil a toujours été et est encore parfait, si ce n'est pendant les nuits de souffrances; il est alors mauvais ou nul. Jusqu'à ce jour, j'ai fait peu d'attention au choix des alimens.

» Les éblouissemens répétés, quelques picotemens autour du cœur, de l'agitation et des impatiences en plusieurs parties du corps, des spasmes qui, sans me faire trop souffrir, me jetaient dans une situation telle qu'il me semblait que j'allais expirer, et une douleur peu violente, il est vrai, mais continuelle à la tête; douleur semblable à un réseau qui m'aurait serré fortement le haut de cette partie, au point que j'y portais quelquefois la main pour l'arracher : ces symptômes, dis-je, firent penser à mon médecin que ma maladie était nerveuse. Il ne me dit pas que la migraine, qui ne revenait qu'après les repas, fût occasionnée par une névrose de l'estomac; mais il soutint que les autres phénomènes étaient nerveux. Il m'ordonna, en conséquence, le tilleul avec la fleur d'oranger et le lait de vache, que j'allai prendre dans les montagnes du Bourbonnais. J'y passai près d'un mois et j'en revins un peu mieux. Je repris ensuite mes occupations chez moi; mais l'hiver dernier ramena mes souffrances. L'embarras dans la tête était à peu près continuel; les digestions devinrent tellement pénibles qu'il m'arrivait quelquefois de ne pouvoir supporter une bouillie de farine de blé de Turquie. J'avais alors recours au café, qui me faisait tantôt du bien et tantôt du mal. Les éblouissemens et les impatiences dans les membres persistaient. J'étais, malgré moi, maussade et bourru. L'appétit et le sommeil continuaient cependant à être bons; je n'avais que peu ou point de douleurs d'estomac, mais je souffrais presque toujours de la tête.

» Cet état variait, au reste, suivant la plus ou moins grande facilité du travail digestif. Ma situation, qui était assez agréable le matin, devenait pénible après avoir dîné et pris du café à midi. Les jours même où mes alimens passaient le mieux, il me semblait que j'étais ivre; j'avais les éblouissemens et la constriction autour de la tête : les urines étaient alors claires, copieuses et fréquentes; les selles bonnes et répétées deux à trois fois dans les vingt-quatre heures. Quand, au contraire, le dîner n'était pas digéré, j'éprouvais des douleurs de tête affreuses, surtout au front et sur les yeux; je ne pouvais ni voir, ni parler; j'avais une salivation continuelle, et malgré cela la bouche sèche; ma respiration était pénible, et je ne pouvais trouver une bonne position dans mon lit; je rendais des vents qui me soulageaient, et, après avoir pris quelques tasses de thé ou de tilleul, je vomissais souvent tout ce que j'avais mangé. Une fois l'estomac débarrassé, le calme renaissait, et le sommeil était bon. Les jours suivans, bouche amère et pâteuse, urines d'un jaune foncé, selles dures et rares.

» J'étais dans cette situation en juin 1829, lorsque j'eus connaissance de votre *Traité sur les Gastralgies.* Après en avoir pris lecture, j'ai renoncé au café, et je me suis mis au régime tonique. Depuis quinze jours que j'ai adopté ce nouveau genre de vie, j'éprouve un mieux sensible sous le rapport des digestions; mais ce qui trouble ma joie et m'inquiète beaucoup, c'est ma vue qui ne s'améliore pas encore; c'est le réseau qui me serre toujours la tête. Ce phénomène se renouvelle ordinairement une demi-heure avant les repas, lorsque l'appétit est vif et que le besoin de manger me cause un malaise indéfinissable. Il me semble alors que ma tête se gonfle, que les nerfs de cette partie grossissent, et qu'ils la serrent comme des cordes. Mon pouls est lent, sans être faible; ma langue rose et bonne. Je crois, au surplus, que je suis très-nerveux et très-sensible; car à la moindre chose qui m'affecte, je me sens tout agité, la sueur coule sur mon corps, et il me semble que je vais me trouver mal. Telle est ma situation actuelle. Je m'adresse à votre obligeance pour me dire ce que vous en pensez, et si j'ai rencontré juste en croyant que les nombreux symptômes dont je suis affecté, sont sous la dépendance d'une névrose de l'estomac. »

Ce malade ne se trompait pas sur le véritable siége des souffrances qu'il éprouvait : la migraine, le trouble de la vue, le sentiment de constriction autour de la tête, les éblouissemens, etc., dont il avait à se plaindre, dépendaient évidemment de la sensibilité morbide du ventricule. La preuve, c'est que ces symptômes ne se renouvelaient ou ne s'exaspéraient que pendant les digestions, ou lorsque l'appétit était très-vif, c'est-à-dire quand cette sensibilité morbide était encore exaltée, soit par la présence des alimens dans l'estomac, soit par le besoin de manger; car ces deux causes exaspèrent également les phénomènes sympathiques et immédiats des gastralgies. Ce qui prouve aussi que les symptômes de la tête partaient du ventricule, c'est qu'ils disparaissaient, ou diminuaient considérablement d'intensité, aussitôt que cet organe avait rejeté les substances alimentaires qui l'incommodaient. Les faits de cette nature se rencontrent d'ailleurs si fréquemment dans la pratique, qu'il est bon d'en rapporter des exemples, pour garantir les praticiens des erreurs thérapeutiques auxquelles ils seraient conduits, s'ils méconnaissaient la source des symptômes qu'ils ont sous les yeux. Ne faisant attention qu'à ceux de la tête, qui sont les plus évidens, ils dirigeraient leurs moyens curatifs vers cette partie, tandis qu'ils doivent alors les diriger vers l'estomac, bien que les souffrances de cet organe soient moins prononcées que les autres. C'est en conseillant au malade qui nous occupe, le régime substantiel, l'extrait de germandrée, des frictions d'éther acétique sur le front, et une bonne hygiène, que nous sommes parvenu à améliorer son état, et à le mettre sur la voie d'une guérison aussi complète que possible. « Le mieux que j'éprouve, nous écrivait-il au bout de trois mois, est assez considérable pour me faire espérer que la continuation du même traitement me débarrassera enfin de mes longues douleurs. » Le silence qu'il a gardé depuis, nous donne le droit de penser qu'il n'a plus eu besoin de nos conseils.

Ces réflexions s'appliquent aux affections nerveuses de la gorge, du cœur, des poumons, des parties génitales, de l'appareil urinaire, etc., qui peuvent résulter d'une gastro-entéralgie moins évidente par ses symptômes immédiats, que par les phénomènes sympathiques auxquels elle donne lieu. Dans ces cas, beaucoup plus nombreux qu'on ne le croit généralement, il n'y a d'autres moyens de guérison que le traitement qui convient aux névroses des premières voies. C'est ainsi que nous avons observé des serremens spasmodiques du cou, des palpitations de cœur, des étouffemens, des névralgies du cordon spermatiques, et des irritations nerveuses de la vessie, qui avaient résisté des années entières aux différentes médications qu'on avait dirigées vers la partie souffrante, et qui ont cédé à la véritable thérapeutique des gastro-entéralgies.

XXXIIe OBSERVATION.

M. J....., âgé de 31 ans, d'une constitution en apparence très-forte, mais au fond excessivement nerveuse, a décrit sa maladie en ces termes : « A l'âge de neuf ans, je fis une chute, à la suite de laquelle j'eus une fluxion de poitrine, puis une fièvre nerveuse qui dura six mois. Depuis cette époque jusqu'à ce jour, on m'a appliqué un très-grand nombre de sangsues. C'était ordinairement pour un mal de gorge auquel j'étais sujet, et qui, à l'âge seize de ans, devint une pharyngite grave. A peu près dans le même temps, j'éprouvais en marchant et en me baissant de douloureuses agitations dans le cerveau. A dix-sept ans, je quittai la maison paternelle, pour entrer en librairie. Occupé de sept heures du matin à huit heures du soir, je pris l'habitude de lire une grande partie des nuits et, afin d'être plus dispos, je faisais toujours avant ma lecture, un somme d'environ deux heures. Ce premier sommeil, que je ne pouvais éviter, venait peut-être des difficultés que j'éprouvais déjà à digérer. Nourri chez mon patron, je devais me conformer aux usages de la maison, et prendre chaque matin une tasse de café au lait. Quoique j'aie remarqué depuis longtemps qu'il ne me convenait pas, j'en pris pendant onze ans. Au commencement de 1832, quelques jours avant l'apparition du *choléra morbus*, je perdis ma mère, que j'aimais beaucoup; sa mort me causa un vif chagrin. Etant mal portant, j'appréhendais fort l'epidémie, attendu que je ressentais alors des agitations à l'épigastre, que mes digestions étaient pénibles et que la constipation devenait intense. On combattit ces incommodités par le sulfate de quinine, l'extrait de valériane, le bouillon de poulet, les bains. Je fus assez malade pendant quinze jours; mais je n'eus pas le *cholera*. A peine remis, je sentis quelque chose me monter à la tête, le cœur me manqua. Quelques ablutions d'eau froide me remirent promptement. Vers la fin de 1834, il me vint à la figure des boutons dont j'exprimai le contenu. Cette pression fit venir une éruption d'un vilain aspect. Je consultai M. R....., dans le but de la faire disparaître. Croyant qu'elle était de nature syphilitique, il m'ordonna un traitement mercuriel, six bains de vapeurs et des bains tièdes. L'éruption persistant au bout de deux mois de ce traitement, M. R.... me rassura en m'affirmant qu'elle n'était point vénérienne, et m'engagea à prendre douze bains de Barèges.

» En 1835, je quittai la librairie avec l'intention de publier une revue bibliographique, qui n'eut point de succès. Ayant sacrifié, à cette petite opération, une bibliothèque que j'avais été quinze ans à me former, chargé de mon père et d'un frère, et sans emploi, je fus pris tout à coup d'un violent chagrin. Pour restreindre ma dépense, je me décidai à ne prendre que fort peu de nourriture, à ne vivre que de lait, de fromage, de pain et d'eau. Ce régime dura au moins huit mois. Je tombai bientôt dans la mélancolie, je devins hypochondriaque. Je restais couché presque toute la journée, je sortais peu; j'avais des hallucinations. Une fois, étant à mon bureau, la tête dans mes mains et pleurant sur ma misère, je sentis encore tout à coup quelque chose qui me montait à la tête; j'éprouvais une espèce de strangulation, le cœur me manqua; je fus tellement troublé, que je me levai aussitôt pour me jeter par la fenêtre. La providence a permis que dans ce mouvement précipité, l'angle d'un tiroir m'entra dans la cuisse et me rendit la raison.

» Au mois de décembre 1835, on me procura

une place de secrétaire chez un magistrat. Toutefois, cette place, que j'occupe encore, étant trop peu rétribuée pour me faire vivre, le chagrin ne s'en accrut pas moins. Au bout de deux mois, je devins sourd et je perdis la mémoire; j'avais toujours des hallucinations et je ressentais de vives secousses dans la tête; la nuit j'étais éveillé en sursaut par la sensation de coups qu'on m'aurait portés sur le crâne. Il me semblait alors voir ma mère, qui m'appelait à elle et m'exhortait à mourir. Elle était accompagnée de prêtres et de croque-morts, qui chantaient au pied de mon lit le *De Profundis* et autres offices des morts. Ces visions me poursuivirent, quoique je fusse parfaitement éveillé. Sentant et voyant mon mal, je m'en affligeais davantage. M. Itard, que j'allai consulter pour ma surdité et des bruissemens dans l'oreille droite, me prescrivit vingt-quatre sangsues au cou; je devais les appliquer en trois fois, et laisser deux jours d'intervalle entre chaque application. Mais j'entrai le lendemain dans la maison royale de santé où, sans égard pour cette ordonnance, on m'appliqua le premier jour, à la jambe gauche, seize sangsues, qu'on laissa couler pendant vingt-quatre heures. Le second jour, on m'en appliqua vingt-quatre derrière les oreilles; le cinquième jour, on me mit cinq ventouses scarifiées entre les épaules; le sixième, on me fit une saignée du bras.

On me donna ensuite une médecine, et je sortis de cette maison avec des bourdonnemens considérables dans les deux oreilles. Mécontent de ce traitement, M. Itard m'ouvrit à la nuque un cautère, que je ne pus supporter plus de quatre mois, tant il me faisait souffrir.

» En juillet 1836, j'eus des palpitations de cœur assez violentes, des agitations à l'épigastre et dans la tête, pour lesquelles on me fit prendre pendant vingt jours, chaque matin, une prise de dix grains de digitale pourprée, dans un verre d'eau sucrée. Ce médicament n'ayant pas produit l'effet qu'on en espérait, on me fit deux copieuses saignées et on revint à la digitale; on m'ordonna, en outre, des bains chauds, puis des bains frais et des douches froides. Ces douches me furent très-contraires, en augmentant la susceptibilité du cerveau, et en me causant du délire. Avant cette époque, je n'avais point d'indigestions complètes; j'en ai eu plus de vingt depuis. En septembre 1836, j'allai passer quinze jours à la campagne; j'en revins plus malade. Je crois que cette exaspération de mes souffrances provenait d'écarts de régime, et, surtout, d'un trop grand usage des fruits. Ce qu'il y a de certain, c'est qu'ils me crispaient l'estomac, et que mes digestions devinrent plus laborieuses. On me saigna encore au mois de décembre de la même année et au mois de mars 1337. A chaque émission sanguine la susceptibilité nerveuse augmentait, ainsi que les bruissemens d'oreilles et l'extinction de la mémoire ; ce qui n'empêcha pas de m'appliquer encore, au mois de juin suivant, douze sangsues aux jambes et de les laisser couler jusqu'au lendemain. Je retournai à la campagne au mois d'octobre. Malingre je partis, malade j'en revins, et toujours à cause des écarts de régime et de l'abus des fruits, dont je ne pouvais pas m'abstenir, malgré les crispations d'estomac qu'ils me produisaient. Un jour, après avoir lu pendant une heure au soleil, je sentis ma tête se dilater, et je crus y entendre comme un liquide en ébullition.

» J'arrive à la période la plus critique de ma maladie, et où les moindres circonstances doivent être appréciées. A mon retour de la campagne, j'étais constipé; mon estomac était fatigué, agacé, j'étais dolent enfin; de fréquentes agitations se faisaient sentir à l'épigastre. En attendant la fin des vacances, j'allais faire des lectures à la Bibliothèque du roi; quoique le froid de cette vaste galerie me causât des impressions désagréables, je m'y rendais tous les jours. Il me vint la fantaisie de lire la *Physiologie des gens appliqués aux travaux de l'esprit*. Je dois l'avouer, cet ouvrage est l'une des principales causes des souffrances que j'ai éprouvées après l'avoir lu. Il semble que l'auteur s'y soit attaché à effrayer ses lecteurs par l'image de toutes les maladies, de tous les tourmens, physiques et moraux, qui affligent l'humanité; il n'est point de maux que je n'aie endurés à cette lecture. Elle fit une impression si fâcheuse sur mon pauvre cerveau, que mes douleurs de tête, mes agitations à l'épigastre, mes tiraillemens d'estomac, en augmentèrent. J'allai consulter un médecin qui me prescrivit de boire un peu de vin coupé avec une décoction de laitue, de ne manger que des viandes blanches, des pruneaux, de la chicorée et des épinards; il me prescrivit aussi des sangsues à l'anus et un purgatif d'eau de Sedlitz. L'eau de laitue, les pruneaux, la chicorée et les épinards me délabrèrent l'estomac; le vin me causa des aigreurs; les sangsues me firent venir des hémorrhoïdes, qui augmentèrent la constipation. Quant à l'eau de Sedlitz, je la pris le premier novembre 1837. Elle produisit six évacuations; mais deux heures après j'étais fou. Des bruits épouvantables se firent sentir dans la tête, indépendamment de ceux des oreilles qui subsistaient toujours. Il me semblait qu'on remuait des meubles au dessus de mon crâne. De ce jour enfin date dans ma tête un tapage horrible, qui n'a fait qu'augmenter depuis. Cette partie devint douloureuse; tout sommeil fut impossible, supplice mille fois plus affreux que la mort. Le suicide me paraissait l'unique remède à tant de maux.

» Seul dans ma chambre, sans amis, dansant, chantant et pleurant tour à tour; luttant contre cette idée de suicide, je clouais ma fenêtre pour ne pas m'y jeter; je me liais les jambes dans le lit, afin de ne pouvoir en sortir par un mouvement précipité; je cachais tout ce qui aurait pu servir à l'exécution de ce triste projet. Telle était alors ma situation. Par un dernier effort, je me traînai chez mon médecin, qui me prescrivit des frictions d'éther sur les tempes et sur le sommet de la tête; des pilules de thridace et d'extrait de valériane. Il m'engagea à me faire garder. J'allai prier M. Rayer de me faire admettre à la Charité. Admis et inscrit, je profitai de l'instant où l'on faisait mon lit pour me sauver à toutes jambes. Pour combattre la constipation et le ballonnement du ventre, on me prescrivit des pilules de calomel et d'aloès. Elles me déchiraient les entrailles, et je les jetai au feu, bien résolu de me tuer. J'allai néanmoins consulter M. Deleau, qui me conseilla de me faire appliquer un séton à la nuque, et de le panser avec de la pommade épispastique. Les douleurs de tête disparurent au bout de trois ou quatre mois; mais les bruits, les agitations et les secousses que je ressentais dans cette partie, continuaient et rejaillissaient jusqu'au cœur. La constipation continuait aussi à être opiniâtre. Dans le but de remédier à ces accidens, on me conseilla de prendre, pendant vingt jours, une prise de calomel et deux verres d'eau de Vichy; on ajouta qu'il fallait me frictionner la colonne vertébrale avec de la teinture de cantharides. Je ne pus prendre que douze fois le calomel et l'eau de Vichy; les entrailles en furent tellement irritées que je rendais du sang par l'anus; les bruits de la tête en furent aussi augmentés, et les digestions devinrent impossibles. On me frictionna le dos jusqu'à ce qu'il fut pelé. On chercha à calmer l'irritation du tube digestif à l'aide de lavemens d'eau de camomille et de feuilles d'oranger. Puis on m'ordonna une tisane de beccabunga, puis une d'orge mondé, puis une de mélisse, puis, que sais-je encore. La flatulence et les éructations se renouvelaient à chaque instant. Une boulimie se déclara : j'avais toujours faim. Vint ensuite une malacie dont je n'eus pas moins à souffrir. J'éprouvais alors des désirs immodérés pour les plus sales alimens. Les dégoûtantes crêpes, les beignets, les pommes de terre frites, le lard grillé que l'on vend dans les rues, étaient devenus les objets de mes affections. Je rôdais continuellement autour des marchandes pour en respirer l'odeur. Je ne pus résister à tant de séductions; j'y succombais; mais le dégoût de ces objets ne se fit pas longtemps attendre. Cette fantaisie fit bientôt place à une autre non moins répugnante. Je me pris d'une belle passion pour l'odeur du sabot de cheval brûlé. Je ne pourrais retracer le bonheur que je ressentais à respirer cette odeur des heures entières.

» Par suite du traitement que l'on me faisait subir, mon système nerveux devint tellement impressionnable, que je conservais pendant des journées, et mêmes des semaines, les sons un peu vibrants, tels que ceux produits par la contre-base, la trompette, le tambour et les orgues de Barbarie, dont je me sauve encore. Le moindre bruit, le pétillement du feu, m'incommodait, m'était pénible. On me mit une ventouse à pompe derrière l'oreille droite, qui était la plus sourde. A peine avait-on pompé cinq minutes, que je m'écriai qu'on m'arrachait l'âme, et en effet je ne distinguais plus rien, j'ignorais où j'étais, tant cette opération m'avait troublé. Depuis m'a santé ne s'est pas beaucoup améliorée. J'avais conçu, il y a trois semaines, le projet de supprimer le séton qui, je crois, n'a pas peu contribué à l'accroissement des bruits qu'on attribue à une *perversion du fluide cérébral*, à une *altération de la sensibilité*, et que je pense tout bonnement n'être qu'une débilité nerveuse. J'ai donc fait diminuer le séton et supprimer la pommade; mais depuis quinze jours les pesanteurs de tête, les agitations à l'épigastre, les constrictions au cœur sont revenues; le ballonnement du ventre, les éructations et la flatulence sont également plus prononcés. Les bruits de la tête, qui n'augmentaient qu'après l'ingestion des alimens, augmentaient encore pendant la nuit, et le sommeil devient impossible. Selon M. Deleau, cette recrudescence du mal viendrait du ralentissement de la suppuration. Il peut avoir raison. A cela je répondrai néanmoins qu'il faut peut-être tenir compte des premiers froids, dont j'ai déjà à souffrir, et, principalement, d'une indigestion que j'ai eue, il y a une quinzaine de jours, après avoir mangé des champignons. M. Deleau attribue l'état pathologique de l'estomac à la maladie du cerveau. Je crois, sauf restriction, que l'irritation cérébrale n'est, au contraire, qu'une conséquence de la *gastro-pathie*. Je pense aussi que l'on pourrait, sans inconvénient, supprimer le séton et ouvrir un cautère au bras. Ne pourrait-on pas encore, comme moyen révulsif, recommencer les frictions sur la colonne vertébrale avec la teinture de cantharides? Une nourriture succulente, mais peu copieuse, ne remédierait-elle pas à l'atonie des nerfs? Quant au vin, il ne faut pas y penser; l'eau rougie m'enivre et me cause des rapports. Inutile d'ajouter que je suis susceptible, peureux, irritable, fantasque, humain et compatissant. Ce sont là les attributs des malheureux hypocondriaques. »

M. J..... nous envoya ce mémoire le 1er novembre 1838. Le lendemain, il nous adressa une note supplémentaire, que nous allons également transscrire, afin de ne rien omettre de ce qui peut servir à caractériser la maladie.

« Plusieurs légumes et plusieurs fruits me donnent la fièvre. Tels sont : le melon, le potiron, le concombre, le cardon d'Espagne, la pêche, l'abricot, la prune de reine-claude. Les autres me causent des tiraillemens d'estomac.

» Je ne mange jamais de soupe, parce que les alimens chauds m'incommodent et que les liquides ne me conviennent pas.

» Si je m'expose aux rayons du soleil, ou à la chaleur d'un tuyau de poêle, ma tête se gonfle et j'ai des étourdissemens.

» En faisant des faux pas, il m'est souvent arrivé d'éprouver à la tête de violentes douleurs, qui se ramifiaient sur tout le corps, et me produisaient une secousse semblable à une commotion électrique.

» Pour n'avoir plus recours aux narcotiques, j'ai contracté l'habitude de me fatiguer par une marche d'à peu près deux heures. Je n'aurais qu'à me louer de ce moyen, si, au terme de ma course, je n'étais pris de démangeaisons insupportables en différens endroits, notamment aux extrémités. Cet accident ne dure qu'une demi-heure au plus.

» Pendant les six derniers mois, j'ai pris plus de cent cinquante lavemens d'eau simple. L'habitude les ayant rendus inefficaces, on me conseilla d'y ajouter une poignée de gros sel. J'en pris une dixaine de ce genre. Le dernier me causa de telles douleurs d'entrailles, que je faillis en mourir. Mon ventre se ballonna comme un tambour.

» Depuis un mois que la pommade aux cantharides est supprimée, les douleurs de tête ne sont plus aussi vives, et les hallucinations n'ont plus lieu.

» Voilà, Monsieur, ce que j'ai jugé à propos, comme enseignemens, de joindre à mon mémoire. »

Ce malade ne vint nous trouver qu'après nous avoir donné le temps de lire sa narration et de réfléchir sur son état. Malgré les souffrances qu'il avait éprouvées depuis six ans et celles qu'il éprouvait encore, il avait beaucoup de forces, un embonpoint passable et le teint frais. Il était donc évident pour nous que sa maladie était purement nerveuse; attendu qu'une lésion organique de cette durée aurait altéré profondément la constitution. Le siége primitif de cette névrose n'était pas non plus difficile à connaître : l'augmentation constante des symptômes de la tête pendant les digestions et après l'introduction des médicamens dans le tube digestif, et, par dessus tout, l'espèce de folie qui s'était manifestée deux heures après l'ingestion d'une bouteille d'eau de Sedlitz, prouvaient clairement que ce canal était la partie primitivement affectée, et que les phénomènes cérébraux n'étaient que sympathiques. D'après ce diagnostic, la principale indication consistait à supprimer le séton qu'on avait établi à la nuque et à rétablir les fonctions digestives, non par des remèdes, qui avaient toujours été nuisibles, mais par une nourriture substantielle, dont on n'avait point encore essayé l'usage. Quoique le malade ait encore commis quelques écarts de régime, et qu'il se soit donné une indigestion de boudin, sa santé était presque entièrement rétablie au bout de deux mois de ce traitement hygiénique. Il ne se plaignait plus que d'une légère surdité de l'oreille droite, pour laquelle il voulait se faire appliquer un cautère au bras. Mécontent de ce que nous n'approuvions pas ce moyen, il cessa momentanément de nous consulter. Le cautère qu'il se fit mettre de sa propre autorité, rappela les symptômes épigastriques et cérébraux. Effrayé de ce résultat, que nous lui avions prédit, il s'empressa de fermer l'exutoire, et vint nous avouer son imprudence quand tout fut rentré dans l'ordre. Convaincu enfin de la nécessité de se conformer à nos conseils, il prit la ferme résolution de s'en tenir au régime, et sa guérison, n'étant plus entravée par des médications intempestives, ne tarda pas à s'achever. Il était encore impressionnable et mobile au moral comme au physique; mais ces restes de névroses invétérées ne se dissipent qu'à la longue et en insistant sur l'hygiène. Lorsque le système nerveux a été fortement agité, il lui faut du temps pour se raffermir et s'immobiliser.

Réflexions. Ce fait nous suggère des réflexions pénibles; mais l'intérêt de la science et de l'humanité nous oblige à les publier. On s'étonne d'abord de la légèreté avec laquelle un médecin distingué a fait prendre des mercuriaux à l'intérieur pour une espèce de couperose qui n'avait rien de vénérien. Lors même que cette éruption eût été de nature syphilitique, la prudence, qui aurait permis d'appliquer des préparations mercurielles à l'extérieur, se serait opposée à ce qu'on les introduisît dans un estomac évidemment névrosé. Ce qui étonne encore plus, c'est que d'autres médecins non moins instruits aient tant insisté sur les évacuations sanguines, les exutoires, les délayans, les antispasmodiques, les purgatifs, etc., malgré les progrès effrayans que la maladie faisait sous l'influence de ces médications. La misère et les chagrins, qui accablaient ce malade, devaient contribuer à entretenir ses souffrances ; mais il n'en est pas moins vrai que la nourriture atonique, les saignées, le séton et les autres remèdes qu'on lui prodiguait, y contribuaient davantage. La preuve, c'est que la guérison a commencé aussitôt que nous eûmes proscrit les médications et conseillé le régime substantiel, et qu'elle s'est achevée par la continuation de ce régime. Les médecins consultés avant nous n'ont vu que les symptômes de la tête, qui, quoique les plus apparens, n'étaient cependant que des phénomènes sympathiques d'une névrose des premières voies; ils ont ignoré l'existence de cette névrose, qui était néanmoins la maladie principale. L'un d'eux s'en doutait si peu, qu'il conseilla au malade de jeter des poignées de sel dans ses alimens, pour les rendre plus faciles à digérer. De pareilles erreurs pouvaient être pardonnables avant la publication du *Traité sur les Gastralgies*; mais elles ne le sont plus depuis que cet ouvrage a fait connaître les affections nerveuses de l'estomac et des intestins.

L'action que ces névroses peuvent exercer sur l'encéphale, et qu'on a méconnue dans le fait qui précède, quoiqu'elle y fût très-apparente, est si bien décrite par Cabanis, que nous demandons la permission de citer les passages suivans :

« Il est notoire, dit ce grand médecin, que dans certaines dispositions des organes internes, et notamment des viscères du bas-ventre, on est plus ou moins capable de sentir ou de penser. Les maladies qui s'y forment changent, troublent et quelquefois intervertissent entièrement l'ordre habituel des sentimens et des idées. Des appétits extraordinaires et bizarres se développent ; des images inconnues assiégent l'esprit ; des affections nouvelles s'emparent de votre volonté ; et, ce qu'il y a peut-être de plus remarquable, c'est que souvent alors l'esprit peut acquérir plus d'élévation, d'énergie, d'éclat, et l'ame se nourrir d'affections plus touchantes, ou mieux dirigées. Ainsi donc, les idées riantes ou sombres, les sentimens doux ou funestes, tiennent alors directement à la manière dont certains viscères abdominaux exercent leurs fonctions respectives ; c'est-à-dire à la manière dont ils reçoivent les impressions : car nous avons vu que les unes dépendent toujours des autres, et que tout mouvement suppose une impression qui le détermine.

» Puisque, continue Cabanis, l'état des viscères du bas-ventre peut intervertir entièrement l'ordre des sentimens et des idées, il peut donc occasionner la folie, qui n'est autre chose que le désordre ou le défaut d'accord des impressions ordinaires : c'est, en effet, ce qu'on voit arriver fréquemment. Mais on observe aussi des délires qui tiennent aux altérations survenues dans la sensibilité de plusieurs autres parties internes. Il en est qui sont aigus ou passagers ; il en est qui sont chroniques, dans lesquels les extrémités sentantes extérieures des nerfs qui composent ce qu'on appelle le *sens* ne se trouvent point du tout affectées, ou ne le sont du moins que secondairement, et ces délires se guérissent par des changemens directs opérés dans l'état des parties internes malades. Les organes de la génération, par exemple, sont très-souvent le siége véritable de la folie. Leur sensibilité vive est susceptible des plus grands désordres : l'étendue de leur influence sur tout le système fait que ces désordres deviennent presque toujours généraux, et sont principalement ressentis par le centre cérébral. La folie se guérit alors par tout moyen capable de remettre dans son état naturel, ou de ramener à l'ordre primitif la sensibilité de ces organes : quelques accidens ont même fait voir que leur destruction pouvait, dans certains cas, produire le même effet (1). »

Ces idées s'appliquent à l'action de tous les organes sur le cerveau, et corroborent ce que nous avons dit du siége de l'hypocondrie. Dans un autre endroit de l'ouvrage cité, Cabanis, parlant plus spécialement de l'action de l'estomac sur l'appareil musculaire et l'encéphale, s'exprime ainsi :

« Par sa grande influence sur toutes les parties du système nerveux, et notamment sur le cerveau, l'estomac peut souvent faire partager ses divers états à tous les organes. Par exemple, sa faiblesse,

(1) *Rapports du physique et du moral de l'homme.* Tome I, page 89.

jointe à l'extrême sensibilité de son orifice supérieur et du diaphragme, se communique rapidement aux fibres musculaires de tout le corps en général. Peut-être même ces communications ont-elles lieu relativement à quelques muscles particuliers, par l'entremise directe de leurs nerfs et de ceux de l'estomac, sans le concours du centre cérébral commun. Quoi qu'il en soit, la vive sensibilité, la mobilité, la faiblesse du centre phrénique, sont constamment accompagnées d'une énervation plus ou moins considérable des organes moteurs, et par conséquent, les idées et les affections morales doivent présenter tous les caractères résultans de ce dernier état.

» Mais comme l'action immédiate de l'estomac sur le cerveau est bien plus étendue que celle du système musculaire tout entier, il est évident que ces effets seront nécessairement beaucoup plus marqués et plus distincts dans la circonstance dont nous parlons. Toute attention deviendra fatigue: les idées s'arrangeront avec peine, et souvent elles resteront incomplètes; les volontés seront indécises et sans vigueur, les sentimens sombres et mélancoliques : du moins, pour penser avec quelque force et quelque facilité, pour sentir d'une manière heureuse et vive, il faudra que l'individu sache saisir ces alternatives d'excitation passagère qu'amène l'inégal emploi des facultés. Car la mauvaise distribution des forces, commune à toutes les affections nerveuses, est spécialement remarquable dans celles dont l'estomac et le diaphragme sont le siége primitif. L'observation nous apprend que les sujets chez lesquels la sensibilité et les forces de ces organes se trouvent considérablement altérées, passent continuellement et presque sans intervalles, d'une disposition à l'autre. Rien n'égale quelquefois la promptitude, la multiplicité de leurs idées et de leurs affections; mais aussi rien n'est moins durable : ils en sont agités, tourmentés; mais à peine laissent-elles quelques légers vestiges. Le temps de rémission vient; ils tombent dans l'accablement, et la vie s'écoule pour eux dans une succession non interrompue de petites joies et de petits chagrins, qui donnent à toute leur manière d'être un caractère de puérilité d'autant plus frappant, qu'on l'observe souvent chez des hommes d'un esprit d'ailleurs fort distingué (1). »

Continuons maintenant à exposer des faits.

XXXIIIe OBSERVATION.

Cette observation étant fort bien rédigée par l'individu qui en était le sujet, nous ne saurions mieux faire que de le laisser parler.

(1) Tome I, page 429.

« Issu de parens très-faibles et morts jeunes, je suis aussi très-délicat, d'un tempérament bilieux, irritable et surtout impatient; mon teint est jaune et basanné. Le médecin et ma famille ne croyaient pas que j'atteignisse quarante-deux ans, que je vais avoir. A dix-huit ans, j'ai fait une maladie qui m'a laissé des hémorrhoïdes. Elles ont été plusieurs années externes et non fluentes. A vingt-huit ans, j'ai éprouvé un mal de tête qui a duré huit à dix mois consécutifs, se faisant ressentir tous les matins à onze heures et disparaissant à quatre. Quand cette douleur existait, il me semblait que j'avais un clou enfoncé entre l'œil et le nez; cet endroit était sensible au toucher pendant tout le temps qu'a duré le mal, qui a cédé à un régime rafraîchissant, et en buvant à chaque repas autant d'eau que l'estomac pouvait en contenir. A trente-cinq ans, j'ai enfin été atteint d'un mal d'estomac, qui ne m'a point abandonné depuis cette époque, si ce n'est pour peu d'instans. J'en aurais ignoré le nom si le médecin qui est venu me voir ne m'eût dit que c'était une *gastrite chronique*, dont je ne guérirais jamais. Il chercha, du reste, à me rassurer, en disant que l'on vivait long-temps avec une pareille maladie. Espérant qu'il pouvait se tromper sur la nature du mal, j'ai insisté pour qu'il m'ordonnât des remèdes. Douze sangsues me furent alors appliquées sur l'estomac; l'eau de gomme et le lait me furent ordonnés, et après quelques jours de ce traitement, on me fit prendre de l'huile de *palma-christi*. Malgré ces moyens, j'ai vécu deux ans avec mon mal d'estomac, au bout desquels il a été remplacé par une douleur déchirante sur le *sternum*. Je me croyais poitrinaire et devant bientôt mourir, comme une sœur que je venais de perdre de cette cruelle maladie. Pendant deux autres années que dura cette douleur du *sternum*, je ne souffrais presque plus de l'estomac; mais la douleur de cet organe est redevenue violente; il me semble parfois qu'il est déchiré; dans d'autres momens, qu'il remonte dans la poitrine ou qu'il est tellement plein qu'il va crever. Nonobstant cette douleur d'estomac, l'appétit vient aux heures des repas, et se fait sentir par une espèce de défaillance. L'eau rougie, le lait et les œufs en omelettes sucrées constituent toute ma nourriture. Mon médecin ne m'a donc pas trompé, puisque je ne trouve aucun soulagement, malgré mon exactitude à suivre ce régime. Votre *Traité sur les Gastralgies*, qui vient de me tomber dans les mains, me fait cependant espérer que vous pourrez adoucir mes souffrances, dont voici les caractères actuels. Mon estomac est toujours plein de vents; mais si je parviens à les rendre, je suis comme guéri, jusqu'à ce qu'il s'en forme de nouveaux, ce qui ne tarde pas. La région épigastrique est sensible au toucher, et il me semble que les pulsations du sang y sont beaucoup plus fortes que dans les autres parties du corps. Tant que dure mon repas, je n'éprouve aucun mal ; mais aussitôt qu'il est fini, j'ai la sensation que produiraient des corps durs qui auraient été introduits dans l'estomac. Je n'ai presque jamais soif ; j'ai même eu de la répugnance pour le vin, mais jamais pour l'eau. Les hémorrhoïdes continuent, et, chose que vous n'avez peut-être pas encore rencontrée, c'est que depuis trois ans je ne suis pas allé trois fois à la garderobe sans rendre un demi verre de sang. Lorsque le temps est nuageux, j'éprouve des impatiences dans les membres, et la tête me fait mal. Je suis aussi sujet à des crampes, qui me prennent jusqu'à dix fois dans une nuit, soit aux mollets, soit aux pieds. Si j'ai pu vous faire concevoir de quelle maladie je suis atteint, veuillez m'indiquer le traitement propre à la combattre. »

Quelques médecins auraient dit que ce malade etait atteint d'un rhumatisme qui avait d'abord affecté la tête, puis l'estomac, et ensuite la région sternale, pour revenir après dans le principal organe digestif. Ce diagnostic les aurait décidés à ordonner les sudorifiques, les bains de vapeurs, etc., pour combattre le vice rhumatismal. Mais l'habitude que nous avons de voir des névralgies gastriques alterner avec des névralgies de la tête ou de quelque autre partie, nous a porté à croire que l'individu qui nous demandait des conseils, avait une affection de ce genre. Ce qui fortifiait encore notre opinion, c'est que les caractères de la douleur de tête, et notamment sa périodicité, annonçaient qu'elle était nerveuse, et que la grande quantité d'eau dont le malade avait gorgé son estomac pour se débarrasser de cette douleur, était bien propre à l'appeler vers cet organe; car l'abus des boissons aqueuses est une cause fréquente de gastralgies. Nous avons donc pensé que nous avions affaire à une affection nerveuse, dont on aurait probablement abrégé le cours, en associant les sédatifs au régime adoucissant, lorsque la douleur était violente; mais dans l'état de bénignité où elle était parvenue à l'époque où l'on nous a consulté, cette médication aurait été inutile ou même nuisible, et la nourriture lactée ne servait plus qu'à entretenir la maladie. C'est pourquoi nous lui avons substitué le régime tonique seul, en nous réservant le droit de le seconder, plus tard, par quelques médicamens de même nature, s'ils devenaient nécessaires. Ce régime nous parut suffisant toutefois pour relever les forces de l'estomac et dissiper la flatulence, qui était alors le symptôme le plus pénible, puisque le malade se croyait guéri, quand il avait rendu des vents. Nous y ajoutâmes seulement des lotions et des petits lavemens d'eau froide, dans le but de modérer le flux hémorrhoïdal qui, en affaiblissant le sujet et en exaspérant le système nerveux, l'empêchait de se rétablir. Un mois après notre prescription, le malade nous annonça un mieux considérable dans son état, et l'espoir d'arriver enfin à la guérison par la continuation du même raitement.

XXXIVe OBSERVATION.

Mademoiselle *** était née forte et bien constituée. A quatorze ans, ses règles sont venues pour la première fois, sans souffrances ni commotion; mais elles ont toujours été peu abondantes. Des imprudences nombreuses et des désirs religieux contrariés lui causèrent, vers l'âge de dix-huit ans, des migraines et des palpitations de cœur, qui la fatiguaient beaucoup. Elle entra chez les Carmélites à vingt-un ans. Par suite du calme qu'elle y éprouva et de l'accomplissement de ses désirs, les migraines cessèrent pendant une année, et sa santé aurait été bonne si les palpitations de cœur n'eussent pas continué. Le médecin déclara qu'il n'y avait point d'anévrisme, mais seulement tendance du sang vers cet organe, et fit une saignée du bras. Depuis cette évacuation sanguine et de vives inquiétudes que la malade eut pour sa famille en 1830, elle éprouva à la tête des bouffées de chaleur et des douleurs violentes et continuelles, qui la privaient du sommeil, l'empêchaient de se livrer à la moindre application, et de supporter le plus léger bruit. Espérant se soulager en réduisant sa nourriture, elle se soumit pendant un mois, à une diète presque absolue. Mais au bout de ce temps, il se manifesta une irritation d'estomac, qui produisit un besoin impérieux d'alimens substantiels et de boissons froides. Ce besoin se renouvelait à toute heure, la nuit comme le jour, et, s'il n'était promptement satisfait, il faisait faire de grands efforts pour vomir, qui ne se calmaient que par l'ingestion de la nourriture. Des remèdes de toute espèce ayant été employés sans succès pendant six mois, on conseilla l'air de la campagne, et la malade retourna au sein de sa famille. Quoiqu'elle fût moins souffrante au bout d'un an, elle alla, par ordonnance du médecin, prendre les bains de mer de Royan. L'air de cet endroit lui fit du bien pendant qu'elle y séjourna; mais l'effet des bains, dont elle avait eu de la peine à supporter le froid, fut presque nul.

Un an après, elle a été soulagée par l'*électromoteur*. L'usage de cet instrument la calmait et lui procurait du sommeil, sans commotion ni secousse; mais une application de sangsues aux cuisses, suivie d'un écoulement sanguin trop considérable, la fit retomber dans un état d'affaiblissement et de souffrances auquel l'*électromoteur* ne put remédier depuis. Elle ne se trouva un peu mieux qu'au bout de trois ans de soins, de bonne nourriture et d'exercice. Il est vrai qu'elle souffrait toujours de la tête, et ne pouvait se livrer à aucune application; mais son estomac pouvait être réglé pour les repas et supportait le maigre. Croyant alors pouvoir, sans inconvénient, rentrer dans une communauté, elle fit choix d'un couvent dont le régime était meilleur que celui des Carmélites, où la cuisine à l'huile était de toute l'année et le jeûne de huit mois. Malheureusement, l'air de cette nouvelle résidence était très-humide, et elle y fut bientôt prise d'une fièvre intermittente irrégulière, qui ne l'a pas quittée pendant six mois qu'elle y resta. Les maux de tête et la boulimie reprirent en même temps toute l'intensité qu'ils avaient perdue, et devinrent même plus violens que la première fois. Il fallait absolument céder au besoin impérieux d'une nourriture substantielle et des boissons froides, sous peine de faire des efforts inouïs pour vomir, d'éprouver une toux sèche très-fatigante, une céphalalgie atroce et une rage de dents à ne pas y résister. Ces symptômes cédaient à l'ingestion des alimens; mais ils étaient presque toujours remplacés par une forte douleur épigastrique, et tout le cortége d'une digestion des plus laborieuses. Les souffrances causées par le travail digestif devenaient quelquefois si grandes, que la malade était obligée de se mettre au lit, attendu que les mouvemens du corps les rendaient encore plus vives. Elle n'eut cependant jamais de vomissemens, mais une constipation opiniâtre jusqu'à cette dernière exaspération de la maladie ; les difficultés pour aller à la selle firent alors place à une diarrhée abondante, provenant sans doute des mauvaises digestions qui eurent lieu à cette époque. Il y eut constamment un grand froid aux pieds, au point qu'il fallait porter des bas de laine et faire usage d'une chaufferette, même durant les chaleurs de l'été.

En retournant dans sa famille pour la seconde fois, Mademoiselle *** y retrouva des soins affectueux et une bonne nourriture, qui améliorèrent de nouveau son état. Les souffrances de toute espèce qu'elle éprouvait chez les religieuses furent à un moindre degré ; mais le fond de la maladie subsistait toujours ; car si elle s'appliquait tant soit peu à la lecture ou à l'ouvrage les douleurs de tête et les besoins de l'estomac redoublaient. Entendre lire, chanter et parler haut, lui produisait le même effet. Les jours de plus grands malaises, elle avait beaucoup de vents ; l'estomac était comme délabré, anéanti, et faisait sentir le besoin de choses fortes, telles que le vin pur et les liqueurs, qu'il ne pouvait cependant pas supporter. Le café et le chocolat augmentaient aussi l'irritation gastrique. Le lait d'ânesse, qu'elle avait pris à deux époques, ne lui fit ni bien ni mal. Il en fut de même de l'eau de Seltz. Elle avait toujours froid dans le bain, bien que l'eau en fût plus chaude qu'à l'ordinaire. Quoiqu'elle mangeât peu à la fois, ses repas étaient si nombreux qu'elle prenait autant de nourriture qu'une personne en bonne santé; ce qui ne l'empêchait pas d'être maigre, faible et pâle. Ses règles avançaient plutôt que de retarder; mais le sang en était décoloré.

Telle était sa situation, lorsqu'elle nous écrivit l'histoire de sa maladie. Que pouvait-on conseiller à cette infortunée? Les nombreux moyens dont on avait fait usage n'ayant eu aucun succès, et quelques uns, comme les évacuations sanguines et la diète, ayant, au contraire, évidemment aggravé le mal, nous ne pouvions que l'engager à renoncer à la vie de religieuse, qui l'avait toujours rendue plus malade, pour rester dans le sein de sa famille, où sa position s'était constamment améliorée; à renoncer également à toutes les médications, à moins qu'il ne survînt de nouveaux symptômes qui en réclameraient l'emploi; mais à suivre scrupuleusement un régime doux, léger et substantiel, et à se conformer en tout point aux autres règles de l'hygiène. Nous cherchâmes en même temps à lui faire sentir la nécessité absolue de reprendre courage et d'attendre patiemment sa guérison, qui ne pouvait s'effectuer que peu à peu, et en éloignant toutes les causes qui l'avaient retardée jusqu'à ce jour. Une seconde lettre, qu'elle nous adressa trois mois après, nous apprit que ces conseils avaient été ponctuellement suivis, et que l'amélioration considérable qu'elle éprouvait, lui donnait enfin l'espoir, qu'elle avait perdu depuis longtemps, de recouvrer sa santé. Cet espoir était un grand pas vers son rétablissement, et, quoique nous n'ayons plus reçu de ses nouvelles, nous ne doutons point, d'après ce que nous avons observé chez un grand nombre d'autres gastralgiques, qu'elle n'ait fini par guérir. Elle sera restée *nerveuse*; mais lorsque l'on connaît cette modification de son organisme, et que l'on se soumet à la diététique qu'elle réclame, on se porte aussi bien que la plupart des autres personnes. Chaque organisation individuelle a ses inconvéniens, et à tout prendre il vaut autant être nerveux que sanguin, bilieux, lymphatique, etc.

XXXVe OBSERVATION.

Un colonel en retraite, âgé de près de soixante-dix ans, d'une bonne constitution, mais sèche et très-nerveuse, d'un caractère impressionnable, ayant beaucoup joui de la vie, avait commencé à ressentir, dix ans avant de s'adresser à nous, des vertiges et des étourdissemens effrayans, qui paraissaient devoir l'anéantir. Les orages atmosphériques, le vent du nord-ouest principalement, et toute espèce de surprise ou d'émotion, gaie ou triste, renouvelaient ces symptômes cérébraux. Quelques années après leur développement, l'abdomen devint aussi le siége d'un phénomène remarquable : c'était une violente sensation de froid, qui ne pouvait être combattue avec succès qu'en appliquant, sur cette partie, une double et forte flanelle, avec une pièce de taffetas gommé au milieu. Nonobstant cette espèce de cuirasse, qu'il portait jour et nuit, il fut pris, plus tard, d'un embarras gastro-intestinal fort pénible, pour lequel il nous envoya un mémoire à consulter, le 15 mai 1838. Cet embarras, qu'il éprouvait sans interruption, depuis trois à quatre ans, se manifestait régulièrement quatre à cinq heures après les repas, et avait tous les caractères d'une mauvaise digestion ; il s'accompagnait d'une flatulence extraordinaire, et ne se dissipait, la plupart du temps, qu'au moyen du mouvement, de l'exercice et de cinq à six verres d'eau sucrée. Habituellement constipé avant d'être malade, et même durant les premières années de sa maladie, il ne l'était plus à l'époque où il nous écrivit ; le pain de *son*, dont il faisait usage, lui procurait, au contraire, des selles journalières et solides, qui ne diminuaient cependant en rien les grands malaises qu'il éprouvait après l'ingestion des alimens. Ne sentant aucun besoin de se mettre à table, il mangeait peu et mouillait beaucoup le vin qu'il buvait; il se privait du café et des spiritueux, qu'il aimait avec délice, parce qu'il en éprouvait de mauvais effets. Malgré ces précautions et différens moyens conseillés par plusieurs médecins, auxquels il avait demandé des avis, ses digestions ne se faisaient pas mieux. Il était continuellement tourmenté par une grande quantité de vents, qui ne s'échappaient qu'avec peine par le bas; il n'en rendait point par le haut: son estomac était même si peu disposé à se contracter pour rejeter ce qu'il contenait, que la navigation sur mer et l'émétique lui-même, n'avaient jamais pu le faire vomir. Les eaux calmantes de Pfeffers, prises en boissons et en bains, pendant plusieurs saisons, avaient atténué momentanément les symptômes de la tête et de l'abdomen, sans produire une guérison complète.

Ignorant le résultat que cet officier aura obtenu des moyens hygiéniques dont nous lui avons conseillé l'usage, nous aurions passé ce fait sous silence si nous n'avions pas jugé à propos de l'ajouter aux précédens, pour citer un exemple de plus des gastro-entéralgies qui commencent à se manifester par des symptômes cérébraux. On ne peut douter, en effet, que les vertiges et les étourdissemens qu'il éprouvait longtemps avant le trouble évident de ses digestions, ne vinssent de la sensibilité morbide, encore obscure, des premières voies. Nous voulons faire remarquer, en outre, que la grande quantité d'eau sucrée et le pain de *son*, pris par notre colonel pour aider ses fonctions digestives et se tenir le ventre libre, étaient bien propres à empêcher son rétablissement. Ce qu'il y a de certain, c'est que l'emploi démesuré des liquides entretient les névroses gastriques, et que le pain de *son* ne le faisait aller à la selle qu'en lui causant une espèce d'indigestion intestinale. Or, des évacuations amenées de cette manière étaient nuisibles plutôt qu'avantageuses. On sait, d'ailleurs, que les gastralgiques se trouvent mieux d'être un peu constipés, que d'aller trop souvent à la garde-robe. Le malade qui nous occupe en fournit une nouvelle preuve : il se portait bien lorsqu'il n'allait à la selle que tous les cinq à six jours, tandis qu'il souffrait continuellement depuis qu'il se procurait des évacuations journalières. Voyons maintenant des faits qui se sont montrés sous d'autres formes.

XXXVIe OBSERVATION.

Il y a des gastralgies dont les douleurs ne se renouvellent qu'à des époques plus ou moins éloignées, et pendant les intervalles dequelles le malade se porte très-bien. Nous avons reçu un mémoire à consulter pour un cas de ce genre. Un ancien officier de marine, âgé de quarante-quatre ans, habitant un port de mer, fut pris, en avril 1832, au moment où l'épidémie cholérique était dans toute sa vigueur, de douleurs d'estomac atroces avec des vomissemens de matière claire et blanchâtre. On l'enveloppa de deux couvertures, on lui appliqua un cataplasme émollient sur la région épigastrique, et on lui donna une potion laudanisée. Une sueur abondante étant survenue, les vomissemens et la douleur cessèrent tout à coup. On le purgea au bout de deux jours, et il partit pour la campagne, ne conservant plus de cette attaque de *cholera* qu'un peu de faiblesse. Trois mois après, et à la suite d'un repas copieux, nouvelle douleur terrible à l'épigastre, se faisant aussi sentir à la région dorsale qui correspond à l'estomac, et s'accompagnant d'une légère jaunisse, mais sans vomissemens. On employa les mêmes moyens que la première fois, et le succès fut encore plus prompt; car la douleur ne dura que trois heures. Retour de pareils symptômes au bout de deux mois, et même terminaison. Depuis, les accès, qui conservaient les mêmes caractères, se rapprochèrent de plus en plus : ils se renouvelèrent d'abord tous les mois, puis tous les quinze jours, et ensuite toutes les semaines; ils finirent enfin par revenir tous les jours, et souvent même deux fois dans vingt-quatre heures. Celui du matin était léger et durait une heure au plus; celui du soir était, au contraire, violent et durait trois à quatre heures. Cette différence d'intensité et de longueur dans les accès venait sans doute de ce que l'estomac était vide le matin, tandis qu'il contenait des alimens le soir, attendu que le malade avait bon appétit, et qu'il ne pouvait s'astreindre à une diète complète.

Quoi qu'il en soit, cet ancien officier de marine désirant savoir quelle était sa maladie, le médecin qui le soignait lui déclara qu'il avait un rhumatisme des entrailles, qui se terminerait probablement par une attaque de goutte. Quelques jours après, le docteur revint sur ce diagnostic, et lui dit que la teinte jaunâtre qui accompagnait les accès pourrait bien indiquer des calculs biliaires. Il chercha, du reste, à le tranquilliser, en lui assurant que cette maladie n'était point dangereuse, et ne lui conseilla autre chose que de se nourrir avec les alimens qui lui passaient le mieux. Peu satisfait de cette incertitude sur la nature du mal, et persuadé qu'il ne guérirait pas si on ne lui donnait aucun médicament, le malade consulta un autre médecin. Croyant à l'existence d'une gastro-entérite chronique, celui-ci ordonna plusieurs applications de sangsues, l'eau de carottes gommée, le lait et les autres alimens maigres. Sous l'influence de cette thérapeutique, quarante-cinq jours se passèrent sans accidens, et l'on comptait sur la guérison définitive, lorsque les accès se manifestèrent de nouveau et devinrent, comme la première fois, de plus en plus fréquens, malgré la continuation du traitement antiphlogistique. Quand on nous écrivit, au mois de janvier 1834, ils revenaient tous les huit jours.

Nous avons conseillé des applications endermiques d'hydrochlorate de morphine, le sulfate de quinine en lavemens, une nourriture légère et prise avec modération; mais, n'ayant plus reçu de nouvelles de ce malade, nous ignorons les effets qu'il aura obtenus de nos conseils. Ce n'est donc pas pour constater un succès que nous avons rapporté cette observation incomplète; c'est uniquement pour signaler une variété des névroses gastro-intestinales. Nous ne pensons pas, du moins, qu'il y eut autre chose chez cet individu; car la teinte ictérique, qui disparaissait avec la douleur d'estomac, prouve seulement que le foie participait à l'irritation nerveuse des premières voies, et rien de plus. Ce qui fortifie notre manière de voir sur la nature de cette affection, c'est sa ressemblance avec deux autres maladies pour lesquelles nous avons été appelé plusieurs fois en consultations, et qui ne consistaient que dans une névrose. Ne les ayant pas suivi dans tout leur cours, nous ne pouvons les rappeler que succinctement. Ce sera assez néanmoins pour en donner une idée juste.

XXXVIIe OBSERVATION.

Ce fait a eu lieu chez un homme de cinquante ans environ, d'une forte constitution et d'une corpulence remarquable. Les douleurs d'estomac, qu'il éprouvait par accès irréguliers, plus ou moins longs et plus ou moins rapprochés les uns des autres, devinrent si violentes que nous l'avons vu dans une agitation continuelle, jeter les hauts cris et se rouler par terre. Chaque crise s'accompagnait d'une soif ardente, de vomissemens, d'accélération du pouls, de sueur et d'une teinte jaunâtre de la peau. La langue était blanche et la région épigastrique indolente au toucher. Les antiphlogistiques, les bains et les narcotiques à l'intérieur paraissaient contribuer à la terminaison des accès, mais ils ne les empêchaient pas de se renouveler. On avait employé inutilement les apéritifs et le remède de Durande, dans l'idée que les symptômes étaient occasionnés par des calculs biliaires. D'après l'insuccès de ces divers moyens, et de plusieurs autres, on conseilla une petite quantité d'alimens substantiels pendant les intervalles des souffrances, et l'hydrochlorate de morphine, appliqué endermiquement, lorsqu'elles se manifesteraient. Les premières applications de ce médicament calmèrent la douleur épigastrique. Elle revint cependant encore plusieurs fois; mais on la fit toujours disparaître par le même moyen. S'étant portée, plus tard, sur d'autres parties du corps, on la poursuivit avec le sel de morphine, partout où elle se faisait sentir. C'est ainsi que l'on parvint à en débarrasser complétement le malade, qui jouit aujourd'hui d'une parfaite santé. Le caractère nerveux de cette maladie est si évident, qu'il serait inutile d'insister pour le faire comprendre.

XXXVIIIe OBSERVATION.

Le sujet de cette observation est aussi un homme d'environ cinquante ans et fortement constitué; mais la maladie différait de la précédente en ce que ses principaux symptômes étaient des vomissemens effrénés et un malaise insupportable à la région épigastrique, plutôt qu'une violente douleur de cette région; elle en différait encore par la périodicité des accès, qui se renouvelaient tous les mois, à quelques jours près. Il n'y avait, du reste, aucune apparence de fièvre, car le pouls et la chaleur de la peau étaient à leur état normal, même dans les grandes souffrances, pendant lesquelles le malade se retournait sans cesse dans son lit, et se serait jeté par terre, si on ne l'eût pas retenu. Une fois que la crise, qui durait deux à trois jours, était finie, il se portait bien. Aussi, cette maladie ne l'empêchait-elle pas de se livrer à ses occupations d'ingénieur civil, et de faire construire des ponts sur la Seine, ou d'autres grandes rivières. Depuis cinq à six ans qu'elle existait, on avait consulté beaucoup de médecins et employé une foule de remèdes de tout genre, qui n'avaient exercé aucune influence avantageuse sur les accès, ni prévenu leur retour. La potion antiémétique de Rivière, la glace et les applications endermiques d'hydrochlorate de morphine, que nous conseillâmes pour en abréger la durée, n'eurent pas plus de succès. Le sulfate de quinine, que nous fîmes injecter dans le rectum, quelques jours avant l'époque présumée de leur développement, ne les empêcha pas non plus de revenir. Malgré tous ces moyens, la maladie a persisté dans sa marche habituelle, et il n'y a pas longtemps que nous avons appris qu'elle y persistait encore. On a ajouté cependant que les accès avaient moins d'intensité, et qu'ils ne détournaient nullement cet ingénieur des grands travaux qu'il dirige dans un département éloigné. Quoique nous ne puissions pas annoncer sa guérison complète, on nous accordera sans peine qu'il n'a qu'une affection nerveuse. On concevrait difficilement, du moins, qu'il conservât son embonpoint et ses forces, et qu'il jouît d'une bonne santé pendant les intervalles des crises, s'il avait une inflammation ou une lésion organique.

P. S. Ce malade étant revenu à Paris peu de jours avant de livrer notre manuscrit à l'impression, nous pouvons faire connaître son état actuel. On lui a fait prendre, pendant longtemps, des doses de quarante-quatre grains de sulfate de quinine, et tous les jours trois tasses de café noir. Ce traitement perturbateur a fait cesser les vomissemens; mais ils sont remplacés par une violente gastralgie, qui se renouvelle presque tous les soirs, et qui a amené un état effrayant de faiblesse et d'émaciation. La douleur d'estomac cède à l'ingestion d'un ou de deux grains d'acétate de morphine; mais ce moyen n'est qu'un palliatif, et le malade, dont le moral est vivement exaspéré, ne veut point s'astreindre au traitement qui pourrait le guérir; car, malgré cette dernière médication incendiaire et les fautes qu'il commet tous les jours, il est impossible de découvrir chez lui une lésion de tissu, et sa maladie n'est encore que nerveuse.

Réflexions. Il n'y a pas de phénomène nerveux des premières voies plus opiniâtre que le vomissement des substances alimentaires. Rien n'est plus difficile que de rompre cette habitude vicieuse de l'estomac, sans la métamorphoser en une affection plus grave, comme cela a eu lieu dans le fait dont nous parlons. La plupart des exemples, heureusement peu nombreux, que nous en avons vus, ont résisté aux traitemens les plus rationnels, et ne se sont dissipés que par le régime et le *temps*, qui est quelquefois le meilleur des remèdes. La maladie ne cédait pas aux médications; elle s'usait. Les applications endermiques d'hydrochlorate de morphine nous ont cependant réussi deux fois, et nous avons rapporté, dans notre premier volume, des guérisons de vomissemens nerveux, dont quelques unes ont été produites par des choses bizarres, comme du jambon et des huîtres, et quelques autres par des médicamens, tels que l'extrait de valériane et la magnésie. Au rapport du docteur Carter, l'extrait de fleur de souci a également fait disparaître un de ces vomissemens, qui avait été rebelle à tous les autres moyens connus, et que l'on attribuait à une affection organique de l'estomac. Le malade prit toutes les trois heures une pilule de trois grains de cet extrait, et en moins d'une semaine il fut complétement rétabli (1). On ne peut contester ces succès, puisqu'ils

(1) *Gazette médicale* du 15 janvier 1835.

sont annoncés par des médecins dignes de foi; mais ont-ils été solides? Il est permis d'en douter, quand on connaît la facilité avec laquelle les gastralgies, et surtout le vomissement nerveux, récidivent. L'interruption de ce phénomène pendant huit jours n'autorise point à affirmer que la guérison est complète. Il reste la sensibilité morbide de l'estomac, qui en constitue la prédisposition, et qui ne peut être enlevée que par un long usage de l'hygiène.

XXXIXe OBSERVATION.

Nous allons transcrire, sans le moindre changement, un mémoire à consulter, qu'on nous a envoyé d'un département méridional, le 26 octobre 1831.

« Agé de quarante-neuf ans et d'un tempérament bilioso-sanguin, j'ai toujours joui d'une bonne santé, si ce n'est que j'avais, depuis l'âge de dix ans, de fréquentes *épistaxis*, qui ont continué jusqu'à trente-neuf ans. A cette époque j'ai été atteint, pour la première fois, d'une névrose de l'estomac, qui avait plusieurs accès dans les vingt-quatre heures; chaque accès durait depuis quelques minutes jusqu'à des heures entières. Jamais je n'ai eu de vomissement, mais quelquefois des nausées avec un état de lipothymie de peu de durée. Mon pouls et ma respiration sont restés dans leur état naturel. Cette névrose a persisté l'espace de six mois, avec des alternatives de mieux et de pire. Il y eut ensuite, pendant deux ans, une rémission complète de tous les symptômes. Dans cet intervalle, l'*épistaxis* ne s'est point rétablie. Une hernie inguinale s'est formée, mais elle a été maintenue au moyen d'un bandage convenable, et n'a jamais donné lieu à aucun accident. L'anneau inguinal ne s'est cependant point oblitéré ; car, si j'enlève le bandage, la hernie reparaît.

Le traitement de cette première période de la maladie a consisté en plusieurs applications de sangsues, depuis quarante jusqu'à soixante-dix : elles me soulageaient chaque fois, en me procurant un calme de plusieurs jours, et même de plusieurs semaines. J'ai suivi un régime doux, et j'ai fait usage de plusieurs bains tièdes, que je prolongeais d'une à quatre heures.

» Dans l'intervalle de 1823 à 1827, j'ai eu plusieurs récidives, plus ou moins longues et plus ou moins fortes, qui ont été combattues avec succès par les mêmes moyens. Mais en 1828 la gastralgie est revenue plus intense que les autres fois ; elle s'est étendue à toute la région gastro-colite, et jusqu'au pharynx, où elle me causait une sensation de brûlure insupportable. Plusieurs autres symptômes généraux se sont aussi manifestés à la même époque. Je ressentais journellement un froid glacial aux pieds et un spasme de la vessie, qui durait plusieurs heures, et précédait la douleur gastro-colite; le *pyrosis* était permanent; seulement il augmentait de violence pendant que les autres symptômes diminuaient. Il m'est arrivé de ne pas sentir la principale douleur pendant des mois et même des années, sans que jamais la sensation de brûlure à la gorge ait cessé de me tourmenter. Le pouls, pendant les forts accès, tombait à quarante-cinq pulsations. La langue était rouge sur les bords et à la pointe, blanche au milieu, sèche et aride. En général, la douleur gastro-colite apparaissait quatre à six heures après les repas. L'usage d'alimens substantiels en retardait quelquefois l'invasion, et la vacuité trop longtemps prolongée de l'estomac semblait, au contraire, la favoriser. J'ai assez souvent remarqué que des alimens pris au début de la douleur, la calmaient pour quelques heures; tandis que d'autres fois les souffrances recommençaient avec force, après avoir mangé, quoique ce ne fût pas l'heure habituelle où elles avaient lieu. Un moyen quelconque, qui m'aura calmé un jour, ne produira aucun effet, ou fera du mal dans une autre circonstance. Il en est, à cet égard, des médicamens comme des alimens. Je n'ai jamais soif; mes évacuations alvines sont naturelles; il arrive rarement, du moins, qu'elles se dérangent. J'ai la tête toujours libre, excepté un peu d'hypocondrie, qui commence avec la vive douleur gastro-colite, et se dissipe avec elle. Cette seconde époque m'a fait plus ou moins souffrir pendant huit mois consécutifs.

» J'ai consulté alors plusieurs médecins : ils m'ont prescrit une saignée du bras, et deux fois de l'huile de ricin à dose purgative; on m'a placé un cautère au bras et des ventouses scarifiées sur la région gastro-colite; on m'a ordonné des boissons à la glace, des fomentations de toute nature; on m'a ensuite appliqué, sur la région épigastrique, un *moxa*, qui m'a fait cruellement souffrir, sans diminuer en rien la douleur. J'attribue même l'amaigrissement que j'ai éprouvé à la vive souffrance de cet exutoire. Pendant assez longtemps on m'appliqua deux sangsues au fondement, que l'on remplaçait par d'autres, quand les premières cessaient de couler. Cela fut fait dans l'espoir de remplacer l'*épistaxis* à laquelle j'étais sujet dès mon bas âge. On espérait, en outre, exciter, par ce moyen, un flux hémorrhoïdal, qui n'est cependant pas encore venu. J'ai aussi fait usage, à la même époque, d'une quantité considérable de pilules; les unes contenaient du musc, d'autres de l'opium, de l'extrait de belladone, de l'oxide de bismuth; j'ai pris enfin une infinité d'autres substances dites calmantes ou narcotiques, et le tout sans soulagement réel. Longtemps après avoir cessé tout moyen, la douleur s'est dissipée peu à peu, et, à l'exception du *pyrosis*, qui durait toujours, seize mois de calme ont succédé à huit mois de souffrances et de tourmens continuels.

» Enfin, au commencement du mois de mars 1831, tout le cortége de mes maux habituels a reparu avec une nouvelle intensité. La douleur gastro-colite était plus vive, plus profonde et durait plus longtemps que précédemment; elle était accompagnée de météorisme de la partie supérieure du ventre, de rapports aigres, nidoreux ou poivrés, d'un *pyrosis* extrême et de quelques courtes lipothymies. Le pouls était très-lent et ne battait que quarante ou quarante-cinq fois par minutes. Je me sentais anéanti d'un instant à l'autre. J'avais des borborygmes et une grande chaleur dans les entrailles. Ma langue était toujours sèche, surtout pendant la nuit, quoique j'eusse le soin de l'humecter souvent; mes pieds étaient glacés, et ce n'était qu'au moyen des frictions avec une brosse rude et des cruchons d'eau chaude, qu'on parvenait à les réchauffer. Après deux saignées, l'une de vingt-quatre onces et l'autre de vingt, mon pouls ne fut plus lent; il s'éleva, au contraire, de quarante pulsations jusqu'à cent et même cent vingt; mais cette accélération de la circulation ne m'incommodait guère; je la préférai de beaucoup à ma douleur. Quelques jours de calme succédèrent à ces deux évacuations sanguines : le pouls descendit à soixante ou soixante-dix pulsations, et ne s'abaissa pas davantage depuis les saignées. La douleur revint ensuite régulièrement à deux heures après minuit et à onze heures du matin. Chaque accès était précédé d'un froid sensible aux pieds. A cette époque, on me fit, à l'épigastre et à l'anus, plusieurs applications de sangsues, qui me soulagèrent peu. Voyant la périodicité de la douleur bien établie, on m'administra le sulfate de quinine, d'abord à petites doses, puis à des doses de plus de vingt grains par jour, sans que la douleur ait cédé à ce moyen; elle fut seulement un peu modifiée pour peu de temps. L'infusion de tilleul et de feuilles d'oranger fut substituée au sulfate de quinine. On me fit encore prendre du laudanum, à la dose de six gouttes, que l'on augmenta graduellement jusqu'à trente-huit. On mêlait au laudanum quelques gros de sirop sudorifique, dont on porta ensuite la dose à deux onces par jour. Je bus aussi de la tisane de salsepareille. Ce traitement, qui a duré plus d'un mois, a fait cesser pendant six semaines toutes mes souffrances, à l'exception du *pyrosis*. Au bout de ce temps, ma douleur est revenue comme auparavant, et continue encore à me tourmenter aujourd'hui, quoiqu'elle soit peut-être un peu moins forte depuis que je fais usage du sirop de morphine, qui me calme de temps en temps pour quelques jours. Mon régime est substantiel et restaurant; je bois un peu de vin. J'ai toutes mes forces et mon teint est parfait. Si je me livre à quelque exercice, soit à pied soit en voiture, la douleur revient plus ou moins vive. En général, le repos m'est favorable. Les selles sont presque toujours régulières; j'ai rarement de la diarrhée. D'après l'avis de plusieurs amis, j'ai pris dernièrement un élixir tonique, qui m'a produit plusieurs selles par jour, pendant une semaine que j'en ai fait usage. Je l'ai quitté parce que je me suis aperçu que mes coliques devenaient plus fortes. On m'a conseillé aussi de prendre le remède de Leroy; mais je m'y suis refusé, parce que je sais qu'il a souvent fait beaucoup de mal aux personnes qui l'ont pris. Mes médecins m'ont proposé dernièrement de me laisser faire l'opération de l'acupuncture; je leur ai dit que je voulais encore attendre avant de me décider, et cela pour avoir votre avis, que je vous prie de me donner le plus tôt possible, tant sur cette opération, que sur les autres moyens dont je pourrais faire usage, pour mettre fin à des souffrances qui durent depuis dix ans. Le *pyrosis*, surtout, est d'une tenacité extraordinaire; il ne me quitte pas une minute. »

Notre avis fut qu'il prît de la magnésie et du lait d'ânesse, matin et soir, sucré avec du sucre candi en poudre et aromatisé avec quelques gouttes d'eau de fleurs d'oranger, nous réservant de lui conseiller, plus tard, d'autres médications, si elles devenaient nécessaires; qu'il fît usage, en même temps, d'une nourriture substantielle, sans être irritante, et qu'il se soumît, en tout point, aux autres règles hygiéniques. Une seconde lettre, qu'il nous adressa deux mois et demi après, nous apprit qu'il se trouvait très-bien de ce traitement; mais il craignait une nouvelle rechute, comme il en avait déjà éprouvé tant d'autres, et il nous priait de lui indiquer ce qu'il aurait à faire pour l'éviter. Nous lui répondîmes que les seuls moyens qui pourraient l'en garantir, étaient de se conformer scrupuleusement à la diététique qui lui était ordonnée et, par dessus tout, d'éloigner avec le plus grand soin les causes capables de rappeler ses souffrances. N'ayant plus reçu de ses nouvelles, nous ignorons si sa guérison a été définitive.

Réflexions. Quoique ce malade ne dise point ce qui avait fait récidiver plusieurs fois ses douleurs gastralgiques, il est vraisemblable que c'était quelque violation des lois de l'hygiène. Nous avons déjà dit, et on ne saurait trop souvent répéter que les rechutes, si fréquentes après les gastro-entéralgies, viennent presque toujours d'une cause de ce genre, et qu'on s'en préserve en éloignant tout ce qui peut les occasionner. On ne doit pas oublier que les personnes qui ont été atteintes de ces névroses pendant un certain temps, conservent des années entières, et beaucoup même toute leur vie, la sensibilité morbide des premières voies, qui en constitue le premier degré, et que les infractions aux préceptes de l'hygiène, notamment les fautes de régime, les font alors éclater de nouveau. Le véritable moyen d'éviter les rechutes et d'arriver enfin à une guérison radicale, consiste donc à se conformer longtemps à la diététique qui a fait disparaître les symptômes. Si les médecins et les malades étaient bien pénétrés de cette vérité, ils obtiendraient plus de succès définitifs qu'ils n'en obtiennent, et les détracteurs de la médecine hygiénique cesseraient de la déclarer insuffisante pour guérir les névroses gastro-intestinales.

Le fait qui nous occupe, et que nous regrettons de ne pouvoir compléter, offre plusieurs particularités dignes de l'attention des médecins. La plus remarquable est la rougeur et la sécheresse de la langue. Cet état appartient plutôt aux gastrites qu'aux gastralgies, attendu que, dans ces névroses, la langue est ordinairement blanche et humide. Les autres symptômes et les effets des nombreux moyens qu'on avait opposés à la maladie, attestent cependant qu'elle n'était que nerveuse. On peut affirmer, en outre, que le malade n'aurait pas vécu si longtemps avec une véritable inflammation de la muqueuse digestive. D'où nous concluons qu'il ne faudrait pas toujours croire à la gastrite, ni insister sur les débilitans, par cela seul que la langue serait rouge et sèche, puisque cet état peut aussi se rencontrer dans une névrose de l'estomac. Une autre particularité chez le sujet dont nous parlons, c'est que le pouls, qui était descendu à quarante pulsations avant les saignées, est remonté à plus de cent après ces évacuations sanguines. Ce phénomène est facile à expliquer et ne doit pas être perdu pour la science. Il venait de ce que la perte abondante du fluide sanguin avait excité les nerfs du cœur et des artères, c'est à dire donné de la prépondérance à ces nerfs, selon l'axiome de nos devanciers, que le sang est leur modérateur. On sait d'ailleurs que les hémorrhagies rompent l'équilibre, et qu'elles font prendre le dessus au système sensitif. Cette excitation des nerfs de l'appareil circulatoire se rencontre assez souvent dans les névroses, notamment dans celles des premières voies, et en constitue une variété, que nous avons déjà signalée à l'attention des praticiens. Si l'on se fait une idée juste de cet empire des nerfs sur la circulation du sang, on concevra pourquoi les saignées sont nuisibles dans les palpitations nerveuses, et l'on s'abstiendra désormais de les aggraver par des émissions sanguines, comme on le fait tous les jours.

Nous signalerons, enfin, l'opiniâtreté du *pyrosis*, qui n'est qu'une violente acidité des premières voies, et qui persistait pendant les longues intermissions de la douleur. C'est qu'en cessant d'être douloureuse, la gastralgie continuait cependant sous la forme de *pyrosis*; car ce phénomène, dont quelques médecins voudraient faire une maladie particulière, appartient aux névroses gastriques plutôt qu'à une autre affection. Sa fréquente réunion à la douleur gastralgique prouve que ces deux symptômes viennent de la même lésion morbide.

Le docteur Donné prétend, il est vrai, que la salive, qui est alcaline dans l'état de santé, ne devient acide que dans l'inflammation de la muqueuse gastro-intestinale (1) ; mais il ne fonde cette opinion, déjà trop étroite, que sur des faits de la phlegmasie spéciale qu'on trouve dans l'estomac et les intestins des individus qui ont succombé à la fièvre typhoïde; c'est à dire sur des faits appartenant à une maladie dans laquelle on ne peut méconnaître une altération des fluides. Eh! qui pourrait affirmer que l'acidité de la salive, en supposant qu'elle existe réellement alors, ne résulte

(1) *Histoire physiologique et pathologique de la salive.* Paris, 1836.

pas de cette altération plutôt que de la phlogose des premières voies? Pour être fondé à établir en principe que cette acidité est propre à la gastro-entérite, il aurait fallu prouver, en outre, qu'elle a lieu dans les différens états inflammatoires du canal digestif, dans son inflammation légitime, par exemple, et qu'elle n'existe point dans d'autres affections de ce canal. Or, c'est ce que l'on n'a pas fait, et ce qu'il était impossible de faire, attendu que la salive et le suc gastrique peuvent devenir acides dans les gastro-entéralgies comme nous venons de le dire.

Il nous semble, du moins, qu'on ne peut attribuer à d'autres causes le goût acide, les aigreurs et le *pyrosis*, qu'on y rencontre assez souvent, tantôt d'une manière continue et tantôt par intervalles. Ce qui prouve, d'ailleurs, la vérité de notre assertion, c'est que ces phénomènes se dissipent lorsqu'on neutralise cette acidité par les préparations alcalines, qui sont spécialement indiquées dans les gastralgies de ce genre. M. Donné lui-même en reconnaît l'utilité ; ce qui dément, en quelque sorte, le principe qu'il a établi, car elles seraient nuisibles si la muqueuse des premières voies était véritablement inflammée. On s'étonne même de ce que ce médecin a conseillé les alcalins pour combattre l'acidité des sucs digestifs, après avoir dit qu'elle provenait de la gastro-entérite. Il ne craint donc pas d'aggraver cette phlegmasie, en voulant corriger l'un de ces effets. Ces remèdes possèdent une vertu stimulante trop active, pour qu'il soit prudent de les mettre en contact avec une surface enflammée. Ils stimulent à tel point, qu'ils exaspèrent souvent les névroses des premières voies. C'est ce que nous avons observé chez un grand nombre de gastralgiques qui revenaient des eaux de Vichy, et dont la plupart n'avaient pu les supporter, tant elles aggravaient leur situation. On doit cependant employer les préparations alcalines pour neutraliser l'acidité qui accompagne les gastro-entéralgies, parce que cette acidité, bien qu'elle ne soit qu'un effet de la névrose du canal digestif, réagit sur elle et contribue à l'entretenir, comme le font tous les acides qu'on introduit dans ce canal; mais la prudence veut qu'on n'administre ces préparations qu'avec une grande réserve, et qu'on en émousse l'activité en les associant à des substances médicinales plus douces. C'est le seul moyen d'éviter les accidens que leur usage inconsidéré manque rarement de produire, au moins chez les personnes d'une constitution sèche et irritable.

XLe OBSERVATION.

Un colonel russe, âgé de 38 ans, d'un tempérament nerveux et lymphatique, né de parens sujets aux douleurs d'estomac, fut pris d'une fièvre intermittente pendant la dernière campagne que l'armée russe fit en Turquie. Cette fièvre ayant été des plus opiniâtres, et récidivé plusieurs fois, on lui donna des quantités énormes de quinquina. A dater de cette époque, ses digestions, qui ne se faisaient pas mal auparavant, furent toujours pénibles et souvent douloureuses; l'appétit était déréglé, tantôt vorace et tantôt nul; il y avait de la constipation, une grande flatulence, et tout le cortége d'une violente gastralgie hypocondriaque. Les médecins qu'il consulta, quand il fut de retour dans son pays, prirent la maladie pour une faiblesse des premières voies, et lui ordonnèrent de forts stomachiques, notamment une infusion spiritueuse de quinquina, de gentiane et de cannelle. Cette médication facilita d'abord les fonctions digestives; mais la maladie ne tarda pas à reprendre son intensité, et plusieurs années se passèrent dans des alternatives de mieux et de pire, jusqu'à ce que le colonel allât tenir garnison à Kiow, capitale de l'Ukraine, dont le climat est le plus égal et le plus tempéré de l'Europe. Là, sa santé s'améliora tellement qu'il ne douta plus de sa guérison complète, et qu'il aurait été guéri en effet, s'il n'eût pas conservé la sensibilité morbide des premières voies, qui paraît héréditaire chez lui, et le disposait à une rechute. Malheureusement pour cet officier supérieur, on l'envoya dans une contrée froide, et sur les bords de la mer, où les variations brusques de l'atmosphère, la violence des vents et les orages, rappelèrent tous les symptômes gastralgiques qu'il avait déjà éprouvés. On lui ordonna de nouveaux stomachiques, qui ne réussirent pas mieux que les premiers, et cette récidive dura encore des années entières, malgré plusieurs changemens de résidence. Il y eut bien quelques améliorations, mais elles n'étaient pas de longue durée, et il ne retrouva nulle part, pas même dans un second séjour à Kiow, le bien-être qu'il avait perdu.

Continuant néanmoins le service militaire, ce colonel reçut de son gouvernement l'ordre de visiter nos ports de mer. Arrivé à Paris au commencement de juillet 1838, il se rendit d'abord dans les villes maritimes du Midi de la France, puis dans celles de la Bretagne, et termina sa mission dans les ports de la Manche. Mais, soit par les fatigues du voyage, soit par l'usage continuel des médications irritantes que les médecins russes lui avaient ordonnées, la maladie, sans perdre les caractères nerveux qu'elle avait eus jusqu'à ce jour, s'accrut de quelques symptômes inflammatoires; c'est-à-dire qu'une légère nuance de gastro-entérite s'ajouta à la gastro-entéralgie. La langue se dessécha et rougit un peu sur les bords, l'appétit cessa presque entièrement, il y eut de l'altération; les digestions furent plus laborieuses, l'abdomen devint dolent au toncher ; il ne se manifesta pas de vomissemens, mais le dévoiement remplaça la constipation. Cette aggravation du mal l'obligea à s'arrêter en plusieurs endroits, et à demander les secours de l'art. Les médecins auxquels il s'adressa reconnurent la névrose des premières voies ; mais ils ne firent pas assez d'attention à la phlegmasie qui la compliquait, et prescrivirent force antispasmodiques, narcotiques et astringens, comme l'attestent leurs ordonnances. Loin de s'améliorer par ces moyens, la maladie fit de nouveaux progrès, du sang presque pur fut rendu en abondance par les selles, et le malade, ne pouvant plus y tenir, se rendit à Bruxelles, pour se reposer et se faire traiter. Méconnaissant la névrose du canal digestif, qui était pourtant l'affection principale, et ne voyant que son inflammation secondaire, les médecins de cette ville ordonnèrent un traitement antiphlogistique rigoureux, composé de près de deux cents sangsues et de presque autant de ventouses scarifiées, de tisanes mucilagineuses, de cataplasmes et de lavemens émolliens, de la diète absolue et de bains tièdes, dans lesquels on plongeait le malade immédiatement après la chute des sangsues et des ventouses, pour tirer une plus grande quantité de sang. Ce traitement fit disparaître les symptômes de gastro-entérite ; mais il exalta la sensibilité des organes digestifs, et les affaiblit au point que la digestion d'une petite quantité de lait, ou de quelque autre aliment doux, était extrêmement pénible; il épuisa le malade, augmenta son impressionnabilité morale et physique, et porta l'hypocondrie à un degré qu'elle n'avait pas encore atteint.

Dans cette triste position, le colonel eut cependant la force et le courage de revenir à Paris chercher une guérison qu'il ne trouvait point ailleurs. Il y arriva au commencement de janvier 1839. Le premier médecin qu'il consulta lui prescrivit des cataplasmes émolliens sur l'épigastre, une bouteille d'eau de Vichy par jour, et du lait pour toute nourriture. Chaque verre d'eau minérale produisait une sorte d'irritation et des malaises; mais le lait ne passait pas trop mal, et une amélioration notable se manifesta au bout de deux mois de ce traitement. Encore tourmenté néanmoins par une flatulence extraordinaire et une constipation invincible, le malade demanda des avis à un autre médecin. Sans rien changer au régime, celui-ci conseilla la magnésie pour combattre les vents, et des pilules d'aloès et de jalap pour rétablir les selles. Craignant ces pilules, et n'osant pas en faire usage, il vint nous consulter le 14 avril, et nous offrit l'état suivant : langue recouverte d'une couche blanche vers sa base, nette et rose dans le reste de son étendue; point de mauvais goût dans la bouche, si ce n'est quelques aigreurs; appétit bon et digestions du lait assez faciles; abdomen souple et indolent au toucher, mais coliques flatulentes et douleurs passagères dans les parois thoraciques; urine tantôt claire et limpide, et tantôt épaisse et colorée; déjections rares et difficiles, composées de boulettes dures, noirâtres, et entourées d'une matière glaireuse; teint frais, pouls naturel, sommeil excellent, forces et embonpoint médiocres; sensations de froid sur différentes parties du corps, susceptibilité excessive à toute sorte d'impressions; moral vivement affecté, disposition à répandre des larmes, frayeurs chimériques, crainte d'être atteint d'une maladie dangereuse et de ne plus revoir son pays. La première indication que nous eussions à remplir était de détruire cette crainte mal fondée, de relever l'énergie du malade et de lui persuader qu'il ne courrait aucun danger. C'est ce que nous cherchâmes à faire, en portant un pronostic favorable sur sa situation, et en lui donnant l'assurance positive que sa santé se rétablirait. Il s'agissait ensuite de calmer l'excès de sensibilité du canal digestif, et de le fortifier sans l'irriter. Pour atteindre ce double but, nous lui proposâmes le lait d'ânesse matin et soir, et un régime composé de potages, d'œufs frais, de viandes blanches, de poissons, de légumes non farineux, de mets sucrés, de compotes douces, de pain léger et rassis, de vin rouge de Bordeaux étendu dans de l'eau froide. A ce régime, nous ajoutâmes le précepte de s'abstenir de toute autre chose alimentaire et médicinale, de manger à des heures réglées, et de ne point s'affecter de quelques malaises qu'il pourrait encore éprouver. En revenant nous voir le 18, quatre jours après notre prescription, il était rayonnant de joie; les alimens que nous lui avions proposés passaient très-bien, et les selles reprenaient leur cours naturel. Il n'aurait plus éprouvé d'inquiétudes, s'il n'eût pas continué à avoir des aigreurs, plus fréquentes même par l'usage du vin. Nous l'engageâmes à le suspendre pendant quelque temps, à les neutraliser, si elles persistaient, avec six grains de bi-carbonate de soude dans un verre d'eau, et à rendre son régime plus tonique, en y ajoutant des viandes brunes, telles que le pigeon, les côtelettes de mouton et le filet de bœuf. Depuis ce moment, il a été de mieux en mieux, et il a quitté Paris le 15 mai, pour aller remplir en Italie une mission semblable à celle qui l'avait amené en France. Il n'était pas entièrement guéri, et il ne pouvait pas l'être en si peu de temps; mais il était en voie de guérison, et il n'avait qu'à insister sur le même régime pour la rendre aussi complète que possible chez un homme qui est né de parens sujets à la gastralgie, et qui a, par conséquent, une disposition héréditaire à la contracter. Une bonne hygiène le préservera néanmoins d'en avoir de nouvelles attaques.

Réflexions. On ne peut que gémir, en lisant cette observation, sur les erreurs du traitement. Il est inconcevable que les médecins russes aient pris pour une faiblesse du canal digestif une maladie qui devait son origine à l'ingestion d'une grande quantité de quinquina, et qu'ils l'aient traitée par les stimulans les plus énergiques. C'était plutôt le cas de faire la médecine de Pomme : le régime adoucissant, l'eau de poulet, les bains et les lavemens frais, qui la composent, auraient calmé la vive irritation nerveuse, et arrêté le mal dans son principe. Cette thérapeutique était encore indiquée quand des symptômes de gastro-entérite se sont joints à ceux de la gastro-entéralgie; mais il aurait fallu, à cette époque, lui associer quelques légères émissions sanguines, qui auraient enlevé la complication inflammatoire, et prévenu l'écoulement de sang presque pur qui eut lieu par l'anus. La réunion de ces moyens aurait été plus avantageuse au malade que les antispasmodiques, les narcotiques et les astringens, dont l'action sur le tube digestif est plus moins irritante. L'événement a prouvé, d'ailleurs, qu'ils avaient été nuisibles, puisque la maladie a continué à faire des progrès. Les médecins de Bruxelles ont donné dans un excès opposé ; loin de stimuler le colonel, comme on l'avait fait jusqu'alors, ils l'ont exténué par les antiphlogistiques. En portant leurs regards sur les antécédens, ils auraient cependant dû s'apercevoir qu'une névrose du canal digestif était cachée derrière la phlegmasie de la muqueuse de ce canal, et cette connaissance les aurait sans doute empêchés de faire un abus si déplorable des saignées. C'est là un reste de physiologisme, qui n'est plus au courant de la science. La premier médecin qui a traité ce malade à Paris n'a eu d'autre tort que d'insister trop longtemps sur l'usage exclusif du lait, et de contrarier son action adoucissante par l'eau de Vichy, qui agit en irritant. Le second aurait fait plus de mal si les médicamens qu'il a ordonnés eussent été pris. On ne conçoit pas qu'un médecin éclairé ait prescrit de l'aloès et du jalap à un homme qui venait d'avoir une gastro-entérite, et qui avait encore l'estomac et les intestins excessivement sensibles. En somme, que voit-on dans les traitemens qu'on a fait subir à ce colonel? force médications et point d'hygiène. C'est pourtant l'hygiène qui a rétabli sa santé, et qui l'aurait guéri dix ans plus tôt, si on l'eût mise en usage. Aucun fait ne prouve mieux combien nous avions raison de dire que les gastro-entéralgies, quoique bien connues aujourd'hui, sont généralement mal traitées; aucun ne justifie mieux les efforts que nous faisons, et les critiques auxquelles nous ne craignons pas de nous livrer pour éclairer leur thérapeutique. Ce n'est point pour notre plaisir que nous relevons les fautes de nos confrères, c'est uniquement pour leur faire comprendre la manière de bien traiter ces névroses.

Il y a cependant eu, dans ce fait, une circonstance qui aurait dû mettre sur la voie de son véritable traitement. Nous voulons parler de l'amélioration considérable, de l'apparence de guérison même, que le malade a obtenu de son séjour à Kiow. C'est en calmant et en fortifiant ses nerfs que l'air pur et tempéré de l'Ukraine a produit cette amélioration. Eh bien! les médecins qui l'ont traité depuis n'avaient qu'à imiter la nature, à lui donner des alimens et, au besoin, quelques médicamens qui auraient agi dans le même sens, c'est à dire calmé et tonifié le système nerveux, et ils auraient obtenu le même succès. Il est vrai que les intempéries atmosphériques auxquelles il a été soumis plus tard, auraient retardé ce succès; mais elles ne l'auraient pas empêché indéfiniment. Le régime substantiel, en raffermissant graduellement ses nerfs, et en diminuant ainsi peu à peu son impressionnabilité, l'aurait rendu moins sensible à l'influence de ces intempéries, et lui aurait enfin donné la force de triompher des entraves qu'elles mettaient à sa guérison. C'est de cette manière que les nombreux gastralgiques qui sont placés dans des conditions atmosphériques défavorables à leur rétablissement, finissent néanmoins par guérir. Les individus atteints de névroses des premières voies, ou de toute autre affection nerveuse, se rétabliraient plus facilement, si l'action de l'atmosphère au milieu de laquelle ils vivent, était toujours en harmonie avec celle de l'alimentation douce et fortifiante qui constitue leur principal moyen curatif; mais cette harmonie ne pourrait être constante que dans un climat tempéré, c'est à dire ni trop chaud ni trop froid, et où il n'y aurait point de variations atmosphériques. A défaut de cet heureux climat, qui n'existe nulle part, du moins en France, les gastralgiques doivent supporter patiemment, sans s'en affecter, les malaises inévitables qui viennent des saisons rigoureuses et des changemens subits de température, jusqu'à ce que le régime et les médications, lorsqu'elles sont indiquées, les aient mis en état de ne plus les craindre. Pour éviter ces malaises et accélérer la guérison, il faudrait passer l'été dans le nord et l'hiver au midi, encore ne trouve-t-on pas toujours dans ces contrées le bien qu'on en espère, à cause des inconvéniens d'un autre genre qu'on peut y rencontrer. Sans parler des difficultés qu'on éprouve, hors de chez soi, à suivre le régime qui convient à sa situation, les vents de la Provence et du Languedoc, par exemple, agacent les nerfs et détruisent les bons effets de la température douce de ces régions. Le mistral produit et entretient plus de maladies nerveuses que cette température n'en guérit. On sait, d'ailleurs, que ces maladies sont très-fréquentes dans les pays méridionaux; ce qui ne serait pas, si le climat y était propre à les faire cesser. Zimmermann, qui était hypocondriaque, alla voir Tissot. Arrivé à Lausanne, par un temps superbe, il s'y trouva d'abord parfaitement bien, et félicita son ami de vivre sous un si beau ciel. Mais un orage, qui survint quelques jours après, détraqua les nerfs du médecin de l'Argovie, et le fit partir précipitamment pour retourner dans son canton, en maudissant le climat qu'il venait de vanter outre mesure. La même chose peut arriver aux gastralgiques qui cherchent la santé hors de leur pays. Il y en a bien peu, du moins, qui la trouvent dans ces émigrations; presque tous, au contraire, guérissent chez eux, moyennant qu'ils y soient soumis à une thérapeutique convenable. Lorry parle cependant de quelques Anglais qui se sont rétablis d'une débilité nerveuse en venant en France. Leur guérison a même été si rapide que, bien qu'ils fussent très-malades en quittant les bords de la Tamise, ils se trouvèrent guéris en arrivant sur les rives de la Seine. Mais ces cas exceptionnels, qui n'ont lieu, de l'aveu de Lorry, que quand la maladie est récente, ne détruisent point ce que nous avons observé sur le peu d'avantage que les gastralgiques retirent d'un changement de climat. On objectera que les voyages leur sont utiles par les distractions qu'ils leur procurent, et dont ils ont si grand besoin. Rien n'est plus facile que de dire à ces infortunés de se distraire; mais rien n'est plus difficile pour eux que de le pouvoir. Il suffit qu'ils cherchent des distractions pour qu'ils n'en trouvent pas; les meilleures sont les occupations auxquelles ils sont accoutumés, et qu'ils n'ont pas en voyageant.

XLIe OBSERVATION.

Madame C....., âgée de 27 ans, d'une taille grêle et d'un tempérament nerveux, couturière, a joui d'une bonne santé, malgré la faiblesse de sa constitution, jusqu'au moins d'août 1838. A cette époque, elle fut prise d'une fièvre intermittente, qui cessa et revint plusieurs fois, et pour laquelle on lui donna une grande quantité de sulfate de quinine. La fièvre disparut tout à fait vers la fin d'octobre; mais il s'ensuivit immédiatement une violente douleur d'estomac, qui se renouvelait après chaque repas, et durait tout le temps des digestions. Espérant toujours que cette douleur se passerait, la malade la supporta, sans demander de secours, pendant trois mois, et ne vint nous consulter qu'en février 1839. La langue était humide, blanche au milieu, rose sur les bords et rouge à la pointe; l'appétit et la soif étaient presque nuls, les digestions si douloureuses que Madame C..... cherchait à se soulager en penchant souvent la poitrine sur l'abdomen, et en restant plusieurs heures dans cette situation courbée. L'épigastre était cependant indolent au toucher, et il n'y avait ni vomissement, ni fièvre, mais une constipation invincible et beaucoup de vents. Il y avait de la faiblesse, de la maigreur et une profonde mélancolie. Le sommeil était agité, le teint bon et la menstruation naturelle. Nous proposâmes le lait d'ânesse, pour calmer ce violent éréthisme nerveux des premières voies; mais il répugnait tellement à la malade, qu'elle refusa de le prendre. Forcé de renoncer à ce puissant moyen, nous prescrivîmes le lait de vache, l'eau de poulet, le sirop de morphine, les cataplasmes émolliens, les bains frais et un régime très-doux. Voyant que cette thérapeutique n'avait produit aucune amélioration au bout de six semaines, et que la maladie persistait avec la même intensité, nous ordonnâmes, de plus, huit sangsues à la région de l'estomac, et des applications endermiques d'hydrochlorate de morphine à la même région. Ce supplément de moyens curatifs ne réussit pas mieux; les symptômes s'aggravèrent, au contraire, sous son empire. Ennuyée et fatiguée de souffrir, la malade consentit enfin, sur nos vives instances, à essayer le lait d'ânesse sucré avec du sucre candi en poudre et aromatisé avec l'eau de fleurs d'oranger. Elle en commença l'usage le premier mai, et en prit matin et soir. Le douze du même mois la douleur d'estomac avait disparu, les digestions étaient faciles et les selles rétablies. Le lait d'ânesse fut continué jusqu'à la fin de mai, époque à laquelle on pouvait regarder la guérison comme complète.

Réflexions. Notre principal but, en rapportant ce fait, est de justifier ce que nous avons dit de l'influence que le sulfate de quinine exerce sur la production de l'éréthisme nerveux des premières voies, et de l'efficacité du lait d'ânesse pour guérir cet éréthisme. La douleur d'estomac de Madame C..... s'est développée si rapidement après l'emploi de ce sulfate que l'on doit penser, en effet, qu'il en était la cause immédiate, et la guérison a suivi de si près l'usage de ce lait, qu'on ne peut se refuser à croire qu'il l'a produite, et même tout seul, puisque les autres moyens employés avant lui avaient échoué. Ce succès prouve aussi que le lait d'ânesse est plus calmant que celui de vache, comme nous l'avons dit, et que l'on doit accorder la préférence au premier, dans le traitement des gastro-entéralgies. On vient de voir, du moins, que le lait de vache avait été inutile à notre malade, tandis que celui d'ânesse l'a guérie en très-peu de temps. Beaucoup de médecins croient cependant qu'il est indifférent d'ordonner l'un ou l'autre : c'est une erreur, qu'il importe de détruire.

Quoique cette observation ne soit pas inutile à connaître, celle qui va suivre est plus intéressante. Nous en recommandons la lecture aux médecins polypharmaques, homœopathes, physiologistes et à ceux qui ne voient dans les gastro-entéralgies qu'un rhumatisme de l'estomac et des intestins. Ils y trouveront tous des enseignemens utiles, dont ils pourront faire leur profit.

XLIIe OBSERVATION.

Une dame d'une grande ville de province est venue nous consulter à la fin du mois de mai 1838. Elle nous remit une description de sa maladie, rédigée par son médecin ordinaire. Nous allons la rapporter, sans lui faire subir le moindre changement, dans la crainte d'affaiblir l'intérêt qu'elle doit inspirer.

« Madame la consultante est âgée de quarante-quatre ans. Son tempérament, qui s'est long-temps conservé mixte, avec tous les attributs d'une belle constitution physique et morale, offre en ce moment une prédominance marquée du système nerveux sur les autres appareils de l'organisme.

» Son enfance n'a été marquée que par les maladies les plus ordinaires de cet âge; mais leurs symptômes étaient toujours vivement prononcés : ce qui s'explique par la vive sensibilité dont elle était douée. En effet, il suffisait alors d'une émotion de joie ou de l'attente d'un plaisir pour que ses entrailles fussent saisies de spasmes, que suivaient bientôt des déjections diarrhéiques abondantes.

» Madame était nubile et formée à douze ans. Mariée à dix-sept, elle eut beaucoup à souffrir de cette union avec un homme dont les goûts ne purent sympathiser en aucune manière avec les siens. Elle eut trois enfans de ce mariage disproportionné, et, dans ces enfans, des causes nombreuses de chagrin qui, venant s'ajouter aux soucis d'une déchéance de fortune amenée par l'inconduite de leur père, abreuvèrent cette jeune dame de dégoût et d'amertune.

» Ce fut sous l'empire de ces causes et autres semblables que sa santé commença à s'altérer. Il se manifesta d'abord chez madame de la dyspepsie, des malaises vagues, sur lesquels la gaieté de son naturel, soutenue par des amis dévoués, finissait par prendre le dessus. Mais en 1826, une fièvre rémittente nerveuse se déclara chez elle avec acuité d'abord, et se prolongea fort longtemps ensuite sous forme d'intermittente irrégulière, à laquelle on opposa entre autres remèdes, force quinine. Madame mit plus d'un an à se rétablir de cette maladie. L'année d'après, elle contracta une affection catarrhale des bronches, qu'elle garda aussi pendant plus d'un an, consommant journellement une assez grande quantité de boissons adoucissantes. En même temps, vinrent pour elle les soucis d'une position rendue plus critique par l'adolescence de ses enfans, à l'éducation desquels il fallait pourvoir, et cela à force de privations de tout genre. Alors la difficulté des digestions devint plus grande à mesure que le régime était rendu plus mauvais, et bientôt les moyens ordinaires de l'art, en pareil cas, restèrent sans action sur le dérangement de la faculté digestive : ce qui porta madame à recourir à l'homœopathie, qui fut d'abord très-heureuse auprès d'elle. Mais, soit insuffisance de la nouvelle méthode, soit persistance des causes, la difficulté des digestions revenait toujours peu de temps après avoir été combattue avec succès, et, chaque fois qu'elle apparaissait de nouveau, c'était avec un cortége plus nombreux de symptômes nerveux accessoires. Ainsi, à la plénitude, à l'embarras de l'estomac après les repas, se joignirent la tension de l'épigastre, le gonflement tympanique du ventre, la gêne de la respiration, l'abattement du corps et de l'esprit, l'ennui et l'indolence hypocondriaque, la somnolence diurne, des lassitudes spontanées, etc., et quand ces symptômes se dissipaient quelques heures après les repas, ils faisaient place à l'irritation, à l'agacement des nerfs, à la susceptibilité du caractère, à la mauvaise humeur, à une sorte d'inquiétude physique et morale indicible, à une impressionnabilité excessive pour tout ce qui pouvait affecter péniblement le cœur. De là, une suite nombreuse de secousses douloureuses imprimées à l'âme et transmises au centre épigastrique qui, devenu de plus en plus sensible, réfléchissait à la fin la plus légère émotion du cœur.

» Lorsqu'un concours de circonstances favorables venait seconder les effets des moyens thérapeutiques, l'état des choses s'améliorait bien vite; il en était tout autrement dans les circonstances contraires, et alors le régime succulent de l'homœopathie devenait une cause de plus d'aggravation de la maladie et, à bien plus forte raison encore l'application intempestive de remèdes mal indiqués, ce qui arrivait souvent. Dans une aggravation amenée de la sorte, il s'établit une espèce de diarrhée dyssentérique, avec fièvre, qui faillit avoir des suites graves. A d'autres reprises, au contraire, il suffisait de quelques parcelles de médicamens homœopathiques pour conjurer bientôt les désordres pathologiques les plus intenses, et deux fois aussi l'application du magnétisme animal a fait cesser pour un temps assez long tout phénomène morbide, tandis que le même moyen appliqué d'autres fois, ou restait sans effet, ou ne procurait qu'un soulagement passager.

« Pendant une période de quatre à cinq ans, madame passa ainsi d'une alternative à l'autre, traitée avec plus ou moins de bonheur ou d'insuccès par des médecins homœopathes. Peut-être eût-elle guéri sous leurs efforts, si sa position sociale eût été, dans ce temps là, moins difficile. Croyant que tous les torts étaient du côté de la méthode homœopathique, madame revint à la médecine rationnelle, qui ne fut ni plus heureuse ni moins nuisible à son égard. En effet, un de nos praticiens les plus distingués, qui fut appelé à lui donner tous ses soins, s'imaginant que tous les désordres fonctionnels, présentés par elle, émanaient d'une affection organique de nature cancéreuse, se mit à interroger tous les organes et crut avoir trouvé deux noyaux pathologiques, l'un dans la lèvre postérieure du museau de tanche, et l'autre dans le côté gauche de la région épigastrique, où l'on pouvait, à force de recherches, rencontrer sous les doigts une sorte de ganglion sensible, qu'il m'est, en effet, arrivé de sentir quelquefois, mais que d'autres baucoup plus habiles et plus expérimentés que moi se sont en vain efforcés de trouver.

» Néanmoins, d'après ce diagnostic qui, pour celui de nos confrères qui l'avait porté, était une certitude en quelque sorte mathématique, la malade fut soumise à un traitement actif très-long, qui devait avoir pour résultat la fonte et résolution de la matière squirheuse, et, par suite, la cessation des désordres fonctionnels auxquels sa présence donnait lieu.

» L'émétique pris journellement, à dose progressivement croissante, jusqu'à neuf grains à la fois, et l'iode formèrent la base des altérans employés à cet effet. Les pilules d'Anderson, celles d'angélique composées, d'autres purgatifs et des lavemens divers, possédant les mêmes propriétés, furent opposés à la constipation, tandis que d'autre part on avait recours aux calmans, aux sédatifs, aux narcotiques, pour combattre les phénomènes douloureux ou spasmodiques, qui devaient résulter d'un traitement si antipathique avec les souffrances ordinaires de la malade. Ce traitement fut néanmoins suivi avec ponctualité pendant deux ans, subissant de nombreuses variantes, dans les vues, soit de favoriser le travail de la résolution des indurations squirrheuses, soit de donner à la nature le temps et la liberté de réagir au besoin sur les agens thérapeutiques. C'est ainsi que furent administrées les eaux de Vichy, les bains hydrosulphureux et les eaux d'Evian. On appliqua de même le galvanisme à grands courans.

» La médication fondante était fréquemment coupée par des intervalles de repos, par de petits voyages et l'exercice du cheval; mais elle n'eut jamais de meilleurs résultats que ceux qui suivaient immédiatement l'application d'un agent médicinal propre à faire tomber ou atténuer quelques uns de ses mauvais effets : ainsi le galvanisme, en dissipant la paresse de l'intestin, dont il excitait l'action en le traversant, fit cesser pour un temps la constipation et tous les accidens qui en dépendaient ; ainsi les sédatifs, les antispasmodiques (armes que notre confrère manie avec beaucoup d'habileté) calmaient les désordres nerveux provoqués par la médication stimulante; mais la maladie resta au fond ce qu'elle était avant ce traitement; seulement elle eut plus de fixité depuis et ne présenta presque plus de ces longs intervalles qui la caractérisaient auparavant.

» Les choses en étaient à ce point, lorsque madame fit un voyage à Paris dans l'été de 1835. Désireuse d'être fixée au moins sur la nature de sa maladie, elle fit appeler en consultation MM. Marjolin, Andral et Louis, qui improuvèrent le diagnostic aventuré et le traitement hypothétique de notre confrère, et déclarèrent qu'il n'existait chez madame la consultante qu'une affection névropathique des organes de la digestion, maladie idiopathique et nullement symptomatique d'une dégénérescence organique quelconque. M. le professeur Broussais, qui fut appelé à lui donner des soins à cette époque crut que les phénomènes nerveux prenaient leur source dans une phlegmasie latente des organes de la digestion, et prescrivit, en conséquence, un traitement et un régime purement antiphlogistiques, qui ne firent qu'exaspérer les phénomènes nerveux. Il changea alors sa médication, sans modifier notablement le régime. Aussi eut-il de la peine à remettre les choses dans l'état où il les avait prises. Comme il avait fait de la gymnastique une condition essentielle du traitement *antinévrosique*, qu'il avait finalement conseillé, on eut l'idée de lui substituer le massage du sieur M....... qui répondait à la même indication, et avait sur la gymnastique un attrait de vogue et de nouveauté qui fut partagé par la malade. Les premières opérations firent merveille, mais l'ébranlement morbide communiqué à tout le système nerveux par les traitemens précédens, ne put se calmer tout à fait sous la pratique du massage, auquel l'artiste eut la mauvaise inspiration d'associer de doux purgatifs, qui soulevèrent dans le tube digestif un trouble que le massage suffisait à peine à calmer, et qui entretenait ainsi un état pathologique général, qui sans cela aurait pu être conjuré, selon toute apparence, par l'espèce de travail révulsif dont le système musculaire devenait le siége, sous les doigts d'un masseur expérimenté.

» Madame quitta Paris à la fin de l'année aussi mal portante qu'avant son voyage. En effet, les troubles de la digestion prenaient de la recrudescence à l'occasion des causes les plus légères, et ils s'accompagnaient souvent d'une espèce de fièvre lente nerveuse et de tous les phénomènes physiques et moraux qui constituent l'hypocondrie gastrique. Un voyage dans le midi fut entrepris au commencement du printemps de 1836, pour faire diversion à cet état déplorable. M. le professeur Lallement, de Montpellier, fut consulté. Il prononça, après un long examen, que le rhumatisme jouait le rôle essentiel dans cette maladie et conseilla, comme unique moyen de guérison, l'usage des eaux d'Aix, de la flanelle sur la peau et des frictions. Ces conseils furent ponctuellement suivis pendant une année. Le mal n'empira pas; mais il ne céda pas non plus à ce traitement.

» Enfin, depuis plus d'un an, madame est restée sous ma direction spéciale, ne suivant plus de traitement hypothétique ni même méthodique dans la pure acception du mot. Mes moyens curatifs se sont bornés; d'une part, à lui faire suivre, de mon mieux, le régime recommandé contre les névroses gastriques; d'autre part, à combattre les phénomènes les plus pénibles et les accidens de la maladie, suivant l'indication du moment, par les sinapismes, les topiques émolliens, sédatifs, narcotiques; par de légers toniques à l'intérieur, des sédatifs et quelquefois par des agens thérapeutiques appliqués dans l'esprit de l'homœopathie. La santé de madame a gagné notablement depuis que nous suivons cette marche, qui n'a été marquée que par quelques revers passagers, occasionnés, l'un par quelques gouttes de teinture de quina, un autre par un demi-grain d'extrait d'opium, dont l'action immédiate sur la muqueuse gastrique a ravivé l'irritation nerveuse de cette partie, et bientôt de tout l'appareil nerveux; irritation qui, à cet état, réclamait plusieurs semaines de soins et de précautions de tout genre pour se calmer. Une dose très-petite d'assa-fétida eut le même résultat, et il en a été ainsi de l'administration interne de tout médicament qui, par la dose à laquelle il était donné, pouvait avoir une action immédiate et de contact sur la muqueuse digestive. Il en était autrement quand le médicament, donné d'ailleurs à doses très-petites, était de plus étendu dans de l'eau pure et donné par gouttes ou par cuillerées à café, suivant son degré de dilution.

» L'amélioration que madame la consultante a

obtenu depuis que je la soigne, consiste principalement en ce que la maladie s'est dépouillée de plusieurs phénomènes accessoires ; qui la rendaient tout à fait obscure, et en ce qu'elle se dessine beaucoup plus nettement que par le passé ; ce qui contribuera sans doute à en rendre la cure moins problématique. Le phénomène morbide radical, celui qui prédomine dans la maladie actuellement que la plupart des désordres sympathiques ont disparu, ou se sont considérablement amendés, ce phénomène, dis-je, est une souffrance intestinale le plus souvent obtuse comme d'agacement, d'irritation, d'inquiétude douloureuse, parfois sécante, pongitive, pinçante avec mouvement spasmodique, comme si une dyssenterie allait s'établir. Viennent bientôt de fréquents et inutiles besoins d'aller à la selle, puis finalement la défécation a lieu une, deux ou trois fois dans l'espace de quelques heures. Les matières ainsi rejetées ne le sont jamais qu'en petite quantité. Elles sont dures, mais entourées de glaires filantes crues, quelquefois opaques, et, plus rarement sanguinolentes. Cette excrétion de mucosité est d'autant plus abondante qu'il y a eu plus de souffrance dans le ventre. Elle est presque ou tout à fait nulle quand les symptômes de l'irritation intestinale sont faibles et peu prononcés; ce qui coïncide toujours avec des selles copieuses et naturelles.

La recrudescence du phénomène morbide dont il est question, a fréquemment lieu, et la série de symptômes pathologiques dont il se compose se renouvelle pendant les matinées, allant ordinairement en s'affaiblissant de jour en jour, si les circonstances sont favorables, et cela jusqu'à une nouvelle attaque, à moins qu'une cause d'aggravation ne vienne entraver cette marche rémittente.

» Chaque attaque, et aussi chaque aggravation, est marquée de prime abord par un état particulier d'irritation physique et moral, sorte d'agacement général avec paleur sensible, allongement et creusement des traits; respiration courte, gênée, anxieuse; pouls fréquent, vite, petit et serré. Quelques frissons parcourent le corps; quelquefois même il s'établit un véritable état fébrile continu avec rémissions irrégulières. Enfin le sommeil est inquiet, agité, et l'esprit dévoré d'ennui et d'inquiétude. Les désordres abdominaux précités se développent en même temps. La langue, sans cesser d'être large et humide, perd sa teinte rose-pâle naturelle pour prendre une nuance un peu plus foncée en rose-violet; elle semble devenir plus large et mollasse, prenant l'empreinte des dents sur son limbe, et offrant sur chaque éminence papillaire une petite couche de sédiment blanc grisâtre très-humide. L'haleine alors devient un peu fétide;

mais l'appétit ne se perd pas, et la soif n'est pas augmentée, si ce n'est accidentellement. Lorsque cet embarras gastrique est ainsi établi, l'éréthisme nerveux tombe, et une grande faiblesse se prononce dans tout l'organisme. Les traits s'affaissent alors; la peau paraît terne et comme bouffie; les muscles sont sans rigidité et sans force; la respiration devient lente et faible; le pouls aussi diminue de force et de fréquence; la malade se sent exténuée, énervée; elle éprouve de fréquens maux de cœur, quelquefois des angoisses excessives par la difficulté de la respiration et des mouvemens du cœur, difficulté qui est allée parfois jusqu'à produire des lipothymies inquiétantes. Tous les jours sont ainsi marqués par des phénomènes d'éréthisme et de faiblesse alternatifs, et quelquefois simultanés, mais à des degrés différens.

» Quand on palpe le ventre dans cet état de souffrance, on donne lieu à un sentiment douloureux, et quelquefois à une douleur vive tout le long du trajet du colon, mais plus particulièment vers la partie gauche du colon transverse et sa courbure pour devenir colon descendant. Cette partie, ainsi que tout le reste du gros intestin, se présente ordinairement très-dessinée sur les autres parties du tube intestinal par la distension rénitente dont il est le siége, distension qui est occasionnée par la stase des matières fécales dans cette partie du canal alimentaire. Quelquefois la distension a été portée au point de former des tumeurs dures très-sensibles qui dessinaient presque tout le trajet du gros intestin. Ce phénomène était des plus prononcés à certaines époques de la maladie, où les selles n'avaient lieu qu'après six à huit jours d'attente, et où la constipation était, ou plutôt semblait être la cause génératrice de toutes les autres souffrances : c'était, en un mot, l'*infarctus* intestinal avec tout son cortége de maux nerveux et hypocondriaques. Il paraît que l'irritation catarrhale, dont le colon est le siége, entretient cet organe dans un état de grande faiblesse, qui ne lui permet pas de réagir sur les matières excrémentitielles qui le parcourent; de là une cause sans cesse agissante d'irritation pour lui; de là le renouvellement journalier des souffrances sympathiques auxquelles cette irritation donne lieu; de là probablement aussi l'agacement continuel que présentent les ganglions et les plexus épigastriques et les organes qu'ils vont animer.

» Les symptômes du côté de l'estomac sont une douleur gastralgique qui n'a d'ordinaire rien d'aigu, une espèce de mal d'estomac obtus, rarement vif, qui se montre après le repas ou l'ingestion d'un aliment ou d'une boisson quelconque; presque nul quand le ventre n'est que très-légèrement malade, ce mal est fort pénible, au contraire, lorsque le gros intestin est très-irrité. A cette douleur se joint un sentiment de plénitude, une pesanteur obscure des alimens, allant quelquefois jusqu'à produire la sensation interne d'une digestion arrêtée ou très-laborieuse, avec lassitude excessive dans les jambes, abattement du corps et de l'esprit, dyspnée, somnolence, bâillement, pandiculations, malaises précordiaux, maux de cœur, et parfois aussi état fébrile, marqué de frisson et de froid avec petitesse du pouls, suivis de réactions sans sueur.

» Ce trouble gastrique est presque toujours proportionné en intensité au désordre pathologique du colon, quelquefois même il devient prédominant : c'est lorsque les alimens sont pris en quantité un peu plus grande que l'estomac ne peut le supporter, suivant son degré de névrose, ou quand, par leur nature, ils sont mal appropriés à la souffrance gastrique du moment. Il suffit le plus souvent, dans ces cas, d'un petit changement dans le régime, tout en proportionnant l'alimentation aux besoins impérieux de l'organisme et à la souffrance gastrique, pour voir bientôt le calme se rétablir. Le contraire a lieu dans les circonstances opposées, et alors la gravité des désordres fonctionnels locaux et généraux vient commander et rendre indispensable une autre règle diététique; mais il faut d'autant plus de temps pour remettre les choses dans leur état habituel qu'on a différé davantage de prendre cette mesure.

Les médicamens de toute espèce, à moins qu'ils ne soient administrés à doses presque nulles, donnent également bientôt lieu à l'embarras gastrique interne et opiniâtre dont nous venons de parler. C'est ainsi que plus d'une fois nous avons détruit en quelques instans, par de très-légères prises d'opium, d'assa-fétida, de valériane, d'aconit, etc., le fruit de plusieurs semaines de précautions diététiques de tout genre et de quelques médications opportunes et heureuses. L'usage des lavemens a été encore bien plus nuisible à la malade, dans le temps surtout où elle en faisait un usage journalier. Le moindre de leur inconvénient est de provoquer presque immédiatement une supersécrétion de gaz stercoraux, sur lesquels l'intestin épuise vainement ses forces.

» Les autres causes les plus ordinaires d'aggravation ou de recrudescence de la maladie de madame la consultante sont les affections pénibles de l'âme, qui ont été malheureusement trop fréquentes chez elle. Nous avons remarqué que dans les temps froids humides et les temps électriques, l'état ordinaire semblait empirer. Quant aux phénomènes nerveux sympathiques et généraux, ils suivaient les phases diverses de l'affection locale, sur laquelle ils se réglaient; néanmoins ils s'exaspéraient aussi sous l'influence de tous les excitans du système nerveux, lorsque l'action de ces excitans se prolongeait un peu et dépassait les forces du moment.

» Entre autres phénomènes sympathiques suscités par la souffrance des organes digestifs, je crois devoir mentionner une douleur obtuse dans le dos, et lorsque les souffrances abdominales sont grandes et de longues durées, la moelle vertébrale semble épuisée, et la démarche a alors quelque chose de gauche et de mal assuré, qui dénote la part que ce centre nerveux a prise à la souffrance des viscères lésés.

» L'utérus, dont les fonctions périodiques se font avec régularité et sans trouble, devient de temps en temps le foyer d'un travail pathologique de quelques jours de durée. Une douleur, ordinairement sourde et obtuse, s'y fait sentir avec mal de reins, douleurs sympathiques dans l'occiput, et lassitudes dans les membres abdominaux. Bientôt un léger écoulement muqueux s'établit durant quelques jours, et tout rentre dans l'ordre normal. Quelquefois, au lieu des phénomènes que nous venons de décrire, il se manifeste une forte pression douloureuse, une douleur obtuse, gravative, sur le pubis, en dedans, et sur le *pudendum*, avec épreinte, à ce qu'il paraît, dans le col de la vessie. Des douleurs rhumatismales assez vives et de longues durées se sont aussi fait sentir fréquemment dans les muscles du cou, d'un côté ou d'autre, et dans l'épaule correspondante. De violentes douleurs se sont également établies, à diverses reprises, dans des dents cariées. Un fait aussi à ma connaissance, c'est que madame a éprouvé, tout dernièrement, un violent accès de céphalée, qui s'est terminé par une lipothymie inquiétante, qui a duré deux heures. Enfin, je crois devoir encore faire mention d'une éruption papuleuse légère (*lichen simplex*), que madame portait habituellement à la face, avant que sa santé commençât à s'altérer.»

Tel est le mémoire à consulter qu'on soumettait à nos réflexions, et les renseignemens que nous donna madame la consultante nous apprirent qu'il était exact sous le rapport des symptômes qu'elle avait éprouvés, mais incomplet sous celui des médicamens dont elle avait fait usage. Ceux qui étaient oubliés avaient dû produire, cependant, une assez grande influence sur la marche de la maladie, pour qu'ils méritassent une mention particulière; car c'étaient principalement des boissons, des bains et des lavemens d'eau glacée, qui avaient manqué de la faire périr; la noix vomique, l'ellébore et l'alcool. On lui faisait prendre cette liqueur sur du sucre, pour faciliter les digestions. Quoi qu'il en soit, à son arrivée à Paris, la malade avait de l'appétit, la langue blanche et épanouie, l'abdomen souple et presque insensible au toucher, le ventre libre, le pouls normal, le teint frais, un embonpoint médiocre, assez de forces pour avoir supporté, sans fatigue, un voyage de cent vingt lieues, et pour se promener plusieurs heures à pied. Nonobstant les nombreux et graves symptômes rélatés dans le mémoire à consulter, l'état satisfaisant dans lequel nous trouvions cette dame, nous fit penser qu'elle n'avait qu'une névrose gastro-intestinale, que la polypharmacie avait entretenue, et qui disparaîtrait par un traitement hygiénique. D'après ce diagnostic, nous lui conseillâmes de renoncer à tous les médicamens, et de se borner à une alimentation douce, légère et substantielle. Mais nous cherchâmes en même temps à rassurer son moral; à la convaincre que l'excès de sensibilité gastrique, dont elle était atteinte, ne l'exposait à aucun danger; à lui faire sentir que sa guérison, qui était certaine, ne s'effectuerait cependant que par degrés, et qu'elle éprouverait vraisemblablement encore quelques exaspérations, attendu qu'il était impossible qu'une gastro-entéralgie, qui datait de si loin et qui avait été continuellement irritée par des médications intempestives, se dissipât en peu de temps. Pour compléter notre pronostic et le rendre plus tranquillisant, nous ajoutâmes que ces exaspérations, qui tenaient à l'excessive mobilité des névroses gastriques, ne devraient nullement l'inquiéter, parce qu'elles perdraient de leur intensité, de leur longueur et de leur fréquence, au fur et à mesure que le système nerveux se raffermirait par un bon régime.

En lui faisant comprendre sa maladie, et en lui donnant l'espoir, qu'elle avait perdu depuis longtemps, de revenir à la santé, ce langage, tout nouveau pour elle, parut lui faire beaucoup de bien. Ce qu'il y a de positif, c'est qu'elle prit bientôt, sans inconvénient, la moitié plus de nourriture qu'elle n'en prenait en arrivant à Paris. Il est vrai que ce mieux fut interrompu par l'époque menstruelle et l'inquiétude que lui causa l'indisposition d'un parent qui l'accompagnait; mais les recrudescences qui résultèrent de ces deux causes appréciables, furent peu de chose en comparaison des redoublemens de symptômes qu'on lit dans le mémoire à consulter : elles ne s'annoncèrent que par un limon blanchâtre sur la langue, un appétit plus impérieux, des digestions moins faciles, de la constipation, la respiration anxieuse, le ralentissement et la concentration du pouls, une sorte d'apathie et de nonchalance inaccoutumées. Quoique ces légères recrudescences, qui se dissipèrent en très-peu de jours, au moyen de la réduction des alimens et de quelques tasses d'une infusion de fleurs d'oranger, aient arrêté momentanément l'amélioration, elles ne l'empêchèrent cependant pas de faire ensuite des progrès, et de se manifester par une augmentation sensible de l'embonpoint. Le rétablissement graduel de madame nous paraissait hors de doute, lorsqu'elle quitta la capitale, le 29 juin, pour retourner dans son pays.

Une lettre du 11 juillet nous apprit qu'elle continuait à aller assez bien, et que le voyage n'avait point altéré le mieux qu'elle éprouvait à Paris. Le 27 du même mois, on nous adressa une seconde lettre dans laquelle il était dit que les grandes chaleurs atmosphériques, les fatigues et les soins du ménage avaient agacé de nouveau les nerfs de madame; qu'après avoir commis l'imprudence de supprimer sa flanelle et de se refroidir en sortant d'un bain, elle avait, de plus, contracté un rhume, qui s'était accompagné de fièvre, de douleur au larynx et entre les épaules. On ajoutait que cette affection catarrhale commençait déjà à se dissiper, et qu'elle n'empêchait pas les digestions de s'accomplir sans trop de peine. Nous répondîmes qu'il était plus sage d'abandonner le rhume à la nature, que de lui opposer des moyens qui pourraient nuire à la névrose des premières voies, et qu'il fallait, du reste, insister sur le régime que nous avions ordonné, en prenant plus de précautions désormais pour éviter, soit de pareils accidens, soit le retour de l'ancienne maladie. Une troisième lettre, du 17 août, nous annonçait que les digestions continuaient à s'améliorer, mais que les forces ne revenaient pas en proportion de la nourriture que madame prenait ; elle se plaignait, en outre, d'une sensation de resserrement qu'elle éprouvait à la tête, surtout quand elle se livrait à des contentions d'esprit, ou à des exercices corporels un peu violens. C'était là un reste de la maladie, pour lequel il n'y avait d'autre chose à faire qu'à éviter les causes qui le renouvelaient. D'après ce qu'on nous a écrit ultérieurement, le mieux fut encore interrompu par des recrudescences plus ou moins prononcés, qui ne s'élevèrent cependant pas au degré d'intensité qu'elles avaient autrefois. On ne les combattait plus que par la diminution momentanée de la nourriture, et par des cataplasmes émolliens arrosés d'huile de morphine, qu'on appliquait sur la région épigastrique, et qui calmaient les douleurs de cette partie.

Après les intervalles de bien et les retours de souffrances qui ont eu lieu pendant l'hiver, un mieux soutenu a commencé il y a plusieurs mois, et cette dame, qui est arrivée de nouveau à Paris le 10 juin dernier, approche maintenant de sa guérison. Elle est toujours nerveuse, impressionnable et mobile, au moral et au physique; mais elle l'était avant de tomber malade, et il n'est pas donné à la médecine de changer complétement sa constitution individuelle. On ne doit pas demander à cette science plus qu'elle ne peut faire. La continuation du régime doux et ana eptique, qui l'a conduite à l'état satisfaisant où elle est aujourd'hui, raffermira cependant encore son système nerveux, et effacera de plus en plus les restes de la maladie. Quoiqu'elle puisse éprouver de nouveaux malaises, qui sont presque inévitables chez une personne si éminemment nerveuse, son prochain rétablissement n'en est pas moins assuré. Il ne pourrait être empêché que par des accidens imprévus, qui sont moins à craindre depuis que madame connaît son état, et qu'elle sait ce qui lui fait du bien, comme ce qui lui fait du mal. Cette connaissance est un grand pas vers la guérison, qui s'achève graduellement. On ne passe pas tout d'un coup, en pareils cas, de la maladie à la santé; ce passage ne s'accomplit que par degrés insensibles.

Réflexions. Cette histoire particulière est à elle seule un traité sur les gastro-entéralgies. Les causes ordinaires de ces affections, leurs symptômes habituels, les modifications qu'elles subissent et la marche qu'elles suivent, lorsqu'on les traite mal, y sont, en effet, nettement dessinés. C'est ce que l'on a pu voir en la lisant, et ce que l'on verra peut-être mieux dans l'analyse que nous allons en faire. Une sensibilité exquise de tout le corps, et notamment du canal digestif, prédisposait madame à une névrose des premières voies; de longs et profonds chagrins exaltèrent cette sensibilité et la portèrent à l'état morbide. La maladie de cette dame ne fut donc réellement qu'une suite d'exaspérations de son état normal. La première de ces exaspérations s'annonça d'abord par de la dyspepsie et des malaises vagues, puis par une fièvre rémittente nerveuse qui, après être restée quelque temps à l'état aigu, se prolongea une année sous la forme d'intermittente irrégulière. La quinine, qui fut prodiguée pour guérir cette fièvre, et la grande quantité de boissons mucilagineuses, que la malade prit l'année d'après, pour combattre une affection catarrhale des bronches, ont nécessairement aggravé sa névrose gastrique; car l'observation a mille fois prouvé qu'en *attendrissant* la muqueuse digestive et en *aiguisant* sa sensibilité, l'abus des mucilagineux fait presque autant de mal que celui des stimulans. Aussi, madame éprouva-t-elle une seconde recrudescence gastralgique, qui se manifesta par des digestions de plus en plus laborieuses. L'historien de la maladie n'indique pas la thérapeutique dont on fit usage à cette époque; mais ce n'était pas celle qui convenait, puisqu'elle ne rétablit point les fonctions digestives.

Quoi qu'il en soit, l'insuccès de cette thérapeutique engagea la malade à consulter un médecin quasi-homœopathe, qui promit une guérison rapide. Le bifteck qu'il ordonna pour toute nourriture, et les remèdes qu'il prescrivit à doses plus élevées, à ce qu'il paraît, qu'on ne doit le faire en homœopathie, facilitèrent en effet les digestions pour quelque temps; mais ce mieux ne continua pas : il survint, au contraire, une nouvelle exaspération plus violente que les premières. Aux difficultés à digérer, au sentiment de plénitude et à l'embarras de l'estomac, qui existaient auparavant, s'ajoutèrent la tension épigastrique, le gonflement tympanitique de l'abdomen, l'accélération et la gêne de la respiration, l'abattement du corps et de l'esprit, l'ennui et l'indolence hypocondriaques, la somnolence diurne; des lassitudes spontanées, un agacement nerveux, une grande susceptibilité de caractère, une sorte d'inquiétude physique et morale indicible, une impressionnabilité excessive, etc. Voilà bien les caractères d'une gastro-entéralgie hypocondriaque arrivée au second degré. On ne doit point s'étonner, d'ailleurs, de l'amélioration que madame éprouva du traitement semi-homœopathique, ni de l'accroissement de symptômes qui survint après; les mêmes choses ont lieu chez la plupart des gastralgiques auxquels on fait prendre des stimulans, comme nous l'avons dit dans des réflexions précédentes. Bref, malgré les mauvais effets de ce traitement, notre malade eut la constance de le suivre plus de six mois, pendant lesquels il y eut quelques alternatives de mieux et de pire, comme cela arrive toujours en pareils cas. Voyant enfin qu'elle ne guérissait pas, elle demanda des conseils à un médecin homœopathe pur. Il lui donna aussi l'assurance positive qu'il rétablirait promptement sa santé, mais par la véritable médecine homœopathique, dont l'autre, a-t-il dit, n'avait aucune connaissance. Sa thérapeutique globuleuse ne réussit cependant pas mieux que celle du confrère qu'il avait critiqué, puisque madame n'en retira aucun avantage, et qu'elle était absolument dans le même état, après l'avoir suivie près d'une année. C'est alors qu'elle consulta le père de l'homœopathie, ou plutôt madame Hahnemann; car c'est elle qui donne les consultations, son mari se bornant à écouter et à opiner du bonnet. Cette fois, néanmoins, il rompit son silence habituel, pour dire que les médecins français qui font la médecine homœopathique, ne la connaissent pas. « Nous aurons maintenant beaucoup de peine à vous guérir, a-t-il dit à la consultante, non pas de votre maladie, mais du mal que ces ignorans vous ont fait. » Ceci prouve, soit dit en passant, que les homœopathes ne s'accordent pas mieux que les autres médecins. Quoi qu'il en soit, la peine qu'Hahnemann s'est donnée a été en pure perte, attendu que le rétablissement de la malade n'a point avancé sous sa direction, qui a pourtant été fort longue.

Ayant épuisé inutilement tous les degrés de la hiérarchie homœopathique, madame revint à la médecine dite rationnelle, mais qui, dans cette circonstance, n'a été qu'hypothétique, pour ne rien dire de plus. Nous allons justifier notre assertion. On s'imagina que tous les symptômes dont elle était atteinte émanaient de deux noyaux squirrheux, l'un dans la lèvre postérieure du muscau de tanche et l'autre dans le fond de la région épigastrique. D'après ce diagnostic erroné, on ne craignit pas de lui administrer l'iode et le tartre stibié, dans le but de fondre ces prétendus noyaux et de faire cesser, par là, les désordres fonctionnels qu'on leur attribuait. Chose étonnante pour les personnes qui ne savent pas que la plupart des gastralgiques vomissent difficilement, c'est que l'émétique, pris tous les jours, pendant trois mois, à la dose de neuf grains, fut parfaitement toléré, et qu'il ne causa ni vomissemens, ni évacuations alvines (1); mais il n'en est pas moins vrai que ces

(1) Cette tolérance de l'émétique dans une névrose des premières voies paraîtra extraordinaire; mais elle n'est pas sans exemple. Un gastralgique qui voulait s'empoisonner avec le vomi-purgatif de Leroy, le prit pendant six jours consécutifs, et à double dose, sans en éprouver le moindre effet, ni en bien ni en mal. Ayant manqué son but, il s'imagina qu'il se ferait périr d'indigestion en mangeant la moitié d'un poulet avant de se coucher. Cet

fondans exaspérèrent les symptômes nerveux qui existaient déjà, et qu'ils en créèrent de nouveaux. A la vue de cet accroissement de la maladie, un médecin rationnel se serait empressé d'abandonner la médication qui le produisait. Celui qui l'avait ordonnée insista, au contraire, sur son usage; il chercha seulement à en atténuer les mauvais résultats par des remèdes d'un autre genre. C'est ainsi que les pilules d'Anderson, celles d'angélique composées, d'autres purgatifs et des lavemens de même nature, furent opposés à la constipation, et que l'on eut recours en même temps aux calmans, aux sédatifs et aux narcotiques, pour combattre les phénomènes spasmodiques ou douloureux. Les eaux de Vichy, celles d'Evian, les bains hydrosulphureux et le galvanisme, furent également ordonnés pendant l'administration des fondans; mais nous ne saurions dire si c'était dans le but de favoriser leur action dissolvante, ou dans celui de corriger les fâcheux effets qu'ils produisaient sur le système nerveux. Ce qu'il y a de certain, c'est qu'il eût été difficile d'entasser plus de

aliment, loin de lui nuire, comme il l'espérait, le rappela à la vie, en lui prouvant qu'il pouvait manger sans inconvénient, malgré l'avis de son médecin, qui le faisait mourir d'inanition, depuis seize mois. C'était dans le beau temps de la médecine physiologique.

médicamens là où il n'aurait fallu que la diététique, comme la suite l'a prouvé. Donner l'iode et le tartre stibié d'une main, les calmans, les sédatifs et les narcotiques de l'autre, c'était faire marcher de front les poisons et les antidotes. Et c'est le médecin le plus renommé, dit-on, de l'une des premières villes de France, qui a ordonné une pareille thérapeutique ! Grâce à la force du tempérament de madame, qui a résisté, c'est le cas de le dire, à la maladie et à la médecine, cette monstrueuse polypharmacie, que l'on a eu le courage de suivre durant l'espace de deux ans, avec des variantes néanmoins et des momens de repos, n'a cependant pas fait, en définitive, tout le mal qu'elle pouvait faire. Après avoir augmenté et diminué plusieurs fois d'intensité, la maladie resta au fond ce qu'elle était avant ce traitement; seulement elle eut plus de fixité depuis, et ne présenta presque plus de ces longs intervalles qui la caractérisaient auparavant.

Madame était dans cette situation quand elle fit un voyage à Paris, pendant l'été de 1835. Désirant connaître au moins la nature de sa maladie, elle demanda en consultation MM. Marjolin, Andral et Louis. Après avoir désapprouvé le diagnostic et le traitement dont nous venons de parler, ces médecins furent d'avis que la consultante n'avait qu'une névrose des premières voies, et ne conseillèrent que des moyens hygiéniques. Mais, au lieu de s'en tenir à cette décision, qui aurait dû être souveraine, et de suivre ces sages conseils, on en appela à Broussais qui, cassant la sentence de ses trois confrères, et croyant que la maladie consistait dans une phlegmasie latente des organes digestifs, prescrivit les antiphlogistiques purs. Ce traitement fit beaucoup de mal; il exaspéra prodigieusement les phénomènes nerveux et affaiblit la malade à tel point qu'elle fut obligée de rester plusieurs mois au lit. Ne pouvant dissimuler son erreur à l'aspect de ce déplorable résultat, le professeur de Paris chercha à la pallier, en disant qu'il ne pouvait connaître le tempérament de madame. Mais quand on ne connaît point le tempérament d'une personne qui souffre et languit depuis si longtemps, on ne commence pas par lui appliquer quarante sangsues à la région épigastrique. C'est pourtant ce qu'il fit dans cette circonstance, à ce que nous a dit la malade, car nous n'avançons rien qui ne nous ait été affirmé par elle. Quoi qu'il en soit, sans modifier notablement le régime maigre qu'il avait ordonné, ce médecin changea alors sa médication et conseilla les exercices gymnastiques comme principaux moyens *antinévrosiques*. Ces exercices, auxquels on se livra deux ou trois fois, ne plaisant point à madame, on leur substitua le massage, qui était plus de son goût et remplissait le même but.

Les premières opérations firent du bien ; mais le mieux qu'elles procurèrent ne fut pas long, et on le concevra facilement, d'après l'explication que nous avons donnée de ce phénomène à l'occasion d'un autre fait. Nous savons bien qu'en prescrivant le massage et la gymnastique, on se propose de révulser la névrose gastrique sur les muscles locomoteurs ; mais la fatigue que ces muscles en éprouvent, se communique, au contraire, aux organes digestifs et augmente leurs souffrances. Ordonner, dans les affections nerveuses des premières voies, les débilitans à l'intérieur et les stimulans au dehors, c'est prouver qu'on n'a pas des idées justes sur la nature de ces affections, ni sur la manière de les traiter. Pour en obtenir la guérison radicale, il faut que les moyens extérieurs soient du même genre que ceux qu'on introduit dans le corps. Ainsi, la névrose est-elle par *éréthisme*, employez les calmans à l'intérieur et à l'extérieur. Est-elle par *atonie*, introduisez les toniques dans le canal digestif et appliquez-les sur la peau ou le système musculaire. Tels sont les véritables traitemens rationnels, et les seuls qui aient reçu la sanction de l'expérience. Celui qui consiste à irriter les tégumens ou les muscles, tandis qu'on affaiblit les organes de la digestion, ne peut convenir que dans certains cas exceptionnels, dont nous ne pouvons nous occuper ici. Revenons maintenant à notre malade.

Cette dame quitta Paris à la fin de l'année, aussi mal portante qu'avant d'y venir. Les troubles de la digestion récidivaient, en effet, à l'occasion des causes les plus légères, et ils s'accompagnaient souvent d'une espèce de fièvre lente nerveuse et de tous les phénomènes physiques et moraux de l'hypocondrie gastrique. Pour faire diversion à ce déplorable état, on entreprit, au printemps de 1836, un voyage dans le midi de la France. Il ne servit qu'à mettre en défaut la sagacité d'une autre célébrité médicale. En passant à Montpellier, on consulta le professeur Lallement qui, après un long examen, affirma que le rhumatisme jouait le rôle essentiel dans cette maladie; il ajouta que la guérison était certaine, et même facile, à l'aide des eaux d'Aix, de la flanelle sur la peau et des frictions. Ce jugement fut prononcé avec un aplomb si imperturbable et une telle assurance, que madame ne douta plus de son prochain rétablissement. Vain espoir! Le nouveau traitement fut ponctuellement suivi, sans succès, pendant une année. Il est vrai que le mal ne s'aggrava point, mais il ne céda pas non plus sous son empire.

La santé de madame fut enfin confiée à un médecin sage et consciencieux, qui l'aurait guérie, s'il avait eu moins de confiance dans les médicamens et un peu plus dans les moyens hygiéniques. Doué d'un rare talent d'observation, ce médecin a noté avec une scrupuleuse exactitude tous les caractères de la maladie et en a parfaitement reconnu la nature nerveuse; mais il n'a pas bien compris l'influence que les modificateurs exerçaient sur sa marche. Voyant qu'elle persistait, malgré les nombreuses médications mises en usage pour la combattre, il a cru qu'il ne fallait attribuer cette opiniâtreté qu'aux chagrins et aux contrariétés qui poursuivaient la malade. C'est une erreur, que l'intérêt de la science, qui dicte toutes nos réflexions critiques, nous oblige à signaler. Il est vrai cependant que les affections morales ont participé au retard de la guérison ; mais les principales causes de la durée et des recrudescences continuelles de la maladie étaient évidemment les médications avec lesquelles on voulait la guérir (1). Si notre confrère eût senti cette vérité, il se serait

(1) Cette dame aurait résisté davantage aux peines morales qui la poursuivaient, et les entraves qu'elles mettaient à sa guérison auraient été moins grandes, si, au lieu d'agacer et de tourmenter continuellement ses nerfs par des médicamens, on les eût calmés et fortifiés par une bonne hygiène. Qui ne sait, en effet, que les affections morales agissent plus profondément sur les individus dont l'appareil sensitif est affaibli ou irrité, que sur ceux qui se trouvent dans des conditions opposées. En calmant et en fortifiant le système nerveux par une nourriture douce et substantielle, on diminue donc le mal que ces affections produisent ; tandis qu'on l'augmente en affaiblissant ce système par les antiphlogistiques, ou en l'irritant par des moyens d'un autre genre. Chose singulière! On se plaint de la fâcheuse influence que les chagrins, les contra-

abstenu de prescrire une si grande quantité de substances pharmaceutiques. Sa méprise, à ce sujet, nous étonne d'autant plus qu'il a remarqué lui-même les mauvais effets des remèdes et les avantages du régime, comme on le voit dans le passage suivant de sa narration. « Les médicamens de toute espèce, à moins qu'ils ne soient administrés à doses presque nulles, donnent également bientôt lieu à l'embarras gastrique intense et opiniâtre dont nous venons de parler. C'est ainsi que plus d'une fois nous avons détruit en quelques instans, par de très-légères prises d'opium, d'assa-fétida, de valériane, etc., le fruit de plusieurs semaines de précautions diététiques de tout genre. » Telles sont ses propres paroles. Elles condamnent ceux qui ne savent faire la médecine qu'avec des médicamens, et justifient notre assertion sur la part que ces substances ont eue à la prolongation de la névrose qui nous occupe. Ce qui en prouve d'ailleurs la vérité, c'est que la malade a été mieux dès que nous lui eûmes conseillé de renoncer à toutes les médications, et de s'en tenir à

riétés, etc., exercent sur la marche des maladies nerveuses, et, loin de garantir les malades de cette influence, on les dispose, par des médications de toute espèce, à la ressentir plus vivement. Il n'est pas au pouvoir du médecin d'éloigner les affections morales des individus qui souffrent ; mais il peut en émousser l'action, et il doit prendre garde, surtout, de la rendre plus pénétrante.

une nourriture convenable. Voilà donc une gastro-entéralgie qui a résisté pendant huit à neuf ans à tous les traitemens médicinaux qu'il était possible d'imaginer, et qui a disparu ensuite sous l'empire de l'hygiène seule. Il serait difficile de trouver un fait plus concluant en faveur des principes que nous soutenons. Les médecins qui n'en profiteraient pas, après l'avoir lu avec attention, se rendraient sciemment coupables du crime de lèse-humanité.

XLIVe OBSERVATION.

Selon notre habitude de laisser parler les malades qui expriment bien les symptômes qu'ils éprouvent, nous allons rapporter cette observation telle qu'elle nous a été adressée le 3 février 1839.

« La lecture de votre Traité sur les gastralgies a fait naître en moi l'espoir d'obtenir de vos conseils la guérison d'une affection de l'estomac qui dure depuis six mois. Je vais tâcher de vous faire aussi succinctement et exactement que possible l'histoire de cette affection, et des traitemens que l'on m'a fait subir.

» J'ai trente et un ans; je suis d'un tempérament sanguin-nerveux. Je n'ai jamais eu un très-bon estomac; cependant je pouvais manger de tout, même des substances les plus indigestes, pourvu que j'en usasse modérément. Depuis quelque temps je trouvais même que mon estomac s'était amélioré, lorsque dans les premiers jours du mois d'août dernier, sans que je puisse y assigner aucune cause, je fus pris de pesanteurs et de douleurs dans cet organe; je pensais que mon dîner de la veille m'avait fait mal, et je pris quelques tasses de thé. Ce moyen qui, dans de semblables occasions, me réussissait toujours, fut sans succès. Chaque fois que je voulais prendre quelque nourriture j'éprouvais le même embarras. Mon médecin, que je consultai au bout de quelques jours, me conseilla des boissons rafraîchissantes et la diète. Ce fut inutile : un simple potage me faisait mal, et bientôt je ne pus plus rien prendre. La moindre chose déterminait un sentiment de réplétion, de gêne, de pesanteur et même de douleur dans la région de l'estomac; j'avais la bouche pâteuse, la langue blanche au milieu et rouge aux bords et à la pointe; des borborygmes et de temps à autre quelques coliques; les gencives et les lèvres plus sèches qu'à l'ordinaire; la pression la plus forte ne me faisait éprouver aucune douleur à l'estomac, et, à deux ou trois exceptions près, je ne souffrais qu'après l'ingestion des alimens et pendant le travail de la digestion; j'étais extrêmement constipé; mes urines étaient claires et limpides; je ne les rendais qu'en petite quantité, mais fréquemment; j'avais presque toujours froid, surtout aux pieds; je n'avais pas de fièvre, point de soif, et le sommeil était bon. A ces symptômes se joignait un sentiment de gêne au larynx et à la gorge, qui se faisait surtout sentir lorsque j'éprouvais le besoin d'alimens ou après leur ingestion; il me semblait que j'avais quelque chose que je ne pouvais avaler, et involontairement je faisais des efforts pour y parvenir ; le sucre et les boissons sucrées me laissaient dans la bouche un goût aigre. Du reste, c'est le seul mauvais goût que j'aie éprouvé.

» On me mit au bouillon de poulet et de veau; on me fit prendre des pilules dans lesquelles entrait de l'opium; mais je fus bientôt obligé de les cesser; elles me causaient un état de somnolence et de torpeur presque continuel; on m'ordonna des frictions avec de la flanelle, des bains tièdes, des lavemens; on m'appliqua des sinapismes sur le ventre, sous la plante des pieds, et enfin un large vésicatoire à l'épigastre. Tout cela sans succès: je tombai dans un tel état de faiblesse, que j'avais de la peine à me soutenir; la plus petite course me fatiguait; je passais des heures étendu sur un canapé, sans avoir le courage de sortir; je devins d'une extrême irritabilité; la moindre chose m'occupait, m'agaçait, m'irritait; enfin, je tombai dans un état d'ennui et de mélancolie.

» Vers le milieu de septembre, espérant que le grand air et le changement de lieu pourraient me faire du bien, je partis pour la campagne, où, d'après le conseil de mon médecin, je me mis à l'usage du lait pour toute nourriture et toute boisson; il passait assez bien, et je pus bientôt en prendre jusqu'à une pinte par jour. Là, je consultai un jeune médecin, ancien compagnon d'étude. Il me fit mettre douze sangsues à l'épigastre en deux fois, remplaça le vésicatoire que j'avais à cette partie par un cautère, qu'il établit à l'aide de la potasse caustique, et me conseilla de persister dans mon régime lacté. Ces moyens n'empirèrent ni n'améliorèrent mon état, et je quittai la campagne vers le milieu de novembre, sans être satisfait du séjour de deux mois que j'y avais fait. Il y avait cependant de l'amélioration sous certains rapports : j'avais repris un peu d'embonpoint et de forces, et la constipation était beaucoup moins opiniâtre. Depuis ce temps, je vais à la garderobe à peu près tous les deux jours, quelquefois même tous les jours; mais les matières sont toujours dures et conservent leur teinte blanchâtre. De retour à la ville, mon médecin, voyant que le cautère qu'on m'avait fait mettre à l'épigastre ne produisait aucun effet, me le fit supprimer, et par précaution, craignant une révulsion à l'estomac, me fit mettre un vésicatoire au bras, que j'ai encore.

» Cependant je continuais à vivre de lait, que je cherchais à rendre de plus en plus nourrissant, en y faisant ajouter des crêmes de riz et de gruau. J'y joignais des œufs au lait, de la purée de pommes de terre au lait, et depuis six mois que dure ce régime, je n'en ai pas encore obtenu un résultat satisfaisant. Malgré la légèreté de mes repas, mes digestions sont très-souvent accompagnées de gêne, de malaises, de pesanteurs, et même de douleurs à la région de l'estomac. Si ce que j'ai pris est un peu plus substantiel qu'à l'ordinaire, je suis tourmenté par des bâillemens, des rapports, qui n'ont cependant rien de désagréable; ce sont des gaz purs; j'ai aussi des borborygmes et quelquefois des coliques flatulentes, mais presque toujours légères. Ces divers phénomènes ont lieu presque immédiatement après l'ingestion des alimens, et durent ordinairement d'une à deux heures, quelquefois plus, mais c'est rare. Je n'ai jamais de vomissemens, ni même de nausées. J'éprouve souvent encore, après les repas, et lorsque j'ai besoin de manger, la sensation incommode dans la gorge, dont j'ai déjà parlé, et que je ne puis mieux comparer qu'à celle que produirait une miette de pain que je ne pourrais avaler. La langue est encore un peu rouge au bout; mes urines ont pris une teinte plus foncée; le sommeil a toujours été bon.

» J'ai été tourmenté par des pollutions nocturnes assez fréquentes; maintenant elles le sont beaucoup moins. J'ai remarqué que le repos, après avoir pris mon alimentation, me réussit mieux que le mouvement; ainsi ce que je prends le matin dans mon lit et le soir en me couchant, ne m'a presque jamais incommodé. Il est à remarquer qu'à l'exception des premiers temps l'appétit ne m'a jamais abandonné, c'est à dire que je n'ai jamais eu de répugnance pour les alimens; je les ai toujours pris, au contraire, avec plaisir, et même sensualité. Je le répète, à une ou deux crises près, je n'ai souffert de l'estomac qu'après avoir mangé quelque chose de plus épais qu'à l'ordinaire; car le lait pur et les crêmes de riz et de gruau extrêmement claires passent presque toujours bien. J'ai essayé de boire après chaque repas un peu d'eau de Seltz pure, pensant qu'elle faciliterait la digestion; elle n'a produit aucun effet. Enfin, après six mois d'un pareil régime, et après avoir lu votre *Traité sur les Gastralgies*, j'ai voulu essayer d'une alimentation plus nourrissante. Depuis cinq à six jours, je me nourris de légers potages gras et de blancs de poulet, que je mange sans pain, n'osant pas encore prendre de cet aliment farineux. Je me trouve assez bien de ce nouveau régime; je puis manger une aile de poulet sans souffrir; je ne sens qu'un léger embarras à l'estomac pendant environ une heure et demie. Je bois de l'eau sucrée rougie avec du vin de Bordeaux, et je prends tous les matins deux des pilules suivantes, que je vais porter à trois, puis à quatre : *Savon de mars apéritif, gomme arabique, de chaque un gros; sirop de sucre, quantité suffisante pour trente-six pilules.*

» Je désire que sur cet exposé, peut-être fort obscur et très-confus, de ce que j'ai éprouvé et de ce que j'éprouve encore, vous puissiez m'aider de vos conseils et m'indiquer le régime que je dois suivre. Je les attendrai avec impatience. »

Loin d'être obscur et confus, cet exposé est d'une clarté et d'une précision qui ne laissent rien à désirer ; c'est le tableau complet et très-bien fait d'une gastro-entéralgie des mieux caractérisées. Il ne nous restait qu'à encourager le malade, et à lui donner le conseil d'adopter plus largement le régime substantiel, qu'il suivait avec trop de timidité. Nous ajoutâmes seulement qu'il ferait bien de laisser fermer le vésicatoire du bras, s'il n'avait eu aucune affection cutanée, et de suspendre l'usage des pilules ferrugineuses, sauf à y revenir plus tard, ou à leur substituer le *quassia-amara* et la magnésie, dans le cas où le régime ne suffirait pas pour amener la guérison. Ce qui nous détermina à faire interrompre l'emploi des préparations ferrugineuses, c'est qu'elles ne nous paraissaient pas nécessaires, et qu'il arrive souvent que les substances médicinales contrarient les effets avantageux de l'alimentation, au lieu de les seconder. Le résultat de ces conseils est consigné dans la lettre suivante, du 26 février.

» J'ai commencé depuis quinze jours le régime que vous m'avez prescrit, et je m'en trouve assez bien; j'éprouve cependant toujours de la gêne et de l'embarras pendant le travail de la digestion, mais enfin elle finit par s'achever sans me faire trop souffrir, et quelquefois même facilement. Il est vrai de dire que je mange avec une grande modération : je prends un potage gras le matin, à mon déjeuner deux œufs frais ou un peu de viande et de la compote; à mon dîner un potage gras, de la viande et un peu de légume ou de poisson. Jusqu'à présent je n'ai encore mangé que de la volaille, mais ces jours-ci je vais essayer de la viande de bœuf et de mouton. Je bois à mes repas un cinquième de vin de Bordeaux dans quatre cinquièmes d'eau ferrée. Je me suis tout à fait déshabitué du lait; mais je n'ai pas encore osé prendre du chocolat à l'eau, que je désire cependant beaucoup.

» De suite après votre lettre, j'ai cessé de prendre les pilules ferrugineuses, dont je faisais usage depuis une dixaine de jours, et je ne les ai pas encore remplacées par les médicamens que vous m'avez indiqués; j'ai voulu voir comment je me trouverais sans leur secours, et vous demander de nouveau si vous les croyez utiles.

» Vous me conseillez de laisser fermer le vésicatoire que j'ai au bras, si je n'ai pas eu de maladie de peau : je dois vous dire qu'il y a sept ans j'en ai eu une, assez légère à la vérité, et qui s'est dissipée à l'aide de quelques douches et bains de vapeurs. D'après cela, dois-je le garder encore ou le supprimer ?

» Je suis toujours assez constipé ; mais j'ai moins de vents et de flatuosités, et les matières alvines ont à peu près perdu leur teinte blanchâtre. J'ai l'intention, du reste, de faire le voyage de Paris, et d'aller vous voir, aussitôt que la saison sera plus favorable. »

Ce malade allant parfaitement bien sans médicamens, nous fûmes d'avis qu'il en ajournât encore l'usage, et qu'il continuât à suivre, même un peu plus hardiment, le régime analeptique, auquel il devait le mieux considérable qu'il éprouvait depuis quinze jours. Mais nous hésitâmes à lui permettre le chocolat, à moins qu'il ne contînt aucune substance aromatique, et qu'il fût dépouillé, le plus possible, de sa partie butireuse (1). Quant au vési-

(1) Le chocolat au pur caraque réunit ces deux conditions, et peut convenir aux personnes affectées de gastralgie atonique. Les chocolats au salep de Perse et au lait d'amande réussissent mieux lorsqu'il y a un violent éréthisme nerveux du canal digestif. On a remarqué enfin que les dames délicates, et généralement tous

catoire du bras, il nous parut inutile de le garder, parce que l'affection qui s'était manifestée à la peau sept ans auparavant, n'avait pas été assez longue pour qu'on pût lui attribuer quelque influence sur le développement de la névrose gastrique. Il était d'autant plus convenable, d'ailleurs, de le supprimer, qu'il n'avait produit aucun bon effet jusqu'à ce moment, et qu'il pouvait entraver la guérison, en retentissant sur les organes digestifs, comme cela arrive souvent chez les personnes nerveuses.

Suivant l'intention qu'il nous avait manifestée de venir à Paris, le malade y arriva, en effet, le deux

les sujets en proie à des affections morales, retiraient plus de succès du chocolat antispasmodique à la fleur d'oranger. Il y a, du reste, des gastralgiques qui digèrent toute espèce de chocolat, tandis qu'on en voit d'autres qui n'en supportent aucune. Il est vrai néanmoins que ces derniers sont rares, et que le chocolat peut être une ressource précieuse pour les individus affectés de névroses des premières voies. M. Gallais, rue des Saints-Pères, 26, chez qui on trouve tous ces chocolats, et d'une excellente qualité, a donc droit à la reconnaissance publique, pour les soins qu'il met dans la fabrication d'une substance qui a la double utilité de nourrir convenablement les malades et d'agir aussi comme médicament.

On fait, depuis quelque temps, du chocolat ferrugineux, qui convient lorsque les préparations de fer sont indiquées, c'est-à-dire dans les cas anémiques. On s'en procure de très-bon à la pharmacie de M. Jordan, rue de Richelieu, 16.

mai, et vint nous voir le même jour. Il aurait été parfaitement bien, s'il n'eût pas encore éprouvé, tous les quatre à cinq jours seulement, et quelques heures après son dîner, des tranchées abdominales, suivies d'une évacuation de matières molles. Les autres jours, il ne s'apercevait plus de sa maladie, si ce n'est par de légères incommodités flatulentes. La constitution sèche et irritable du sujet nous fit penser que ces tranchées et cette évacuation, qui dénotaient une digestion imparfaite, venaient d'un peu d'irritation nerveuse du canal digestif, plutôt que de son atonie, et nous détermina à lui faire essayer une tasse de lait d'ânesse le matin, sans rien changer, du reste, au régime qu'il suivait. Au bout de huit jours, les coliques étaient dissipées, les selles avaient repris leur consistance naturelle, et ce jeune homme n'éprouva aucune incommodité pendant un mois qu'il continua à prendre le lait d'ânesse : sa santé se fortifia, au contraire, de plus en plus; mais quand il eut remplacé ce lait par du chocolat, il fut repris de légères tranchées et de quelques évacuations de matières molles, qui continuaient à la mi-juin, lorsqu'il retourna dans son pays. Comme il devait nous écrire, si ces symptômes persistaient, nous avons lieu de croire qu'ils n'auront point tardé à se dissiper. Ils l'inquiétaient si peu, d'ailleurs, qu'il ne voulut pas se donner la peine de les combattre avec de petits lavemens d'eau d'amidon laudanisée, dont nous lui avions conseillé l'usage. Nous n'hésitons donc pas à compter ce malade parmi ceux qui doivent leur guérison au traitement hygiénique.

Réflexions. Ce fait, tout simple qu'il paraît être, nous fournit cependant une remarque, qui ne sera pas sans utilité pour d'autres personnes atteintes de la sensibilité morbide des premières voies. Après avoir dit que son estomac n'avait jamais été bon, notre jeune homme fait observer que l'état de cet organe s'était amélioré avant sa dernière maladie. Eh bien! la même chose arrive à beaucoup de dyspeptiques. C'est au moment où ils croient éprouver une amélioration considérable, et toucher à leur guérison, que la névrose gastrique se déclare ouvertement. A une faim plus vive qu'à l'ordinaire, et à des digestions plus faciles, succèdent bientôt le dérangement de l'appétit et le trouble des fonctions digestives. C'est que le mieux dont ils se félicitent, n'est point naturel; il résulte, au contraire, d'une trop grande excitation gastro-intestinale, qui ne tarde pas à devenir une véritable gastro-entéralgie. Il est vrai que cette excitation se calmerait souvent, et qu'elle n'aurait pas de suite, si les individus qui l'éprouvent ne commettaient aucune imprudence de régime: mais ne se doutant pas que l'augmentation de leur appétit, et leur plus grande facilité à digérer, viennent d'un état morbide des premières voies, ils ne se retiennent point sur la nourriture, mangent abondamment de tout, se donnent de mauvaises digestions, et contribuent ainsi à l'accroissement d'une maladie, qu'ils éviteraient par la sobriété. C'est pour les avertir du piége que leur tend la nature et du danger de s'y laisser prendre, que nous faisons cette remarque.

XLIVe OBSERVATION.

M. L....., âgé de quarante-quatre ans, d'un tempérament nerveux, né d'une mère sujette à la pituite, a joui d'une bonne santé jusqu'à l'âge de trente ans, époque à laquelle se manifestèrent les premières douleurs stomacales. Elles étaient d'abord fugitives, ne se faisaient sentir qu'à des intervalles éloignés, de six mois par exemple, et toujours la nuit. L'accès se déclarait par un sentiment obscur d'oppression et de chaleur à la région épigastrique; venait ensuite la douleur, qui était calmée, plutôt qu'augmentée, par le toucher sur cette région, ainsi que par l'ingestion des alimens dans l'estomac. Avec le temps, les crises devinrent plus fréquentes, plus intenses et plus longues; elles s'annoncèrent, le plus souvent, par un sentiment de suffocation tel que le malade était forcé de se mettre à la croisée, pour respirer l'air, et se terminaient toujours par des éructations, quelquefois par des vomissemens de matières glaireuses; les substances alimentaires n'étaient jamais vomies, quoiqu'elles fussent prises à toute heure, la nuit comme le jour, pour apaiser une faim vorace, et calmer la douleur.

Le malade, qui se portait bien pendant les intervalles des accès, ne s'inquiétait pas de cette affection, et passa ainsi une douzaine d'années sans réclamer les secours de l'art. Voyant enfin que les crises se rapprochaient de plus en plus, qu'elles augmentaient encore d'intensité, et se prolongeaient plusieurs jours, il consulta un médecin, qui le jugea attaqué d'un squirrhe de l'estomac, et lui ordonna une médication fondante, sous l'empire de laquelle la maladie fit de nouveaux progrès. Les crises commençaient alors deux heures après le dîner, duraient toute la nuit, se calmaient un peu pendant la journée, et revenaient le soir; leur premier symptôme était une anxiété inexprimable à la région épigastrique; la douleur de cette région devenait bientôt aiguë et pulsative; on sentait distinctement, on voyait même les battemens du tronc cœliaque; l'agitation était extrême; de nombreuses éructations, et, parfois, des vomissemens glaireux, annonçaient la fin de l'accès. Si le malade, abattu par la douleur, cédait au sommeil, il ne tardait pas à être éveillé par un redoublement de souffrances. Du reste, il n'y avait pas de fièvre, la langue n'était point rouge, et la pression, même la plus forte, sur l'épigastre, était indolente. Dans les rémissions, qui étaient de un à huit jours, le malade mangeait, et ses digestions n'étaient pas troublées; les selles étaient naturelles, et toutes les autres fonctions s'exécutaient librement. D'après ces phénomènes pathologiques, le second médecin appelé pensa qu'il avait affaire à une gastralgie, et prescrivit des calmans, des antispasmodiques, des narcotiques, le sulfate de quinine, la glace, des laxatifs, des révulsifs, etc. Ces médicamens, employés sous toutes les formes et de toutes les manières, n'eurent aucun succès; les symptômes prirent, au contraire, plus d'intensité, et le malade, persuadé que c'était la nourriture qui les aggravait, n'osa plus en prendre.

Telle était sa situation, lorsqu'on vint nous chercher, le 23 février dernier, pour aller le voir, à cent dix lieues de Paris. Arrivé près de lui le 25, à trois heures de l'après midi, nous le trouvâmes dans une rémission, et après avoir pris connaissance des détails ci-dessus, que le médecin ordinaire nous donna par écrit, nous observâmes l'état suivant : maigreur considérable, mais teint frais; assez de force pour se lever et se promener dans sa chambre; langue rose et nette dans toute son étendue, soif et appétit modérés; épigastre et abdomen souples et indolens partout, sans tumeur ni rénitence; pouls et chaleur de la peau naturels, urine claire et en petite quantité, selles presque nulles, le malade ne mangeant plus; moral calme en apparence, mais réellement inquiet et effrayé. Dans la soirée, nous fûmes témoin d'une crise, dont voici les principaux caractères: frémissemens, pulsations et anxiété à la région épigastrique; puis douleur dans cette partie, très-vive au dire du malade, mais n'augmentant point par le toucher, et probablement exagérée par son imagination; insomnie et agitation extrême; néanmoins pouls tranquille et chaleur de la peau nullement augmentée: explosion d'une grande quantité de gaz, sans vomissemens. Retour du calme dans la matinée du 26.

Malgré la longueur de la maladie, et la gravité apparente des crises antérieures, qui pouvaient faire craindre une lésion organique, les symptômes que nous avions sous les yeux nous firent penser qu'elle était purement nerveuse, et nous portâmes un pronostic favorable. Notre prescription se composa du lait d'ânesse, matin et soir; de trois potages par jour, les uns au gras et les autres au maigre; de l'usage de la glace; d'une potion opiacée, ou des applications endermiques d'hydrochlorate de morphine, pour calmer les accès, dans la supposition, très-vraisemblable, où ils se renouvelleraient encore. Celui qu'on attendait le soir se borna cependant à une légère agitation épigastrique, qui n'empêcha pas le malade de jouir d'un sommeil paisible. Il n'y eut aucune trace d'accès le 27, dont la nuit fut aussi excellente. Les potages, ainsi que le lait d'ânesse, passaient très-bien, et il aurait mangé davantage, si on le lui eût permis. En le quittant le 28, nous lui recommandâmes de n'augmenter la quantité de sa nourriture que graduellement, et de ne passer à des alimens plus substantiels qu'au fur et à mesure qu'il s'éloignerait des crises. Nous ajoutâmes qu'il devrait bientôt essayer l'eau de Vichy, dans le but de corriger la disposition qu'il avait à rendre des matières glaireuses, et qui paraissait héréditaire chez lui, puisque sa mère, bien portante du reste, en rejetait tous les matins.

Une lettre du 7 mars, nous apprit, qu'après avoir été fort bien pendant cinq jours, il était retombé, à la suite d'un mouvement de colère, dans une violente crise, qui s'était accompagnée de hoquet et de vomissemens d'un liquide glaireux plus abondant qu'à l'ordinaire, mêlé même, vers la fin, d'une matière noire semblable à du café à l'eau. Le hoquet et les vomissemens avaient cédé en vingt-quatre heures à une potion anodine et antispasmodique; mais l'agitation et les douleurs stomacales s'étaient prolongées deux jours de plus, au bout desquels le calme était revenu, et le malade avait repris son régime. Le 19 mars, il nous écrivit lui-même, et s'exprima ainsi : « Depuis dix jours, je n'ai pas eu de crise, et je me trouve bien dans la journée ; le soir seulement, vers six à sept heures, au moment où je me couche, j'éprouve quelquefois de faibles battemens à l'épigastre, accompagnés de malaises ou d'une légère douleur, qui continuent une partie de la nuit. — Le plus souvent, néanmoins, je ne ressens rien du tout. Je n'ai pas fait un grand usage des calmans à l'intérieur, dans la crainte de m'y habituer ; mais on m'a appliqué, pendant douze jours, l'hydrochlorate de morphine sur la région de l'estomac. Je ne me trouve pas mal d'augmenter un peu ma nourriture, en choisissant toujours parmi les alimens que vous m'avez indiqués. Si le froid ne m'eût pas retenu dans ma chambre, je serais déjà sorti ; et j'espère aller mieux encore, quand la saison me permettra de faire quelques promenades. »

Une nouvelle lettre, qu'il nous écrivit le 23 mai, est conçue en ces termes : « J'ai encore éprouvé une crise le 25 mars ; mais elle a été moins forte que les précédentes, et je n'en ai pas eu depuis cette époque. Mon mal se borne aujourd'hui à de faibles battemens et à une légère douleur à l'estomac, qui ne se manifestent même que de temps en temps ; à quelques selles en diarrhée et à des jours de constipation. Je viens de renoncer au lait d'ânesse, parce qu'il commençait à me dégoûter, et je le remplace par du lait de vache, dont je bois une petite tasse de grand matin et le soir en me couchant. A neuf heures, je prends un potage à la biscote, et à une heure de l'après-midi je dîne avec quatre à cinq onces de pain, du poulet ou du veau, des œufs ou du poisson et, pour dessert, du fromage frais sucré. Mon repas de cinq à six heures du soir se composait d'un potage et d'une tartine de pain et de confiture ; mais à la campagne, où j'ai été quelque temps, j'ai senti le besoin d'y ajouter de la viande ou des œufs, et je continue ce régime, puisque je m'en trouve parfaitement. J'ai repris des forces et un peu d'embonpoint. Je vais retourner à la campagne, et je vous écrirai quand j'en serai revenu, si j'ai quelque chose de nouveau à vous dire. » N'ayant plus reçu de ses nouvelles, nous avons lieu de croire qu'il a continué à se rétablir. Il aura bien des précautions à prendre encore, et il sera obligé de vivre long-temps de régime : une maladie qui compte quatorze ans d'existence, et qui a jeté de si profondes racines dans l'économie, ne peut être détruite radicalement en quelques mois ; mais d'après l'amélioration considérable qu'il avait obtenue, et l'état satisfaisant où il se trouvait au moment de sa dernière lettre, on pouvait regarder sa guérison comme assurée. Il n'y avait que des fautes hygiéniques qui pussent faire craindre une rechute, et nous en aurions été instruit (1).

Réflexions. Ce malade habite la même ville que M. de M....., dont l'observation est consignée à la page 55 de ce volume, et qui jouit maintenant de la plus belle santé, comme nous avons pu nous en convaincre dans notre dernier voyage. Il a une fraîcheur et un embonpoint tels, que nous ne l'aurions jamais reconnu, si nous n'avions pas su que c'était lui, et sa guérison est si complète, qu'il ne lui reste aucune trace de sa maladie, pas même la disposition, qu'il avait toujours eue, à rendre des glaires. Quoi qu'il en soit, M. L.... rejetait aussi des matières muqueuses et, sous ce rapport, sa maladie ressemblait beaucoup à celle de M. de M....; mais elle en différait en ce qu'elle suivait une marche intermittente, tandis que l'autre était continue. La différence n'existait cependant que dans la forme, et non dans le fond de la maladie. Ce qui le prouve, c'est que le lait d'ânesse et le régime substantiel, qui avaient guéri notre premier malade, ont également rétabli le second, et que

(1) Nous apprenons, en mettant sous presse, qu'il va de mieux en mieux.

deux maladies qui disparaissent par les mêmes moyens doivent être réputées identiques, quelle que soit la diversité de leurs symptômes.

On peut encore induire de ces succès, que nous avons raison de rattacher les vomissemens glaireux aux gastro-entéralgies, et que les médecins qui les séparent de ces névroses, en leur imposant des noms particuliers, multiplient les maladies sans nécessité. Ces vomissemens ne sont que l'effet de l'irritation nerveuse des organes digestifs, et c'est en calmant cette irritation avec le lait d'ânesse, et en fortifiant ces organes avec le régime substantiel, que nous en avons débarrassé nos deux malades. Or, ces moyens curatifs étant ceux qui guérissent aussi les névroses gastriques dans lesquelles il n'y a point de vomissemens muqueux, on doit en conclure que celles qui s'accompagnent de ces vomissemens sont de même nature que les autres. Il ne faut pas croire cependant que le lait d'ânesse réussisse à tous les gastralgiques qui rejettent des glaires; les uns le digèrent bien, et trouvent en lui un puissant moyen curatif, tandis que d'autres ne peuvent le supporter, et sont obligés d'en abandonner l'usage. Mais la même chose a lieu chez ceux qui n'en rejettent pas; c'est là une affaire idiosyncrasique, qui ne prouve rien contre l'identité de ces névroses. On ne doit pas s'imaginer non plus que ce lait et le régime analeptique constituent tout le traitement des gastro-entéralgies glaireuses : s'ils ne suffisent pas pour compléter leur guérison, on peut avoir recours à la magnésie, aux absorbans, à l'eau de Vichy, etc., auxquels on attribue la propriété de remédier à la sécrétion morbide qui produit ces glaires, et d'en tarir la source; mais on aggraverait la maladie, si on les employait avant que la période d'irritation ne soit passée. Le tannin a été utile à un de nos malades, qui était dans cette situation, et le professeur Andral a obtenu de bons effets du calomel et de l'opium, chez un homme qui était tourmenté, depuis quinze ans, de vomissemens abondans d'un liquide muqueux (1).

Encore une remarque sur le fait qui nous occupe. Dans la violente crise que M. L... a éprouvée cinq jours après notre départ, il a vomi un liquide muqueux plus abondant que de coutume, et les derniers efforts ont amené, pour la première fois, une matière noire semblable à du café à l'eau. Si ce phénomène s'était renouvelé, il nous aurait donné de vives inquiétudes, parce qu'il passe généralement pour un signe de cancer à l'estomac. Comme il n'a pas eu de suite, nous présumons qu'il venait d'une exsudation sanguine des parois de cet organe, ou de quelque aliment que le ma-

(1) *Gazette médicale* du 3 septembre 1831.

lade avait pris. Une chose positive, c'est que du sang extravasé dans le ventricule, et mêlé au liquide muqueux, devait lui communiquer cette teinte noire, et que la même chose pouvait résulter d'une substance alimentaire de couleur foncée. Certains médicamens peuvent aussi donner lieu au vomissement de matières noirâtres. Nous l'avons observé chez un gastralgique auquel on faisait prendre de l'extrait de ciguë. Le malade du professeur Andral, dont nous venons de parler, vomissait aussi quelquefois des matières colorées en noir, tout-à-fait ressemblantes à celles qui sont rendues dans le cancer de l'estomac. Il n'était cependant pas possible d'admettre cette maladie, ni même la gastrite, attendu que l'homme en question n'avait jamais vomi les alimens, qu'il mangeait copieusement, digérait très bien, jouissait de la plénitude de ses forces, et que son teint n'était point altéré. On sait, d'ailleurs, que les personnes atteintes de la fièvre jaune vomissent des matières noirâtres, sans avoir pour cela une désorganisation cancéreuse du canal digestif. Concluons que ce vomissement n'est pas aussi souvent qu'on le croit un signe certain du cancer de l'estomac, et qu'avant de s'en alarmer, il faut voir s'il ne vient pas d'une autre cause.

XLVe OBSERVATION.

M. T......, âgé de 23 ans, a toujours été faible,

maigre et délicat. Après avoir fait, depuis l'âge de 18 ans jusqu'à celui de 21, des excès vénériens qui auraient détruit une santé plus forte que la sienne, et que sa frêle constitution devait lui interdire, ce jeune homme perdit ses forces et l'appétit; il eut des douleurs d'estomac, des difficultés à digérer, de l'agitation pendant le sommeil, et une jaunisse dont il s'est longtemps ressenti. Ces souffrances ne l'empêchaient cependant pas de se livrer à ses occupations, et de diriger un grand établissement industriel; mais elles s'aggravèrent à la suite de plusieurs saignées, de fatigues corporelles, de fautes de régime, et de la continuation des plaisirs vénériens.

Depuis cet accroissement de la maladie, l'appétit de M. T.... était tantôt nul et tantôt si impérieux, qu'il fallait le satisfaire avant l'heure des repas, sous peine d'éprouver des vertiges et des défaillances; il se plaignait d'un sentiment de constriction à la gorge, de malaises, d'anxiétés, de chaleurs brûlantes et de tiraillemens douloureux à la région épigastrique. La digestion des mets consistans, des soupes même, était extrêmement laborieuse; ce qui fit réduire la nourriture à des bouillies claires et à du racahout sans pain. Il est à remarquer cependant que ces grandes difficultés à digérer n'existaient qu'après le déjeûner, et que le dîner, lors même qu'il était composé d'alimens épais, passait toujours mieux. Les digestions pénibles, ainsi que les besoins de manger, s'accompagnaient de bâillemens, de bouffées de chaleur à à la tête, d'apathie et de nonchalance; il y avait des flatuosités et une constipation opiniâtre: le malade ressentait des fatigues et de l'agitation dans les membres; sans cesse préoccupé de son régime et de ses fonctions digestives, il était triste, craintif et hypocondriaque. Quoique son sommeil fût quelquefois agité, il était généralement assez bon; mais il survenait presque toutes les nuits des pertes séminales, qui occasionnaient des crispations nerveuses, notamment de l'estomac, abattaient le corps et l'esprit, et prolongeaient la maladie. Une application de quinze sangsues à l'épigastre diminua les forces, et rendit les digestions encore plus difficiles. Des pastilles de chocolat ferrugineux produisirent une chaleur ardente dans l'estomac. Les bains tièdes calmaient les souffrances; mais cette amélioration n'était pas de longue durée. La maigreur et la faiblesse étaient considérables, sans être portées cependant au dernier degré. Il y avait des jours où le malade pouvait surveiller les travaux auxquels il présidait, et d'autres où il lui était impossible de sortir de sa chambre.

Il était dans cette situation depuis un an, lorsqu'il nous écrivit, le 10 avril 1839. A ces détails, qui sont extraits de son mémoire à consulter, nous reconnûmes facilement une gastro-entéralgie; la cause et les symptômes en étaient si évidens, que l'on ne pouvait s'y méprendre. Les indications à remplir n'étaient pas non plus difficiles à saisir: il s'agissait tout simplement, comme nous l'avons déjà dit tant de fois, de rassurer le moral, de fortifier les organes digestifs et de calmer en même temps leur extrême sensibilité. Or, le lait d'ânesse étant, lorsqu'il est bien digéré (1), le meilleur calmant que l'on puisse employer en pareil cas, et le régime substantiel le meilleur tonique, nous nous sommes borné à leur prescription, sauf à la changer ou à la modifier plus tard, si le besoin s'en faisait sentir, si des circonstances idiosyncrasiques en démontraient la nécessité.

Dans une nouvelle lettre du 20 avril, le malade nous dit que nos conseils lui avaient déjà procuré un mieux sensible. Il est vrai que les symptômes n'étaient pas complétement dissipés, et que les pertes séminales, surtout, continuaient à le désespérer; mais il pouvait digérer, sans trop souffrir, des potages, des œufs frais, des viandes blanches et d'autres alimens de ce genre; il pouvait aussi sortir tous les jours à pied, à cheval ou en voiture,

(1) Il y a des malades qui digèrent mieux le lait d'ânesse en y trempant une biscote, un échaudé ou du pain, qu'en le prenant pur. Ce sont ceux qui supportent difficilement les liquides.

et cette amélioration, obtenue en si peu de temps, lui donnait l'espoir de se rétablir, en continuant le traitement hygiénique qui lui était prescrit. Persuadé même, et non sans raison, qu'il serait bientôt guéri, s'il n'avait plus de pertes nocturnes, il nous demandait instamment des moyens pour les arrêter; mais cet accident dépendait de la névrose des organes digestifs, et ne pouvait se dissiper qu'avec elle. Nous lui conseillâmes néanmoins des lotions froides, et la précaution de dormir couché sur l'un des côtés, le droit principalement, et jamais sur le dos.

Une troisième lettre du 30 mai nous apprit que l'amélioration continuait à faire des progrès rapides. Le malade prenait, à cette époque, autant de nourriture qu'en bonne santé, et les digestions, quoique pénibles parfois, étaient souvent faciles; les forces et l'embonpoint se rétablissaient à vue d'œil, et les pollutions nocturnes devenaient de plus en plus rares. Il convenait même que sa guérison aurait été complète, s'il n'eût pas encore commis des fautes de régime, dont il sentait les inconvéniens, sans pouvoir s'en corriger. Ces fautes étaient de manger coup sur coup, d'avaler les substances alimentaires avant qu'elles ne fussent bien broyées dans la bouche, et d'en prendre quelquefois une trop grande quantité. Nous lui recommandâmes expressément, dans notre réponse, de manger à des heures réglées, et de ne pas faire un repas avant que le précédent ne fût complétement passé, attendu que le mélange, dans le ventricule, d'alimens à moitié digérés avec ceux qui ne le sont pas du tout produit de mauvaises digestions; nous insistâmes aussi sur la nécessité d'une mastication complète, parce que les substances bien mâchées, et bien imprégnées de salive, sont à moitié digérées; nous fîmes tous nos efforts enfin pour lui faire comprendre qu'il devait rester un peu sur son appétit, surtout quand il était vorace, par la raison que cette voracité indique une forte excitation nerveuse de l'estomac, et que les digestions se font mal lorsque cet organe est sur-irrité. Ce jeune homme nous écrivit de nouveau le 12 juin, pour nous dire que sa santé s'était encore améliorée depuis sa dernière lettre, et qu'il se portait aussi bien qu'avant sa maladie. Il nous demandait seulement s'il devait continuer l'usage du lait d'ânesse et insister longtemps sur le même régime. Notre réponse fut négative sur la première question, et affirmative sur la seconde.

Réflexions. L'empire que les abus vénériens et les pollutions nocturnes, qui en étaient la conséquence, ont exercé sur le développement et la prolongation de cette gastro-entéralgie, est trop manifeste pour qu'il soit nécessaire de le signaler à l'attention des lecteurs. Il sera plus utile de rappeler que M. T..... digérait mieux le soir que le matin, quoiqu'il mangeât plus à son dîner qu'à son déjeûner. Un pareil phénomène s'observe assez souvent chez les gastralgiques; mais le moment où les digestions sont le moins pénibles n'a rien de stable : il y en a qui digèrent plus facilement le matin, d'autres dans le milieu de la journée, et quelques uns pendant la nuit. Comme il importe de nourrir ces individus et de leur épargner néanmoins, autant que possible, des digestions laborieuses, on doit mettre à profit cette bizarrerie de leur névrose pour leur faire prendre des alimens convenables aux heures où ils passent bien. Il ne sera peut-être pas inutile non plus de faire remarquer que notre malade prétendait avoir plus de facilité à digérer les substances claires que les mets consistans. Cette particularité est rare dans les gastralgies; tandis qu'on y voit fréquemment l'inverse, c'est-à-dire moins de difficulté à supporter les solides que les liquides. Il est vrai qu'on rencontre beaucoup de gastralgiques qui s'abstiennent de viandes, d'œufs et même de potages; mais c'est parce qu'ils s'imaginent que ces alimens sont plus indigestes que les bouillies légères, le bouillon et le lait purs, qui constituent toute leur alimentation, et non parce qu'ils leur font réellement plus de mal.

Ce qui le prouve, c'est qu'ils les supportent bien, et qu'ils s'en trouvent même mieux, aussitôt qu'on peut les décider à en prendre , comme on l'a vu chez M. T....., qui ne se nourrissait qu'avec des bouillies claires et du racahout sans pain quand il nous a consulté , et auquel les potages , les œufs et la viande , dont nous lui avions conseillé l'usage, avaient procuré une amélioration sensible huit jours après. Nous ne disons pas pour cela que les alimens solides ne nuisent jamais aux personnes atteintes de gastralgie : nous pensons, au contraire, qu'il y a des cas où l'on doit s'en abstenir pendant quelque temps ; mais ces cas sont rares en comparaison de ceux où le mal que font ces alimens n'est que dans l'imagination des malades et des médecins qui ne sont pas familiarisés avec les névroses des premières voies.

Ces médecins s'imaginent que les incommodités qui accompagnent l'usage des alimens liquides viennent de ce qu'ils irritent encore trop, et qu'il faut leur en substituer de plus débilitans. C'est ainsi qu'ils ordonnent le bouillon de poulet et l'eau lactée, quand le bouillon de bœuf et le lait pur ont de la peine à passer. Voyant enfin que le bouillon de poulet et l'eau lactée passent plus difficilement encore , ils déclarent que l'estomac ne peut plus supporter d'alimens , et ils prescrivent l'eau simple. Persuadés que le bouillon de poulet et l'eau lactée composent l'alimentation la plus légère possible, ils ne conçoivent pas qu'un estomac qui a de la peine à les digérer, puisse s'accommoder d'alimens tant soit peu substantiels. S'ils avaient des idées justes sur les névroses gastriques, ils sauraient que le bouillon de poulet et l'eau lactée incommodent parce qu'ils débilitent trop, et qu'ils aiguisent encore la vive sensibilité stomacale en vertu de laquelle ils sont mal digérés; ils sauraient enfin que cette sensibilité, bien différente de la phlegmasie, ne cède qu'aux toniques, et que le seul moyen de guérison est de faire précisément l'inverse de ce qu'ils font, c'est-à-dire de rendre la nourriture plus fortifiante, de donner du gras aux gastralgiques qui supportent mal le maigre, et de la viande, ou au moins des œufs et de bons potages, à ceux qui ont de la peine à digérer le bouillon. Les malades que les alimens liquides incommodent sont étonnés qu'on leur prescrive une nourriture solide; mais leur étonnement cesse par le mieux qu'ils ne tardent pas à en éprouver.

Pour que les digestions se fassent bien, il faut que les alimens provoquent l'estomac à agir sur eux; car ils sont mal digérés s'ils n'exercent que peu ou point d'action sur cet organe. Or, les substances claires et liquides, que les gastralgiques prennent exclusivement, loin de lui donner la force dont il a besoin pour les digérer, la détruisent : de là les mauvaises digestions et toutes les incommodités produites par ces substances. Ce ne sont pas seulement les liquides introduits dans le canal digestif, par la bouche et l'anus, qui sont nuisibles aux personnes affectées de névrose de ce canal; ceux qui sont appliqués à la surface extérieure du corps leur sont également contraires. L'observation la plus attentive et la plus constante prouve, en effet, que les bains tièdes et l'humidité de l'atmosphère aggravent l'état de ces personnes. Il y a des exceptions à cette règle générale, comme à toutes celles qu'on établit sur les affections nerveuses des premières voies; mais il n'en est pas moins vrai que la plupart des gastralgiques se trouvent plus mal dans les climats humides et par les temps de brouillards et de pluie, que dans des conditions atmosphériques opposées. Ainsi, tout ce qui ramollit et relâche les fibres, employé d'une manière exclusive et trop longtemps, à l'intérieur et à l'extérieur, entretient les névroses gastriques au lieu de les guérir. Si les partisans de cette méthode débilitante, dont on a tant abusé pendant le règne de la médecine physiologique, et dont quelques médecins abusent encore aujourd'hui, réfléchissaient sur le mal que l'humidité de l'air et les temps pluvieux font à leurs malades, ils s'abstiendraient sans doute d'ordonner un traitement qui produit le même effet. L'art doit seconder l'influence des agens naturels qui favorisent la guérison; mais il doit combattre l'action de ceux qui tendent à aggraver la maladie.

XLVIe OBSERVATION.

Nous ne connaissons pas de fait plus curieux ni plus instructif que celui-ci, et nous pensons qu'il intéressera vivement les lecteurs. Comme il est fort bien écrit par le malade lui-même, qui a étudié la médecine, nous n'avons aucun changement à faire à sa rédaction, et nous le publions tel que nous l'avons reçu du département de l'Ardèche, le 30 avril dernier.

« Il n'y a que deux mois que je connais votre Traité sur les gastralgies et les entéralgies, et sa lecture m'a donné les plus vifs regrets de l'avoir ignoré aussi longtemps; il m'aurait évité de cruelles et longues souffrances. Dans le recueil si varié, si intéressant et souvent si affligeant de vos observations, je n'en ai trouvé aucune qui eût de l'analogie avec ma longue et cruelle maladie. J'ai pensé que son historique pourra prendre une place intéressante dans une nouvelle édition de votre Traité, et c'est à ce titre que je me permets de vous le soumettre, plutôt que pour réclamer les secours de la thérapeutique, qui me sont, je crois, désormais inutiles. Ce que j'ai éprouvé fera voir à vos malades qu'on ne meurt pas des maladies les plus cruelles et les plus désespérées, puisque j'ai été condamné par trois médecins comme phthisique.

» Malade par nature, je dois vous retracer les phases douloureuses de ma vie, pour que vous puissiez mieux apprécier les révolutions organiques. J'approche de ma quarante-deuxième année. J'ai un tempérament bilioso-nerveux et une constitution frêle et délicate; taille de cinq pieds. Je suis doué d'une excessive irritabilité, accrue par des excès de toute nature, par des frottemens douloureux, incessans et par des maladies. De tout temps j'ai été très-impressionnable et très-sensible; dans mon enfance, j'étais timide, craintif et très-peureux; je ne pouvais coucher seul dans une chambre, tout me faisait tressaillir; j'avais des étourdissemens, des hallucinations, des inquiétudes, des douleurs vagues. A l'âge de trois ans, la variole me laissa tout le corps couvert de cicatrices; puis j'ai eu des fièvres de divers caractères, des diarrhées, des maux et des faiblesses d'estomac, et, toute ma vie, une toux sèche, des crachotemens continuels, des urines fréquentes et copieuses : on pensait que je mourrais poitrinaire. A douze ans, j'eus au collége une gale négligée. Un abus prématuré de l'onanisme a contribué à étioler ma constitution. En 1812, mon père, domicilié dans le département de l'Yonne, préférant pour moi la trousse au mousquet, m'envoya étudier la chirurgie à Paris; quelques mois après, je faillis succomber à une grave et longue dothinenterie. Interne à la Salepètrière, lors des désastres de 1814, nous n'échappâmes que quatre sur douze au typhus épidémique, et le bon M. Marjolin, qui me prodigua les soins et l'intérêt d'un père, me citait comme exemple d'une belle cure. Sur la fin de juin 1815, un mien parent, vieux célibataire très-riche, voulut se charger de ma carrière, et je devins étudiant en droit. En 1817, une ruine totale donna la mort à mon père, et, dans le même moment, mon parent se maria et m'abandonna. Sans appui, sans ressources, sans état, je revins au pays natal mêler mes larmes à celles de ma mère et d'un jeune frère. J'avais toujours désiré l'indépendance, la fortune, les voyages, et, dès ce moment, je fus condamné à une dépendance et à des privations sans terme. A cette époque, la politique étendait un voile sombre sur la France, et je cherchais vainement un emploi ; je connaissais un peu de peinture, je l'utilisai. Mais, dans cette carrière les occasions d'excès et de sur-excitation des sens ne me manquèrent pas. A vingt deux ans, je fis un mariage d'inclination, non d'argent, et j'entrai dans une administration, où je fis un surnumérariat de près de quatre ans, subsistant de peinture, que je cultivais dans mes momens de loisir, et secondant de mon travail celui de ma mère et de ma femme. Des dénonciations et des persécutions politiques m'atteignirent si douloureusement, après un an de séjour dans ma première résidence, que je fus obligé de la quitter. En 1828, j'eus l'affliction de voir succomber ma femme à une phthisie pulmonaire, me laissant père d'une jeune fille. A quelques mois de là, une violente passion partagée, dont le résultat devait m'assurer une franche et heureuse indépendance, si longtemps rêvée, ne se termina que par un scandale désespérant, et, sur ma demande, je fus envoyé dans une quatrième résidence, en Normandie, à cent soixante lieues de Lyon, où j'étais. Une nouvelle et insurmontable nostalgie, jointe à de récens et douloureux événemens, me força à donner ma démission. Je revins avec ma fille à Lyon, où je me procurai de l'emploi comme teneur de livres. Pendant mon séjour dans cette ville, l'humidité et les brouillards, qui y sont presque habituels, me rendirent plus sujet aux catarrhes et aux douleurs, surtout durant les hivers. L'habitation prolongée d'un appartement humide contribua aussi à me donner ces affections catarrhales et ces douleurs.

» Joignez à cette vie d'infortunes, dont je ne vous ai rapporté que les traits les plus saillans, diverses syphilis, des passions de toute sorte, des scènes et des émotions diversement romanesques et douloureuses; joignez-y l'idée dont j'étais frappé depuis mon enfance que je devais mourir poitrinaire, et vous ne serez pas surpris des souffrances que j'ai éprouvées. Je vous signalerai d'abord des crachottemens répétés, une soif perpétuelle satisfaite abondamment, des pesanteurs, des aigreurs, des battemens, des langueurs et des douleurs d'estomac; un affreux cauchemar, revenant plusieurs nuits de suite avec perte totale de la respiration, d'horribles crampes de cet organe, des suffocations, des syncopes et des sueurs. Effrayé de cette maladie, je me persuadai que je ne devais pas tarder à mourir dans l'un de ces accès, si je n'avais personne auprès de moi pour me réveiller et m'administrer des préparations éthérées, seules efficaces, les boissons étant contraires. Je me remariai avec une femme aussi pauvre que moi. Bientôt, je pensai que le séjour de la campagne conviendrait mieux à ma santé, et, autant pour ce motif que pour me trouver plus à même de soulager ma mère, et de donner un état à ma fille, j'acceptai la place qui me fut offerte ici, en pleine campagne. J'y arrivai au commencement de 1833. Mais ma vie, si fertile en douleurs, fut loin d'y trouver le repos que je souhaitais. J'y fus bientôt accablé d'une nostalgie intense, puis d'une diarrhée sanguinolente, qui dura plusieurs semaines. Le médecin consulté me dit que j'avais une excoriation intestinale, résultant de mes fièvres typhoïdes et d'un empoisonnement par l'oxide de cuivre, pendant mon séjour à Paris, et dont je ne vous ai point parlé, afin d'abréger. Le 23 novembre 1833, un incendie consuma entièrement la fabrique que j'habitais, et tout ce que je possédais sans exception. En présence de cet horrible sinistre, ma mère et ma femme passèrent la nuit dans une prairie couverte d'eau. Quelques jours après, nous étions tous les trois alités dans un petit cabinet sans feu, atteints de maladies inflammatoires. Trois mois plus tard, ma mère se remit au lit, qu'elle ne quitta plus, ayant une tumeur blanche à un genou, et des gangrènes locales, qui ne furent guéries que par mes soins assidus.

» Toute ma vie, mes fosses nasales ont abondamment sécrété des mucosités et ont été très irritables, surtout sous l'influence des temps humides, et alors l'abondant mucus qui en découle, s'amassant dans les voies aériennes, contribue à entretenir ma toux perpétuelle, avec ses nombreuses modifications. Mais, à l'époque où je suis arrivé, il me survint de la céphalalgie et un violent coryza, qui m'obligeait à ne respirer que par la bouche. Pour mettre un terme à son opiniâtreté, je commis l'imprudence, pendant une huitaine de matinées, de baigner mes pieds dans l'eau courante. Le coryza céda promptement, mais la transpiration des pieds, qui était habituelle jusqu'alors, disparut aussi. Vers la même époque, j'eus une dysurie prononcée, et je me persuadai facilement de la formation d'un calcul dans la vessie. Après plusieurs semaines d'inquiétude et de souffrances, je me fis sonder et explorer attentivement. Le médecin me rassura, et cette maladie céda effectivement aux bains et aux diurétiques. Mais mon attention ne tarda pas à se porter sur une toux qui, cessant d'être facile et muqueuse, devint graduellement plus profonde, plus fréquente et plus pénible, avec malaise inexprimable, douleur thoracique, chaleurs de tête, étouffemens, ballonnement de l'abdomen et de l'épigastre, augmentant bientôt au point de nécessiter l'élargissement de mes vêtemens; selles muqueuses, mélancolie noire. Toutefois, le sommeil aurait été bon, sans mes terreurs paniques, et la toux était rare la nuit. Usage de boissons mucilagineuses, de vésicatoires, de frictions et d'emplâtres stibiés. Toux d'un caractère de plus en plus alarmant, malgré l'emploi des moyens thérapeutiques; épaississement des crachats avec teinte jaune ou verdâtre; étouffemens plus prononcés après les repas, impossibilité d'un travail soutenu à mon bureau; néanmoins, continuation d'exercice.

« En novembre 1834, consultation de M. le docteur Bo...., de Lyon, qui constate, après auscultation et percussion, un catarrhe pulmonaire chronique, et me prescrit : tranquillité morale, exercice, bonne nourriture, usage d'un peu de vin, eau du Mont-Dore, larges cataplasmes narcotisés sur le dos, emplâtre stibié, thridace le soir, préparations balsamiques opiacées, cautère au bras; mais avant tout cela, il me conseilla de m'adresser au docteur A..... d'Annonay, et de lui demander des prises homœopathiques de lycopodium.

« Ce traitement homœopathique, suivi pendant plus de trois mois, n'a eu d'autre résultat que d'accroître mon hypocondrie, en fixant constamment mon imagination sur les symptômes que j'éprouvais, et d'aggraver mon état, déjà bien fâcheux, en me privant de vin. Application du cautère au bras en février 1835, et usage du traitement de M. Bo..... Alors, nuits bonnes ou passables; néanmoins, progression des phénomènes morbides de l'épigastre, de la toux, des crachats et des étouffemens; anxiétés plus pénibles, terreurs, illusions bizarres, innombrables grumeaux jaunâtres nageant dans une salive abondante et écumeuse; ensuite d'autres grumeaux, mais plus rares, sous forme de chair corrompue, attribués par un médecin à une excoriation de la muqueuse bronchique. Et cependant exercice et respiration faciles, si ce n'est dans les momens de tension epigastrique et abdominale.

» En juillet suivant, voyage aux eaux thermales du Mont-Dore. Eau en boisson passant bien, à la dose de quatre verres chaque matin; bains de vapeurs, et sept bains entiers pour clore le traitement. Appétit prononcé, diminution des ballonnemens et des pesanteurs épigastriques, longues courses à pied sans fatigue. L'assurance que me donna M. le docteur Bertrand, que je ne suis pas phthisique, ne peut détruire mon idée fixe. Quinze jours après mon retour, nouveaux accidens plus graves; douleurs aiguës occupant la colonne vertébrale et s'irradiant dans tout l'organisme; impossibilité presque complète de fléchir le tronc et d'exécuter les mouvemens de la tête; bout de la langue douloureux et brûlant; augmentation de l'expectoration, et, le matin, pendant une quinzaine de jours, quatre ou cinq crachats de la grosseur de fortes noisettes et de forme sphérique, élastiques, formés d'une substance charnue d'un aspect repoussant et de stries d'un rouge vif. Toute la journée, une abondante salive, le plus souvent visqueuse et diaphane, mélangée de flocons ressemblant à du riz crevé ou à de la grêle; sentiment d'une boule de chair au gosier avec tentatives continuelles pour l'avaler, et m'empêchant de m'endormir ou me réveillant suffoqué et la bouche inondée de fluide visqueux, incolore, acide, ayant aussi le goût de chair corrompue, ou d'œufs couvés; céphalalgie temporale et occipitale. Chaque matin, augmentation des concrétions nasales habituelles, rendues par la bouche avec beaucoup de fatigue, d'un volume et d'un aspect alarmant. Je me crus décidément au terme de mon existence, malgré l'avertissement qui m'avait été donné que les effets des eaux du Mont-Dore étaient consécutifs, et qu'elles ne guérissaient qu'en faisant passer la maladie de l'état chronique à l'état aigu. Un ami de ma maison, médecin d'Annonay, m'ayant dit que j'avais une affection d'estomac et non des poumons, je le considérai pour un âne. Après un mois de ces angoisses, disparition des douleurs du dos, mais persévérance des autres phénomènes pendant tout l'hiver, quoique à un moindre degré. L'eau de Seltz les aggrave ; je la prends et la quitte plusieurs fois, et, après plusieurs essais, j'y renonce entièrement : elle m'avait précédemment causé deux indigestions, et fait vomir. Je m'aperçois que les pastilles de Vichy sont aussi antipathiques à mon estomac. Nausées sans vomissemens, persistance des eaux buccales, de l'expectoration, des ballonnemens, des éructations, des douleurs vagues ou dorsales. Au mois de décembre, je bois les eaux du Mont-Dore ; loin de calmer l'expectoration, elles l'augmentent, ainsi que les symptômes gastroentéralgiques. Il me surgit tout à coup une monomanie culinaire ; je me procure un cuisinier royal, étudiant et préparant tous les plats qui doivent me guérir; puis je reviens aux émulsions, aux loochs, qui me fatiguent notablement et augmentent l'enduit blanchâtre et saburral de la langue. On me conseille ensuite les inspirations de l'eau chaude; au bout de quelques jours, je m'imagine d'y ajouter une pincée de chlorure de chaux, puis, fidèle à mon système d'exagération, et pour n'en rien perdre, je fais confectionner un chapiteau et un tube en ferblanc, et j'inspire la vapeur brûlante. Bientôt mal de gorge permanent et lancinant, intolérable dans l'acte de la déglutition; inflammation et infiltration de la muqueuse buccale et de ses annexes. Je connaissais l'action irritante du chlore et d'une trop forte chaleur sur les muqueuses; mais il me convenait de trouver un nouvel aliment à mon hypocondrie, et de me persuader que j'avais tout à la fois une phthisie pulmonaire et une phthisie laryngée, ou tout au moins une pharyngite. Hypocondrie portée au plus haut degré, désespoir accru par la pensée de la misère dans laquelle je vais laisser les personnes qui me sont chères et dont je suis l'unique soutien. Et cependant, au milieu de ce désordre, sommeil passable, quoique agité, beaucoup moins de toux la nuit, cauchemar et crampes d'estomac infiniment plus rares; mais continuation des pesanteurs de cet organe, des aigreurs et des flatuosités.

Mes travaux de bureau ne sont point abandonnés, quoique souvent suspendus pendant la journée. Enfin, froid continuel aux pieds, commencement de constipation, selles muqueuses; usage des lavemens.

» En février 1836, nouvelle consultation du docteur Bo..... de Lyon, qui constate: respiration large et profonde; ni tubercules ni cavernes dans les poumons, mais seulement une bronchite chronique avec dilatation de plusieurs rameaux bronchiques au sommet du poumon droit; absence de fièvre, pouls normal, quoique le temps fût très-froid et Lyon inondé de brouillards. Ordonnance: eau de goudron, loochs blancs kermétisés, pilules de Morton le soir; un large cautère au dos, à droite de l'épine, indépendamment de celui du bras: nouvel essai de l'eau de Seltz. Ce traitement me plonge dans une sur-excitation nerveuse inexprimable et aggrave tous les symptômes: l'anorexie s'établit, quelques vomissemens ont lieu, les organes digestifs se gonflent, l'eau découle plus abondamment encore de ma bouche. J'entretiens avec persévérance mes deux cautères; mais, sur l'avis de mon médecin, M. A......, je suspens l'eau de goudron, les loochs et l'eau de Seltz. Je prends à la place l'eau de chaux et le lait bourru. Persistance des symptômes, constipation plus opiniâtre, palpitations; moins de sommeil, douleurs intolérables et lancinantes dans le poumon droit, qui me semble labouré avec un rateau de fer ou lardé avec un stylet; crachats abondans, sous forme de bouillie, par nappes et d'un aspect puriforme; réapparition fréquente des crampes nerveuses de l'estomac, stupeur, désespoir, amaigrissement. MM. Bo..... et A....., consultés de nouveau, croient à l'existence d'un tubercule en fonte; ils excluent la saignée, à cause de ma grande faiblesse, et ordonnent: inspiration, plusieurs fois par jour, de vapeurs de belladone en décoction coupée avec un quart d'eau de Labarraque; boire une infusion de fleurs d'hyacinthe, de marrube blanc et de véronique; cesser entièrement de parler, lait bourru, nourriture analeptique; plus tard l'eau de goudron coupée avec le lait, et, enfin une seconde saison au Mont-Dore. Aggravation morbide par l'emploi de ce traitement; exaspération du mal de gorge sous l'influence du chlorure d'oxide de sodium. Un matin, ma bouche est remplie de matières sanguinolentes, et les fosses nasales en rendent une grande quantité; je crache des grumeaux purulens striés de sang. La mort est dès lors mon seul but, mon unique pensée; une lutte d'agonie s'établit entre l'entraînement insurmontable au suicide et le tableau de la misère de mes affections: je prie un de mes amis d'emporter mes pistolets.

» Ici éclate une péripétie digne d'attention.

» A la fin de mai, cette sinistre lutte développe tout-à-coup des vomissemens et d'épouvantables crises d'estomac, que mon médecin, appelé à la hâte, ne peut adoucir qu'en appliquant des sinapismes sur l'épigastre et les omoplates. Pendant plusieurs jours, toute espèce de boisson est rejetée. Battemens du cœur intolérables, s'irradiant jusqu'aux extrémités des membres et repoussant visiblement les doigts qui me touchaient; éructations, nausées, froid général, vertiges, céphalalgie; il me semblait qu'on m'arrachait les cheveux, et qu'ils étaient couverts de glace; rejet immédiat de toute potion calmante, anxiétés inouïes, invocation de la mort. Ma famille pense que le cautère du dos m'a été nuisible, et en diminue le nombre des pois. Phlogose complète de la bouche et de l'arrière-bouche, tuméfaction des gencives, langue énormément chargée et son bout enflammé et douloureux, éblouissemens, syncopes, pouls misérable. Point de changement pendant une quinzaine de jours; alors quelques boissons adoucissantes peuvent graduellement être digérées. Essai de la digitale, qui est vomie sous toutes les formes; des frictions faites sur la région précordiale avec la teinture de cette substance, celles d'opium et de castoréum, aggravent les accidens. Insuccès d'une application de sangsues, de vésicatoires, des sirops thébaïque, de morphine, d'asperges, des limonades, du sous-nitrate de bismuth, etc., etc.; les cataplasmes seuls procurent quelque soulagement. On a recours aussi à l'extrait de belladone en pilules, aux pédiluves sinapisés, à quatre grains d'hydrocyanate de fer chaque soir, et à cinq gouttes d'acétate de plomb chaque matin; ces deux derniers médicamens entretiennent ou aggravent les crises, ils m'inspirent de la répugnance et de l'effroi, je les repousse, et, contre l'avis de mon médecin, je prends quelques bains tièdes, dont j'éprouve du soulagement. Ma famille supprime le cautère du dos, et les douleurs déchirantes du poumon droit s'effacent comme par enchantement; mais les douleurs au pourtour du thorax persistent, ainsi que celles des organes digestifs, dans lesquels je ressens une constriction accablante; la constipation est invincible, les urines sont sédimenteuses et briquetées, leur expulsion est douloureuse. On me conseille un sachet de sauge sur la région du cœur et, soit crédulité, soit efficacité, les affreux battemens de cet organe diminuent sensiblement. En même temps, moins d'expectoration, crachats d'un aspect moins désespérant, presque plus de sueurs nocturnes. Application de dix sangsues aux parties latérales du larynx.

» Tout à coup, pendant une première sortie au soleil, l'opiniâtre constipation est remplacée par une abondante déjection alvine liquide, mélangée de mucosités sanguinolentes, avec coliques et borborygmes; les déjections suivantes sont concrètes, blanchâtres, striées de sang, alternant ensuite avec des selles liquides de même couleur. On m'administra le diascordium et des lavemens avec la thériaque. Impossibilité de dormir sur le côté gauche, à cause des battemens du cœur, qui redoublent dans cette position; le bruit d'une porte, celui de la marche, le frôlement d'une robe, le bourdonnement d'une mouche, me jettent dans une irritabilité des plus cruelles, et me privent de sommeil; je brise et je déchire ce qui se rencontre sous mes mains. Enfin, recrudescence d'une constipation tenace, abandon des astringens, emploi des lavemens d'huile d'olives et de ricin, qui ne donnent issue qu'à de minimes concrétions sphériques, blanchâtres, accompagnées de longues membranes blanches ressemblant à des raclures et à des lambeaux de peau. Continuation des exacerbations nerveuses. En juillet, on m'oblige à ouvrir un second cautère sous la clavicule droite, malgré les accidens que celui du dos avait produits. Je me couvre tout le corps de flanelle, que je dois maintenant porter tant que je vivrai. Les palpitations de cœur et les constrictions si pénibles de l'épigastre sympathisent avec les tiraillemens douloureux du dos et des épaules.

» En août 1836, second voyage au Mont-Dore, dans un état prononcé d'asthénie, et pour cette cause ma femme m'accompagne. Vingt-deux jours de traitement; l'appétit s'établit aussitôt que j'ai fait quelques lieues, et persiste; je le satisfais avec réserve, et mes digestions sont passables. Les gargarismes avec l'eau thermale prise à la source calment mieux l'inflammation si douloureuse de la gorge, que n'avaient pu le faire les gargarismes pharmaceutiques de toute sorte, les sangsues, les sinapismes, les pédiluves, etc. Les rougeurs circonscrites, les petits abcès miliaires, s'éteignent en assez peu de temps; les éblouissemens se dissipent; les forces et le courage reviennent, et je puis faire d'assez longues courses sur les montagnes, la langue se dépouille un peu, excepté à sa base où l'épais enduit persiste. A cette époque, je commençais à remarquer qu'elle était plus nette après une alimentation convenable, et que je sortais de table avec plus d'appétit qu'en m'y mettant; boulimie manifeste qui dès ce moment a été constante. Les eaux minérales altérant, je voulus boire entre mes repas; mais je ne tardai pas à m'apercevoir que les boissons me faisaient alors du mal, surtout les mucilagineuses et le lait pur ou coupé. Les tiraillemens dans les doigts persistèrent, longtemps même après mon retour, et me voilà les examinant sans cesse, et cherchant à leur surprendre une transformation hippocratique, qui confirme l'idée de toute ma vie que je suis phthisique, malgré l'assurance contraire de M. le médecin-inspecteur des eaux. Dès lors, j'examine attentivement et tacitement les doigts de toutes les personnes avec lesquelles je me trouve en rapport, et voyant beaucoup d'ongles qui ressemblaient aux miens, je me rassurai un peu. Néanmoins, malgré l'amélioration si rapide et si évidente, chaque matin, et souvent la nuit, la bouche continuait à être inondée de fluide glaireux et diaphane, quelquefois blanchâtre, et sous forme de bouillie limpide. Sur la fin du traitement, redoublement de la constipation, épreintes et tranchées, déjections alvines concrètes, blanches, très dures, comme des noisettes, entourées de glaires tantôt blanches, tantôt noirâtres et poisseuses, ou couleur d'ocre, mêlées de stries de sang. Trois demi-lavemens par jour. Enfin, plusieurs besoins d'aller à la garde-robe n'ont pour unique résultat que des masses charnues, informes et glutineuses, rougeâtres et veineuses; puis, d'énormes matières membraneuses, parcourues comme par des veines déchirées. D'après l'ordonnance de M. l'inspecteur Bertrand, dans lequel j'ai toujours eu une foi illimitée, j'achève mon traitement.

» Quelques jours après mon retour, état analogue à celui de l'année précédente, mais moins douloureux et moins persévérant. Les maux d'estomac devenant plus intenses commencèrent à fixer plus spécialement mon attention, et à m'accabler de nouvelles terreurs. J'étais persuadé d'une désorganisation gangréneuse dans les poumons, dans l'estomac et les intestins ; l'absence de vomissemens m'ôtait la pensée d'un cancer à l'estomac. On me conseilla un nouveau cautère au dos ; mais je le refuse. Les déjections rougeâtres et charnues, sous formes de limaces rouges légèrement écrasées, qui accompagnent les rares matières fécales concrétées, s'en détachent et tombent lourdement au fond de l'eau. Boulimie continuelle, que je crains de satisfaire. Et cependant aucun nouveau dépérissement sensible n'avait lieu. Je demandais chaque jour à mes parens et à mes amis, si l'on me trouvait bien changé ; je me pesais de temps en temps et je restais dans les limites de 108 livres. Malheureusement, ayant eu l'occasion de consulter M. le docteur V.... de Lyon, il me répondit qu'il n'y avait plus de guérison. L'hypocondrie fut portée de nouveau au plus haut degré. Nouveaux essais de sangsues, de digitale, de suc thébaïque, de potions éthérées, etc. ; puis des lavemens, et enfin de l'eau de chaux avec le lait bourru. Nouvelle aggravation de tous les symptômes morbides ; exaspérations terribles par les temps humides. Un phénomène bien digne de remarque, c'est que pendant cette longue série de maux et d'infortunes, et depuis, j'ai cessé d'éprouver la soif qui m'avait poursuivi toute ma vie, et que mon sommeil a presque toujours été passable, mais sur le côté droit seulement. Enfin, le 10 octobre suivant, j'avale une once d'huile de ricin, qui détermine l'issue d'une quantité considérable de peaux membraniformes. Le lendemain, nouvelle constipation avec épreintes légères; un demi-lavement est gardé. Au moment de me coucher, besoin d'évacuer, que je crois avoir inutilement cherché à satisfaire; mais je suis terrifié en voyant au fond du vase une énorme masse blanchâtre et rougeâtre, charnue, de la grosseur d'un bon doigt et longue de 12 à 13 pouces; une autre de 9 pouces était dessus; toutes les deux garnies inégalement de gros tubercules sous forme de grappes de raisin, avec déchirures simulant des veines rompues, mais n'exsudant point de sang, et que je ne puis mieux comparer qu'à des fraises de veau lavées. Je les plaçai dans un flacon d'alcool, et le lendemain matin ma femme partit pour Lyon. M. le docteur Bo.... les examina et les disséqua pendant plus d'une demi-heure, et conclut, après incertitude, que c'était des fausses membranes. Il proscrivit dès lors toute médication, et m'ordonna un régime analeptique. J'informais en même temps M. le docteur Bertrand de mon état, et, d'après son conseil, je supprimai le cautère de la clavicule, mais j'ai gardé celui du bras, qui ne reçoit plus qu'un pois, et que j'ai l'intention, peut-être à tort, de ne jamais fermer. Comme sa réponse a eu la plus grande influence sur mon rappel à la vie, je crois important de vous en citer les principaux passages.

« Je ne puis que vous répéter ce que j'ai eu » l'honneur de vous dire plusieurs fois verbale- » ment. Vous n'avez nulle altération organique. » Vous avez étudié la médecine et vous savez qu'il » est peu de personnes dont les organes aient le » même degré de résistance ; chez vous les poumons » et les intestins se défendent moins bien que les » autres viscères, et sont par conséquent plus ac- » cessibles à des troubles de fonctions ; mais de » cette manière d'être à la phthisie, l'intervalle » est immense. Si vous étiez prédisposé à cette » maladie depuis le temps que vous souffrez, » vous y auriez déjà succombé. Redoublez d'ef- » forts pour vous tenir l'esprit en repos ; ne passez » pas votre temps à commenter vos crachats et vos » selles, à regarder votre langue et à vous tâter le » pouls. Croyez que personne n'est coulé de bronze » et que vous n'êtes pas le seul dont la santé su- » bisse quelques dérangemens plus ou moins pro- » longés. N'empoisonnez pas votre existence par » des craintes sans fondement, et n'affligez pas

» votre famille, digne d'admiration. En un mot, » laissez-vous vivre; car en vous rien ne fait craindre » que la vie veuille vous quitter encore. Que » de malaises, et même de maladies, se passent » sans l'intervention des médecins et des apothicaires, » et par cela même qu'ils n'interviennent » point. Soyez sobre de remèdes, je dis plus, point » de drogues. Que voulez-vous faire de deux cautères? » Vous en avez assez, peut-être même trop, » d'un; supprimez-les. Le régime que vous suivez » me semble approprié à votre état; ayez soin qu'il » soit toujours doux et fortifiant. Pensez-y moins » à cet état; c'est ce que je ne cesserai de vous répéter, » et vous ne tarderez pas à être content de » votre santé, dès que vous serez moins sous l'influence » des terreurs qui vous obsèdent. »

» Dès ce moment je résolus fermement de mettre un terme à cette longue et horrible lutte, et, puisque mes affections me défendaient le suicide, de ressaisir par tous les moyens en mon pouvoir quelques éteincelles de véritable existence. Je consultai minutieusement mon estomac sur les alimens qui pouvaient lui convenir le mieux, et je me défis peu à peu de la crainte de manger, tout en luttant contre mon appétit vorace. Sagou, tapioka, salep, arow-root, etc., etc., furent tour à tour et vainement mis en usage pour mes déjeûners, ainsi que le chocolat simple et aromatisé; mais enfin, ayant eu recours au chocolat de Bardel à l'osmazôme, je fus on ne peut plus satisfait de son usage; c'est le seul aliment que, préparé à l'eau, j'aie parfaitement digéré depuis, et que je mange toujours avec plaisir. J'ai voulu changer, mais je m'en suis mal trouvé. Je suis progressivement arrivé à manger à mon dîner d'une heure un potage au gras, un ou deux œufs à la coque, un peu de viande bouillie ou rôtie, quelquefois un plat de légumes, et quotidiennement quelques pruneaux; mais je ne peux boire qu'un verre d'eau rougie et, pour la clôture, un doigt de vin pur. Lorsque le temps est humide, je mange moins. Mon repas du soir se compose d'un léger potage maigre, remplacé souvent par un verre d'eau sucrée, aiguisée d'un doigt de vin. Quelquefois je prends, à la place, un peu de lait bouilli; mais ce dernier est d'une digestion plus difficile; quelque sucré qu'il soit, il détermine souvent du gonflement, de la flatulence et de l'altération. Les acides et les crudités réveillent les douleurs nerveuses. Je ne mange que de la croûte de pain bien cuit. Lorsque je ne puis me dispenser de prendre une place à une bonne table, j'ai le courage, malgré ma boulimie, de me borner à deux plats, et de ne m'écarter en rien de mon régime. Il m'a fallu une grande persévérance, une énergique volonté, pour surmonter des dégoûts et des luttes de toute sorte, et arriver là. Si je bois plus d'un verre de liquide à mon dîner, mes digestions se font plus mal; si je bois entre mes repas, elles sont presque toujours dérangées. C'est ainsi que quand il me survient quelques recrudescences catarrhales, je me borne à quelques pâtes et à un peu de bouillon de veau. L'eau que je bois est toujours aromatisée avec quelques feuilles d'oranger infusées à froid.

» Si mes maux de toute nature persistaient avec d'imperceptibles et lentes modifications, des phases de pire et de mieux, je persévérais aussi dans ma résolution. A cette époque j'employai, d'après ma propre inspiration, les moyens suivans pour rappeler la chaleur aux pieds avec leur sueur dépurative, et pour combattre la constipation autrement que par les lavemens, qui me fatiguaient et dont l'emploi devint de moins en moins fréquent, à ce point que je n'en ai pris que trois depuis six mois. Toutes les nuits je m'enveloppais les pieds avec du coton cardé, et je les renfermais dans des brodequins de toile cirée; aujourd'hui encore j'en fais souvent usage, surtout lorsque je me sens menacé d'un catarrhe, et le lendemain l'irritation est dissipée. Pour la constipation, je me procurai une brosse souple, et je fis matin et soir des frictions sur le ventre et l'épigastre, moyen que j'emploie encore de temps en temps. Grâce à ces moyens les évacuations alvines sont à peu près normales, et la chaleur des pieds est rétablie, quoique avec moins de transpiration qu'autrefois. A peu près dans le même temps, je me couvris toute la partie antérieure du tronc d'une large peau de chat sauvage, que je n'ai plus quittée, mais qui, je crois, augmente les maux d'estomac pendant l'été. Ce moyen, toutefois, ne suspendit pas entièrement l'application des cataplasmes, dont je faisais presque journellement usage, et que je n'emploie plus maintenant, si ce n'est dans des occasions très-rares.

» Au mois de novembre de la même année 1836, j'employais les frictions avec le lard frais sur le dos, les côtes et la poitrine pendant quarante minutes environ chaque jour; je les continua pendant une partie de l'année 1837, et j'y reviens de temps en temps. Au bout de deux mois de leur usage, diminution sensible de l'expectoration, des douleurs thoraciques et des palpitations; sommeil plus tranquille et même profond, langue moins chargée, appétit plus naturel et digestions moins mauvaises; en un mot, amélioration lente, mais marquée. Mon individu pesait alors 111 livres, et je me sentis encouragé. Cependant une crise enraya ce progrès. A la fin de décembre, je bus les eaux du Mont-Dore : augmentation de tous les phénomènes morbides des divers appareils. Le quatorzième jour, crampes d'estomac atroces, étouffantes, vomissemens; recours à l'éther, aux cataplasmes, aux sinapismes ; la moindre boisson exaspère les crises. Application sur l'épigastre d'un vésicatoire camphré et saupoudré d'hydrochlorate de morphine; laudanum de Rousseau. Diminution des douleurs, mais accablement; je garde le lit pendant dix jours. Nouvelle exaspération plus désespérante que jamais, accrue par de nouveaux essais de digitale, de loochs, de sirops, etc. La chute des cheveux se renouvelle. J'oublie les salutaires conseils de M. Bertrand. Mais aussitôt que mes forces me le permettent, je reprends rigoureusement tous les moyens efficaces suspendus par cette crise. Un peu plus tard j'ajoute à l'eau de mon dîner un peu de vin de Bordeaux ou de Beaujolais, et je suis arrivé aujourd'hui à en prendre quatre bouteilles par mois. J'essaie du sirop de kina avant le dîner; il me fait du bien, et j'y recours de temps en temps; mais l'opium ne m'a que rarement calmé. Le chagrin que me cause l'état de ma femme, qui est menacée d'un cancer à l'*utérus*, contribue sans doute à entretenir mes maux.

» En août 1837, troisième saison au Mont-Dore. Même traitement, mais dix-huit bains plus chauds, où je me trouve tellement bien que mes souffrances d'estomac s'y éteignent tout à fait. Seulement deux demi-verres d'eau. Départ des eaux avec une grande amélioration des fonctions digestives, mais avec une douleur aiguë sous l'aisselle droite, s'irradiant dans la poitrine et l'épaule. M. le docteur Bertrand a reconnu chez moi une affection rhumatismale. Après mon retour, recrudescence, comme les deux années précédentes, de tous les phénomènes morbides, mais infiniment moins grave. Reprise des frictions lardacées à la mi-novembre, amélioration progressive; respiration parfaite, si ce n'est dans les momens de tension de l'abdomen et de l'épigastre: digestions moins laborieuses, constipation moindre; les déjections blanchâtres, sous forme de noisettes, persistent; mais les fausses membranes sont moins abondantes, moins poisseuses et d'un aspect moins vilain. Maux d'estomac et de poitrine favorablement combattus par de la décoction de lichen fortement chargée, par des pastilles de soufre chaque matin, ainsi que par quelques infusions variées de véronique, de lierre-terrestre, etc. Grande diminution de l'expectoration et de la toux, crachats plus muqueux, cessation des douleurs pectorales, qui font place à des douleurs musculaires vagues; point de soif, dissipation presque complète de la douleur et de la rougeur de la gorge; la vive rougeur du bout de la langue diminue aussi peu à peu, ainsi que son enduit blanchâtre, qui disparaît souvent en totalité après les repas. Rétablissement des forces, qui permettent de longues promenades sans fatigue. Le lait d'ânesse étant ordonné à ma femme au printemps, j'en bois aussi, et il me fait beaucoup de bien. Mon état, quoique un peu pénible, est satisfaisant pendant l'été. Je prends quelques bains tièdes, qui me sont toujours favorables.

» En juillet 1838, quatrième et dernière saison au Mont-Dore. Je ne bois pas les eaux cette fois, mais on me fait prendre seize bains dans la source la plus chaude; douches de vapeurs sur la région rachidienne, et guérison prompte d'un lumbago qui me tenait courbé depuis un mois; mêmes douches sur l'épigastre. Point de crise au retour : loin de là, extinction totale des douleurs thoraciques, prompte disparition des fausses membranes, que je n'ai plus revues, si ce n'est quelques mucosités insignifiantes; déjections de couleur normale; cessation presque complète des ballonnemens du ventre et de l'épigastre; respiration large et profonde, point de fatigue par la marche ascendante; teint moins jaune, lèvres vermeilles; langue nette et rose, disparition totale des crampes d'estomac et du cauchemar, appétit plus soutenu et sans boulimie; urines infiniment moins copieuses, moins blanches et moins fréquentes; sommeil parfait. Désir de vivre, malgré un reste d'hypocondrie, entretenu d'ailleurs par des chagrins de famille, et des alternatives de mieux et de moins bien. Mais toujours, et pour la vie sans doute, abondante sécrétion des cavités nasales et de l'humeur aqueuse de la bouche. Les pesanteurs d'estomac et les longues digestions sont devenues supportables et ne s'opposent plus à ce que je travaille assis dans mon bureau. Les palpitations du cœur sont nulles et ne se réveillent parfois que sympathiquement avec les pesanteurs et les légères douleurs d'estomac. Je sens et j'entends beaucoup plus rarement l'agitation d'un liquide dans cet organe. Lorsque le temps ne me permet pas à faire de l'exercice, j'y supplée par des frictions sèches ou lardacées sur le thorax. Je pèse maintenant 115 livres, preuve évidente d'une grande amélioration.

» Ma qualité de père, de fils et d'époux a pu seule me donner le courage de braver le suicide et de vivre avec mes horribles maux. Une étude persévérante des alimens, un régime strictement suivi, la suppression des drogues et une lutte morale des plus violentes, ont pu atténuer cette succession de souffrances, et rendre mon état supportable. Le fond de mélancolie que je ne puis entièrement dissiper tient à ma position précaire, et aux regrets de ne pouvoir rendre heureux les êtres qui me sont chers. De là vient que je passe rarement plusieurs jours sans penser avoir de justes sujets de me plaindre de ma santé et sans avoir l'esprit attentif à surprendre quelques symptômes morbides. L'indépendance et le mouvement, que j'ai enviés toute ma vie, pourraient seuls achever ma guérison, car les voyages et les simples déplacemens m'ont toujours fait beaucoup de bien; mais tout cela m'est interdit, et je suis condamné à porter mon lourd fardeau jusqu'au bout. J'aurais été moins malheureux et moins longtemps souffrant, si j'avais connu votre ouvrage plus tôt. J'y ai reconnu et parfaitement apprécié les nombreux symptômes que j'ai éprouvés toute ma vie, tant au physique qu'au moral, et il m'a clairement prouvé que j'ai toujours vécu sous l'influence d'une dyspepsie et de l'hypocondrie. Manies, antipathies, irrésolutions, irritabilité, instabilité, emportemens, projets chimériques, susceptibilité excessive, désir de la solitude, rêves de félicités impossibles, méticuleux, m'effrayant et m'alarmant sans cause, ayant le monde et les plaisirs en aversion; d'autres fois m'y lançant avec frénésie et me livrant aux excès avec une déplorable facilité; avide de savoir, entreprenant tout, mais incapable de persévérance et ne pouvant rester dans une direction constante vers le même objet, me défiant de mes propres forces et me croyant incapable; vif, actif, exalté ou dominé par la paresse et la torpeur; repaissant mon esprit d'idées tristes et de malheurs, prophétisant des maux et voyant l'avenir sous les couleurs les plus sombres; m'imaginant n'être aimé de personne, être détesté de mes amis même et interprétant défavorablement leurs actions et leurs paroles affectueuses; minutieux à l'excès, m'affligeant sérieusement de la moindre contrariété, me décourageant rapidement et revenant avec la même facilité à une vie d'espérance et d'illusions gaies; persuasion d'une mort prochaine. Enfin, agitations morales de toutes les espèces, jusque aux délirantes. Un bruit imprévu, la vue de certains objets, une pensée rapide, un changement de température, les temps orageux, etc., m'affectent fortement de diverses manières; je suis un baromètre vivant, et mes prédictions sur les changemens atmosphériques sont infaillibles. Extrêmement superstitieux, j'avais coupé mes favoris depuis plusieurs années, dans l'idée que ce sacrifice m'exempterait de nouveaux malheurs; lorsqu'il m'arrivait quelque nouvelle affliction, c'est que j'avais laissé croître quelques poils de plus, et j'en faisais une étude particulière. J'effacerai la honte d'un tel aveu en disant que, depuis trois mois, mes favoris sont à la jeune France, et que je me trouve moins malheureux qu'autrefois.

» J'achèverai de vous donner une idée de ma vie si constamment malheureuse par quelques traits épars. A diverses époques, j'ai été obligé de me faire raser, dans la crainte que j'avais de céder à un violent entraînement de me couper le cou. D'autres fois il ne me suffisait pas de fermer ma fenêtre pour résister à la propension de m'en précipiter; j'étais obligé de fuir dans les rues ou dans la campagne. Il m'est souvent arrivé, en traversant un pont, de prendre la course, pour échapper à la tentation de me noyer. J'ai eu quelque adresse au pistolet; mais je me suis vu forcé de renoncer à manier cette arme. Quelquefois j'éprouvais le besoin impérieux de mordre quelqu'un, de le faire souffrir et de le voir palpitant de douleurs. Affreuse et bien cruelle monomanie; car je m'appitoie sur les maux d'autrui, et je ne puis voir faire du mal, même aux animaux, sans en être affecté, et l'événement le plus simple, un bruit inattendu, un cri, etc., jettent une perturbation dans tout mon organisme, et me donnent dans les régions précordiales et épigastriques une commotion qui se répercute dans tous les membres, comme le fluide électrique. Il m'est souvent arrivé de voir une blessure grave, ou même légère, et d'être immédiatement frappé, à la même partie, d'une douleur semblable à celle que devait éprouver la personne blessée. Le même phénomène se développe chez moi sous l'influence de la pensée. Naguère les journaux annonçaient la mort du maréchal Lobau : on me dit que c'était lui qui avait fait jouer les pompes à incendies sur les rassemblemens des Parisiens ; le soir en me couchant, je me retrace cet événement; tout à coup je m'empare de mes draps, et je m'essuye rapidement la figure pendant plusieurs secondes : je m'étais trouvé dans le rassemblement, et l'eau avait été lancée fortement sur moi, tout mon corps était mouillé, et je frissonnai pendant plusieurs minutes. Antérieurement, on m'avait annoncé qu'une personne de ma connaissance venait d'avoir les jambes écrasées par une voiture ; j'éprouvais immédiatement une telle douleur aux deux jambes que je me suis laissé tomber sur le plancher en poussant un cri : j'avais senti mes jambes se briser sous le poids d'une roue. Je pourrais vous citer une infinité d'exemples de cette nature; mais je me borne à ajouter qu'ils sont aujourd'hui extrêmement rares et d'une transmission beaucoup moins violente.

» Tel est le récit abrégé, quoique peut-être beaucoup trop long, de ma vie aventureuse et funeste. Je m'abstiens de toutes réflexions, et vous laisse juge. Votre ouvrage a puissamment amélioré mon moral, qui a eu une si fatale influence sur ma vie matérielle, et j'ai été très-satisfait de vous voir parfaitement d'accord avec M. le docteur Bertrand, qui m'avait défendu les drogues. Aujourd'hui que mon état, si désespéré autrefois, et qui m'étonne singulièrement, me fait désirer de vivre, je sais que vous n'auriez que des encouragemens à me donner, car ce n'est qu'à l'exclusion des médicamens, à une résolution acharnée, et au régime bien suivi, que je dois mon rétablissement; mais j'ai pensé que vous pourriez puiser dans cette série de maux des observations encourageantes pour les malheureux hypocondriaques. »

Réflexions. Le meilleur encouragement que l'on puisse donner aux gastralgiques, est de mettre cet exemple sous leurs yeux ; il les éclairera bien plus sur leur état que ne le feraient les commentaires qu'on pourrait y ajouter. Nous avons déjà fait, d'ailleurs, sur d'autres exemples, la plupart des réflexions que celui-ci doit suggérer, et qui sont trop faciles à saisir pour qu'elles échappent aux lecteurs. Il est aisé de voir, en effet, que cette gastro-entéralgie hypocondriaque a été continuellement entretenue et aggravée par des médications intempestives, et qu'elle n'a cédé qu'à l'hygiène. On doit sentir aussi que des calmans appropriés à l'idiosyncrasie du sujet, tels que le lait d'ânesse et les bains tièdes, dont il s'est bien trouvé quand il en a fait usage, employés dès le commencement et secondés par un régime convenable, auraient arrêté les progrès de la névrose gastrique, et garanti cet infortuné des symptômes qu'il a éprouvés plus tard, et qui, bien qu'exagérés par son imagination, ont été affreux. On dira qu'il était impossible de le guérir, parce qu'on ne pouvait pas éloigner la crainte qu'il avait d'être poitrinaire, ni les violentes commotions morales qui causaient sa maladie; mais cette crainte et ces commotions n'auraient pas eu tant de prise sur lui, il aurait résisté plus fortement à leur influence, si son système nerveux n'eût pas déjà été malade, et le principal moyen pour en atténuer les effets, était de calmer et de raffermir ce système, tandis qu'on a tout mis en œuvre pour l'irriter et l'ébranler davantage, jusqu'à ce que M. Bertrand ait donné de sages conseils, qui n'ont pas toujours été suivis. Il est déplorable que la médecine, qui a pour but de guérir ou au moins de soulager les souffrances humaines, ne serve souvent qu'à les entretenir et à les aggraver, comme dans le cas dont nous parlons.

Outre les symptômes ordinaires des gastro-entéralgies hypocondriaques, ce cas présente quelques phénomènes particuliers, sur lesquels nous n'avons pas encore eu l'occasion de dire notre pensée et qui, pour cette raison, nous arrêteront un instant. L'un consiste dans l'expectoration de mauvaise nature et les évacuations membraniformes, qui ont tant effrayé le pauvre malade. On pourra croire que ces matières expectorées et rendues par les selles annonçaient une inflammation chronique de la muqueuse des bronches et des intestins. Sans prétendre que cette inflammation ne complique jamais les gastro-entéralgies, nous pensons qu'il n'y avait pas, chez lui, une véritable complication de ce genre, et que son affection d'apparence catarrhale n'était qu'une dépendance immédiate d'une névrose gastro-pulmonaire. Il y a bien eu phlegmasie de la muqueuse buccale, et probablement de celle du larynx et de la trachée-artère; mais elle n'était qu'accidentelle, elle venait des fumigations chlorurées, et non du fait même de la maladie. Ce qui nous fait penser ainsi, c'est que nous avons vu d'autres gastralgiques qui expectoraient et évacuaient des matières analogues à celles qu'il rendait, et chez lesquels il n'était pas possible d'admettre l'existence d'une véritable phlegmasie des muqueuses aérienne et digestive. Nous traitons maintenant une demoiselle de moyen âge, qui est atteinte, depuis sept ans, d'une névrose gastro-intestinale des mieux caractérisées, et qui a rendu plusieurs fois, par l'anus, des paquets glaireux qu'un de nos confrères a pris pour le résultat d'un abcès du canal intestinal. Rien ne prouve cependant que ce canal fût enflammé; tout porte à croire, au contraire, qu'il n'était affecté que nerveusement, puisque la malade s'est toujours mal trouvée des antiphlogistiques qu'on lui prescrivait, et qu'elle se rétablit par le régime substantiel que nous lui avons ordonné. On sait, d'ailleurs, que les gastralgiques évacuent fréquemment des glaires blanchâtres, qui entourent leurs matières fécales endurcies, et qui ne diffèrent des substances évacuées par le sujet dont nous parlons, qu'en ce qu'elles sont moins abondantes et moins concrétées. Chez quelques individus la matière s'endurcit à la surface du canal, aérien ou alimentaire, qui la sécrète, et sort en lambeaux membraneux, que l'on prend quelquefois pour des fausses membranes; chez d'autres, elle se répand dans la cavité de ce canal, et sort en glaires; mais cette différence de forme n'indique pas une différence de nature. C'est toujours le produit d'une sécrétion morbide, plus ou moins abondante, qui peut résulter et qui résulte souvent, en effet, d'une affection purement nerveuse, ou tout au plus d'une phlogose dépendante de cette affection. Ce qui le prouve, c'est que la thérapeutique des vrais catarrhes est nuisible en pareils cas; tandis que celle des névroses y réussit. L'analogie de ce qui a lieu dans d'autres faits appuye encore notre opinion. C'est ainsi que le liquide muqueux, quelquefois très-abondant, que certains gastralgiques rejettent par la bouche, vient d'un état nerveux des organes digestifs, et non d'une inflammation de ces organes. On peut dire la même chose des évacuations copieuses du *cholera-morbus* : elles ne peuvent être attribuées à une gastro-entérite; car il est reconnu aujourd'hui que cette phlegmasie n'est pas un élément essentiel du *cholera*, et qu'elle n'y survient que secondairement, par une réaction qui sauve les cholériques, si elle n'est pas trop violente. Concluons de tous ces raisonnemens, que les selles glaireuses et membraniformes de notre malade venaient d'une névrose des intestins, et que la toux et l'expectoration, qui lui ont toujours fait croire qu'il était pulmonique, et qui ont absorbé toute l'attention de ses premiers médecins, n'étaient, avant que les inspirations du chlore eussent enflammé la muqueuse aérienne, que l'effet d'une névrose pulmonaire méconnue. C'est cette erreur de diagnostic qui a fait commettre des fautes si graves dans le traitement. Les cautères, l'eau de goudron, les balsamiques, les eaux du Mont-Dore elles-mêmes, la vapeur du chlore, et tant d'autres irritans, employés pour combattre le prétendu catarrhe chronique, exaspéraient continuellement l'affection nerveuse, et ont fini par déterminer les symptômes alarmans, qui se sont manifestés dans le cours de la maladie.

Parmi ces symptômes, on doit remarquer la propension au suicide et, en même temps, la crainte de l'exécuter; le désir impérieux de mordre quelqu'un et, d'un autre côté, la violente douleur, morale et physique, en entendant dire qu'une personne avait été blessée. Ainsi que nous l'avons dit dans la description générale, les phénomènes de ce genre varient à l'infini, et passeraient pour être plus fréquens, si tous les gastralgiques qui les éprouvent, avaient le courage d'en faire l'aveu. Ils ne paraissent rares, que parce qu'ils sont souvent ignorés. Les phrénologistes les attribueraient à des bosses encéphaliques; mais en considérant que des symptômes passagers ne doivent pas venir d'une cause permanente, nous ne les attribuons qu'à un désordre extrême des fonctions sensitives, et nous ne sommes point éloigné de croire que les gaz des premières voies peuvent, en agissant sympathiquement sur le cerveau, contribuer à produire ce désordre. Ce que nous pouvons affirmer, c'est que plusieurs malades qui se sont plaint à nous de quelques unes de ces sensations morbides, étaient excessivement venteux, et qu'ils les éprouvaient moins après avoir expulsé une grande quantité de vents. L'un de ces malades, le meilleur et le plus honnête homme du monde, était poursuivi par la crainte d'être guillotiné, et frémissait à la vue d'un gendarme. Il est vrai que les gaz ne sont qu'un effet d'une lésion de la sensibilité des organes digestifs, et qu'il faut toujours remonter à cette lésion pour trouver la première cause des phénomènes moraux qui nous occupent. Quoi qu'il en soit, la plupart de ces phénomènes, et notamment ceux qui consistent dans la tendance, ou plutôt dans la peur de se faire du mal, ou d'en faire à autrui, rendent les gastralgiques excessivement malheureux; il préféreraient les douleurs physiques les plus aiguës à ces souffrances morales; nous en avons vus qui se désespéraient, fondaient en larmes et appelaient la mort de tous leurs vœux, pour être délivrés des craintes, des illusions et des entraînemens affreux qui les assaillaient sans cesse, et ne leur laissaient aucun repos, ni jour ni nuit. Cette déplorable situation doit exciter la sollicitude du médecin philanthrope et l'engager à y mettre un terme par tous les moyens qu'il a en son pouvoir. Il atteindra ce but en prescrivant le régime et le traitement médicinal qui guérissent les gastro-entéralgies, et en recommandant au malade de résister aux sensations morbides qu'il éprouve, sans se révolter violemment contre elles, parce que l'irritation morale exaspérerait encore la névrose qui les produit, et les rendrait plus vives. On doit l'exhorter au courage et à la patience, le persuader de sa prochaine guérison en lui citant des exemples et en le mettant même en rapport, si cela est possible, avec des personnes qui aient éprouvé les mêmes phénomènes; lui procurer des distractions de son goût et l'engager à ne pas interrompre ses occupations accoutumées, à moins qu'elles ne soient la cause évidente de sa maladie. Dans les autres cas, ces occupations sont ce qu'il y a de plus efficace pour l'arracher aux symptômes moraux qui le persécutent, et il ne guérira complétement qu'après les avoir reprises. Il est rare que ces moyens, dirigés avec prudence et sagesse, ne parviennent pas à ramener la tranquillité dans l'ame de ces malheureux hypocondriaques. Au fur et à mesure que leur système nerveux se calme et se raffermit, les cruelles sensations qui la troublaient se dissipent comme les nuages devant les rayons du soleil, le moral reprend le dessus, et ils rient quelquefois eux-mêmes des fantômes qui les ont tant effrayés. S'il en est autrement, la tâche du praticien est finie; celle du moraliste commence : le sujet est digne de ses profondes méditations.

XLVIIe OBSERVATION.

Un médecin distingué de Marseille nous a adressé cette observation, le 24 mai dernier, en nous demandant notre avis sur la nature de la maladie et les moyens à employer pour la guérir.

« M. E....., âgé de trente-neuf ans, d'une constitution bilioso-nerveuse, avait toujours joui d'une bonne santé. Il y a trois ans le choléra vint ravager Marseille, et sa mère succomba à cette maladie. Il fut en proie pendant une seconde visite de cette épidémie à des émotions morales pénibles, soit par la crainte qu'il en avait pour lui et les siens, soit par les souvenirs funèbres qui étaient réveillés dans son esprit. Depuis cette époque sa santé s'est altérée. Voici les divers phénomènes qu'il a éprouvés : son estomac, ce qu'il avait ignoré jusque là, est devenu le siége de douleurs. Celles-ci n'étaient pas continues, n'étaient pas augmentées par la pression, n'étaient pas notablement plus vives pendant la digestion; elles s'accompagnaient d'un sentiment de tuméfaction qui l'obligeait à déboutonner son pantalon, qui devenait momentanément trop serré. Ces douleurs ne troublaient pas son sommeil. Jamais il n'y a eu de nausées ni de vomissemens; une constipation assez forte existait. Ces phénomènes furent d'abord considérés comme étant sous la dépendance d'une phlegmasie gastrique, et on leur opposa un traitement approprié, sangsues, lait, diète, émolliens, révulsifs à la peau, frictions stibiées. Ces divers moyens, loin d'améliorer, aggravèrent plutôt la maladie. Les frictions de pommade stibiée surtout augmentèrent les douleurs. Alors cette maladie fut considérée comme nerveuse, comme une gastralgie, et le traitement employé jusque là complétement modifié. A la diète, au lait, aux émolliens, on fit succéder une nourriture succulente tonique, on fit prendre du vin de Bordeaux, de l'eau à la glace, de la magnésie, unie au nitrate de bismuth, de l'eau de Vichy, de Seltz. Ces divers moyens ne tardèrent pas à améliorer l'état du malade. Les douleurs diminuèrent, le gonflement seul résista. Dans cet état, on l'envoya aux bains de Vichy : ces eaux n'amenèrent pas une complète guérison. Cependant l'état du malade était supportable ; les douleurs étaient moins vives , elles s'étaient un peu déplacées, elles paraissaient avoir leur siége dans le colon transverse, elles étaient toujours calmées par l'ingestion des alimens. Les selles étaient devenues plus régulières, quand, au commencement de janvier 1839, un jeune homme qui logeait chez lui et lui était recommandé, mourut presque subitement.

» Cette mort l'impressionna vivement ; quelques jours après, il fut atteint d'une douleur au dessus du sein gauche. Cette douleur n'est pas augmentée par la pression, ni par les mouvemens de la respiration ; elle se propage quelquefois jusque dans le bras gauche, où elle se manifeste par un sentiment d'engourdissement ; elle s'accompagne quelquefois d'une sensation de froid à la partie antérieure de la poitrine. Lorsque cette douleur existe , celle de l'estomac se fait moins sentir. L'une et l'autre cèdent à quelque aliment, pour reparaître à la fin de la digestion. Cette douleur ne se fait jamais sentir pendant la nuit ; l'air, le mouvement, le repos d'esprit l'améliorent. Quelquefois plusieurs jours se passent sans qu'il l'éprouve ; les modifications atmosphériques l'influencent d'une manière notable. Aucun moyen particulier n'a été employé contre cette douleur; il est prouvé qu'un simple biscuit suffit pour la calmer. Les alimens farineux et les acides sont nuisibles. Le malade prend de l'eau ferrugineuse et de l'extrait alcoolique liquide de houblon. »

Notre avis fut que cette maladie était nerveuse, et que la douleur au dessus du sein gauche dépendait de la gastralgie. D'après ce diagnostic, et en raison du climat chaud et sec de Marseille, qui favorise l'éréthisme plutôt que l'atonie du système nerveux, nous avons prescrit le lait d'ânesse, une nourriture douce, mais analeptique, et les bains de mer. L'action de l'eau ferrugineuse et de l'extrait alcoolique de houblon, quoique peu irritante, devant contrarier néanmoins l'effet calmant que nous désirions obtenir, nous avons conseillé d'en suspendre l'usage, jusqu'au moment où des médicamens toniques pourraient être indiqués. Il était à espérer, d'ailleurs, que le régime suffirait pour rétablir la santé, et nous devions supprimer cet extrait, par cela seul que tous les médicamens qui contiennent de l'acool nuisent dans les affections nerveuses des premières voies, lors même qu'elles sont atoniques.

Réflexions. Les causes et les symptômes de la

maladie de M. E..... auraient dû en éclairer le diagnostic, et empêcher qu'on ne la prit pour une inflammation stomacale. Il faut que le premier médecin qui l'a traité partageât encore les erreurs du physiologisme, et qu'il ne fut pas au courant des progrès de la science, pour voir une gastrite dans des douleurs d'estomac qui devaient être attribuées à des affections morales tristes et à l'influence de l'épidémie cholérique ; qui étaient intermittentes et sans fièvre, n'augmentaient ni par la pression sur l'épigastre, ni par l'ingestion des alimens, et ne troublaient même pas l'appétit. Quoi qu'il en soit, les symptômes s'étant exaspérés, comme cela devait arriver, par les antiphlogistiques et les révulsifs, que cette fausse théorie lui fit ordonner, on appela un second médecin, qui reconnut parfaitement la névrose gastrique, et qui l'aurait guérie par le régime substantiel, s'il n'y eût pas ajouté le bismuth, les eaux de Vichy et quelques autres irritans. Ces moyens étaient d'autant plus nuisibles, que le canal digestif avait été attendri, et qu'il était devenu plus sensible, par un long contact avec les boissons émollientes. Le malade n'avait, d'ailleurs, ni l'acidité, ni les vomissemens glaireux qui indiquent spécialement l'usage des substances alcalines. Aussi ne guérissait-il pas complétement, malgré un voyage à Vichy même, et éprouva-t-il un accroissement de symptômes par une nouvelle affection morale. Consulté à cette époque, nous ne pouvions que tenir le juste milieu entre les antiphlogistiques, qui avaient aggravé la maladie, et les irritans, qui ne la guérissaient pas. C'est ce que nous avons fait, et, fondé sur les nombreux succès que nous obtenons des calmans et des toniques doux, nous ne doutons point que M. E.... ne se soit également rétabli par leur usage.

Notre confrère de Marseille nous écrit que les névroses des premières voies y sont extrêmement communes. Cette remarque confirme ce que nous avons dit sur leur fréquence dans les contrées méridionales, et justifie le conseil que nous avons donné de ne point y envoyer les individus qui en sont atteints, comme on le fait trop souvent. Il nous dit aussi que l'usage exclusif des antiphlogistiques est encore le seul traitement dont quelques médecins de son pays fassent usage contre ces névroses, et nous ajoutons que d'autres médecins du même pays les traitent par des moyens opposés, et notamment par les eaux de Vichy, qui paraissent jouir d'une grande célébrité à Marseille; car voilà le cinquième gastralgique de cette ville qui nous consulte après les avoir prises à leur source. Elles ne conviennent cependant pas dans les gastralgies qui ne s'accompagnent ni d'acidité des premières voies, ni de vomituritions glaireuses, et les médecins des pays méridionaux devraient être plus sobres de médications stimulantes, que ceux des régions froides et tempérées, parce que le tempérament sec et irritable des gens du midi les rend plus sujets à l'irritation qu'à la faiblesse nerveuse, comme nous l'avons déjà dit plusieurs fois. Ces médecins ne devraient pas oublier que la méthode adoucissante et réfrigérante du docteur Pomme est née dans leur pays, et que cette méthode a produit de nombreux succès. Nous sommes loin de dire pour cela qu'il faille la suivre en tout point; mais les inductions pratiques qui en découlent ne doivent pas être perdues pour la science.

—

Examen et appréciation d'un traitement empirique pour les affections nerveuses des premières voies (1).

Depuis la publication de notre *Traité sur les Gastralgies et les Entéralgies*, qui a renouvelé l'histoire de ces névroses, nous nous sommes efforcé de la perfectionner. Continuant nos recherches et ne voulant laisser échapper aucune occasion d'ajouter quelques nouveaux traits de lumière à cet important sujet de médecine pratique, nous examinerons aujourd'hui un traitement empirique dont la partie médicinale est tenue secrète. Les circonstances nous ayant amené à la connaître, et ce traitement pouvant guérir la maladie ou l'aggraver, selon qu'il est administré à propos ou à contre-temps, nous croyons rendre service à la science et à l'humanité en le réduisant à sa juste valeur. Le médecin qui en fait sa propriété exclusive se glorifie de l'avoir inventé; mais le régime et les médicamens qui le composent ont une si grande analogie,

(1) Cet article a déjà été publié dans le *Bulletin général de Thérapeutique*, cahier de mai 1839.

sous le rapport de leur action, avec ceux que nous avons conseillés avant lui pour les gastro-entéralgies par faiblesse, qu'il en a vraisemblablement puisé l'idée dans notre premier travail. A Dieu ne plaise cependant que nous voulions discuter une question de priorité à laquelle nous n'attachons aucune importance. Notre intention est seulement de dire ce que nous savons sur les résultats d'une thérapeutique qu'il ordonne à tous les gastralgiques indistinctement, quelle que soit la nature de leur névrose. Or, le raisonnement et l'observation nous ont appris que cette thérapeutique grossière et tant soit peu incendiaire ne devait réussir, et ne réussissait en effet, que dans les gastro-entéralgies atoniques, dans celles où il n'y a d'autre indication que de relever l'énergie du canal digestif; qu'elle était nuisible, au contraire, dans les cas d'éréthisme nerveux, et quand l'atonie de ce canal s'accompagnait d'une vive impressionnabilité: Il est donc à présumer que ce médecin nomade exagère beaucoup le nombre des succès qu'il en obtient, et qu'il se joue de la crédulité publique, en disant qu'il a quitté Lyon, Bordeaux et Lille, où il a successivement exercé son charlatanisme, parce qu'il avait guéri tous les malades qui s'y trouvaient. Ce qui nous porte surtout à révoquer sa véracité en doute, c'est que nous avons été consulté par des gastralgiques qu'il avait traités et dont plusieurs, loin d'être rétablis, étaient plus mal qu'avant de se soumettre à sa méthode curative. On nous a même assuré, que quelques individus, parmi lesquels on compte une célébrité du barreau de Paris, avaient succombé sous l'empire de cette méthode. Peut-on croire, d'ailleurs, qu'il y ait de la bonne foi chez un homme qui accuse d'ignorance la plupart de nos premiers médecins, et qui distribue lui-même les substances médicinales qu'il prescrit, après les avoir fait piler afin qu'on ne les reconnaisse pas? Mais nous, qui n'avons aucun secret pour nos confrères, ni pour les malades, nous leur dirons qu'elles sont ces substances, que nous avons examinées avec attention, dans des flacons et des paquets donnés par lui à ses clients, qui nous les ont apportés en venant nous demander des conseils. Il nous suffira, pour remplir cette tâche, de rapporter une consultation qu'il a délivrée à un de ces malades, et qui paraît être à peu près la même pour tous. Ce que nous pouvons affirmer, c'est qu'on nous en a communiqué plusieurs qui ne différaient les unes des autres que par des variations insignifiantes. Voici cette consultation. Nous ferons connaître les remèdes dans des notes :

« 1° Régime composé de soupes grasses, de viandes de bœuf rôties, en bifteck, à la mode, de gigot, de côtelettes de mouton, de filet de porc, de gibier et de légumes tels que les salsifis, les navets, les pommes de terre au gras; mais surtout de viandes.

» 2° Pain rassis; mais éviter les viandes de poulet, de poisson, de dindon et d'agneau, ainsi que les œufs, les laitages, le chocolat, le café au lait et les salades (1).

» 3° Pour boisson aux repas, eau rougie avec un tiers de vin, et parfois vin pur ordinaire de Bordeaux.

» 4° Pour tisanne, prenez la dixième partie du paquet de chaque espèce (2); faites infuser dans deux verres et demi d'eau bouillante de quatre onces chaque; laissez refroidir; passez à travers un linge; ajoutez une demi-cuillerée à bouche de liqueur jaune (3) et sucrez.

» Deux verres et demi par jour que l'on prendra en quatre doses différentes, et dans l'intervalle des repas; une heure et demie environ après chacun de ces derniers.

A boire à l'état dégourdi.

» 5° Une pilule tous les trois jours le soir en se

(1) Dans une autre consultation, le céleri et le cresson en salades faisaient partie du régime.

(2) Il y a deux paquets, l'un contient du vulnéraire suisse; l'autre du quassia-amara, de la douce-amère et du gayac.

(3) C'est une infusion de racine de gentiane dans du vin blanc.

couchant, et une heure et demie après le dernier repas, si l'on est constipé (1).

» 6° Lotions bien plus que tièdes tous les jours au matin pendant trois minutes chaque fois. Elles se composeront de trois litres d'eau que l'on versera sur les cuisses, afin qu'elle coule sur les jambes (2).

» 7° Après chaque lotion, frictions d'abord avec des linges doux et chauds sur lesquels on versera une forte cuillerée de liqueur blanche ou la huitième partie de la bouteille blanche (3), et les tégumens une fois essuyés, on se frictionnera encore avec des étoffes de laine pendant dix minutes, en exerçant sur chaque point du corps une certaine pression à plusieurs reprises différentes.

» 8° Bien régler ses repas, dont deux, celui du matin de dix à onze heures, et celui du soir à cinq heures, doivent être à la fourchette; tandis qu'après les lotions du matin on prendra une soupe grasse et épaisse, ou un vermicelle au beurre frais, ou un thé, et le soir un morceau de pain avec un peu de viande ou de fromage et un demi-verre d'eau coupée avec moitié de vin.

(1) Ces pilules sont composées d'aloès.

(2) Il était ordonné à un autre malade de verser cette eau sur les épaules, afin qu'elle coulât sur tout le corps.

(3) C'est de l'alcali volatil étendu dans de l'eau.

» 9° Eviter toute impression vive, toute attention soutenue, toute contrariété et surtout de réfléchir sur sa maladie.

» Ame contente et exercice ou travail modéré.

» 10° Il y aura des jours où l'on souffrira plus que de coutume, comme par le passé; mais au lieu de s'alarmer, on doit alors manger et boire davantage, quand même on éprouverait ni faim, ni soif. »

On dira que les personnes qui supportent un pareil traitement ne sont point malades. Ce qu'il y a de certain, c'est que nous n'oserions pas l'ordonner sans lui faire subir de grandes modifications, et que l'hypocondriaque auquel cette consultation avait été délivrée n'a pu supporter la nourriture ni les médicamens qui y sont prescrits. Les essais réitérés qu'il a faits pour accoutumer son estomac à leur présence ont tellement exaspéré ses malaises et ses douleurs, qu'il a été obligé de les abandonner. Nous sommes convenu toutefois que ce traitement procurait des guérisons, et nous avons indiqué l'espèce de névrose gastrique où il pouvait réussir. Mais l'alimentation corroborante seule, ou associée à des remèdes moins compliqués, tel que les ferrugineux dans les cas anémiques et le *quassia amara* dans les autres, produisent autant de succès et peut-être plus, que le *farrago* alimentaire et médicinal dont nous venons de faire connaître la composition. Sur une foule de gastro-entéralgies atoniques pour lesquels on nous a demandé des conseils, les unes se sont dissipées par le concours de ces médicamens simples, et les autres, en plus grand nombre, ont disparu sous l'empire unique d'un régime fortifiant. Il est vrai que nous avions soin de le modifier suivant les idiosyncrasies individuelles, et d'en exclure la viande de porc, les pommes de terre et les navets, les salades de céleri et de cresson. Cette viande est trop indigeste, ces légumes sont trop venteux et ces salades trop stimulantes pour des gastralgiques, à moins cependant qu'en vertu d'une bizarrerie incompréhensible, leur estomac les supporte mieux que les substances qui conviennent au plus grand nombre de ces individus. Pourquoi ordonner un si grand assemblage de médicamens, qui ne sont pas toujours sans danger, lorsque l'hygiène suffit pour amener la guérison? Ce n'est certainement pas dans l'intérêt des malades, le seul pourtant que les médecins devraient avoir en vue.

Le fait suivant, dont nous garantissons l'authenticité, repondra à notre question. Un homme, âgé de quarante-quatre ans, avait un squirrhe de l'estomac, constaté par nous et par le professeur Chomel. Au moyen du régime et des médicamens convenables, cette maladie était stationnaire, et n'empêchait point le malade d'aller tous les jours à son bureau. Impatienté de ne pas revenir à une santé complète, il fit appeler le prétendu inventeur du traitement dont nous parlons. Cet empirique promit de le guérir; mais il ne voulut donner sa prescription qu'après avoir reçu une somme d'argent et la promesse d'une autre pour chaque mois du traitement. La nourriture et les médicamens prescrits furent supportés avec peine pendant les quinze premiers jours, au bout desquels le malade a été obligé de les abandonner, tant ils augmentaient ses douleurs, et il a succombé peu de temps après (1). L'aveugle confiance qu'il avait dans l'empirisme a donc lésé ses intérêts et abrégé ses jours, qu'on aurait pu prolonger par un traitement rationnel. On nous avait déjà rapporté des faits de ce genre; mais il a fallu que celui-ci vînt se passer sous nos yeux pour nous persuader de leur véracité : il nous semblait incroyable qu'un médecin déshonorât le titre de docteur qu'il porte en mettant la vie des hommes à prix d'argent, et qu'il y eût des gens assez simples pour se laisser

(1) On n'en sera pas surpris quand l'on saura qu'il lui était ordonné d'aller dîner chez le père *Latuile*, de manger beaucoup de cervelas à l'ail et de jeter de fortes pincées de poivre dans ses alimens. Lorsqu'on donne soi-même de si grandes preuves d'ignorance et que l'on commet des fautes aussi graves que celles-là, on n'est pas en droit d'accuser d'ânerie les médecins les plus distingués de son époque.

prendre à ce honteux trafic. Nous désirons que ces exemples éclairent le public, et qu'ils le garantissent des piéges, souvent dangereux, que le charlatanisme tend à sa crédulité. On s'engouerait moins de cette méthode empirique, si l'on savait qu'elle peut être remplacée avantageusement, dans les cas même où elle convient le mieux, par un traitement beaucoup plus simple, et qu'elle n'a d'autre utilité que de convaincre d'erreur les médecins qui prennent encore les gastro-entéralgies pour des inflammations de la muqueuse digestive.

De l'aimant et du galvanisme dans les névroses des premières voies.

Nous avons entendu dire, et nous avons même lu quelque part, qu'une plaque aimantée, mise sur la région de l'estomac, avait enlevé des douleurs gastralgiques, et nous n'avons aucune raison d'en douter; mais il est à notre connaissance que cette plaque a produit un effet tout à fait contraire, c'est-à-dire une vive exaspération de ces douleurs; ce qui prouve que son application n'est pas aussi indifférente qu'on pourrait le croire. Le galvanisme peut également faire cesser les névroses des premières voies, et propablement aussi les aggraver, selon les circonstances. Quoi qu'il en soit, La Baume prétend avoir guéri par ce traitement plus de huit cents dyspeptiques. N'ayant employé la galvanisation quo dans un seul cas, où elle n'a pas réussi, nous ne pouvons que renvoyer à l'ouvrage où ces heureux résultats sont consignés (1). Il ne sera pas inutile cependant de reproduire ici un fait rapporté par Fabré-Palaprat qui, en traduisant cet

(1) *Du Galvanisme appliqué à la médecine*, par La Baume; ouvrage traduit de l'anglais, par Fabré-Palaprat. Paris, 1828.

ouvrage, l'a enrichi du fruit de son expérience. Cette observation est écrite par l'individu qui en était le sujet.

» A la suite d'une maladie d'estomac, qui avait peut-être été aggravée par le traitement, je me trouvai dans un état spasmodique tel, que je ne pouvais presque plus digérer; j'étais incapable de rien entreprendre, et la moindre occupation me faisait trouver mal. J'avais des étouffemens continuels et une contraction nerveuse du creux de l'estomac. Il s'y formait sans cesse des gaz en abondance. J'étais atteint d'une mélancolie excessive. Dans cet état je vins à Paris, et M. Fabré-Palaprat, médecin de ma famille, me soumit à un traitement galvanique.

» La galvanisation a détruit chez moi, dès les premières séances, les accidens nerveux et spasmodiques auxquels j'étais sujet; je ne me suis plus trouvé mal; j'ai pu digérer les alimens, et même avec beaucoup de facilité, et j'ai repris mes occupations: mon estomac est toujours paresseux, et des gaz s'y forment encore abondamment, etc. Je me propose, pour me débarrasser de ces hôtes importuns, de réclamer auprès de M. Fabré-Palaprat le bienfait des commotions galvaniques, dont j'ai déjà tant de raison de me louer. »

Quoique ce malade ne fut pas encore complètement rétabli, on ne saurait nier les bons effets qu'il avait obtenus de la médication galvanique. Il ne faut pas oublier néanmoins que cette médication stimule vivement, et que la prudence ne permet de l'appliquer qu'à l'atonie nerveuse. C'est ce qui explique les guérisons qu'elle a produites en Angleterre, où les névroses sont généralement de cette nature. A en juger par l'analogie et le raisonnement, elle doit être efficace pour guérir la paralysie et l'anesthésie du canal digestif, et nous n'hésiterions point à l'employer en pareil cas. On peut encore ordonner la galvanisation avec succès dans les constipations rebelles aux autres moyens, et notamment dans la tympanite stercorale qui ne dépend pas d'un rétrécissement complet du canal intestinal; mais il ne serait pas sage d'en faire le traitement exclusif des gastro-entéralgies qui s'accompagnent d'éréthisme nerveux, ou seulement d'un excès de sensibilité des premières voies, et ce sont les plus fréquentes, au moins dans notre pays. Elle pourrait guérir quelquefois, comme tous les moyens perturbateurs; mais elle aggraverait souvent la maladie, et la santé des hommes est trop précieuse pour qu'on la joue à quitte ou double.

RÉSUMÉ.

L'accueil bienveillant que les médecins et les gens du monde ont fait au *Traité sur les gastralgies*, les services qu'il a rendus, en détruisant des erreurs médicales généralement admises et funestes à l'humanité, nous imposaient le devoir de lui donner plus de développemens, et de corriger les imperfections qu'une nouvelle expérience et de nouvelles lectures nous ont fait découvrir dans cet ouvrage. C'est ce que nous avons cherché à faire dans ce *second volume*. Loin de nous, toutefois, la vanité de prétendre qu'il ne laisse plus rien à désirer. Le sujet des gastro-entéralgies est inépuisable : elles peuvent éprouver tant de variations et d'anomalies, qu'elles présenteront souvent des phénomènes insolites, des individualités, si l'on veut, quelquefois même très-bizarres, qui n'auront point été décrits, et à l'égard desquels la sagacité du praticien suppléera au silence des livres. Les nouvelles observations que nous publions aujourd'hui; les additions importantes que nous avons faites aux chapitres de l'étiologie, du diagnostic et du traitement; les nouveaux détails auxquels nous nous sommes livré sur ces différens sujets; les citations, enfin, que nous avons empruntées aux auteurs qui se sont spécialement occupés de ces névroses, pourront cependant éclairer leur histoire, encore fort obscure en plusieurs points, et donner aux médecins des idées plus justes, tant sur leur nature, que sur la manière de les traiter. L'observation nous ayant intimement convaincu que la plupart des gastro-entéralgies disparaîtraient en peu de temps, si elles étaient bien traitées à leur début, et que leur durée, quelquefois interminable, n'est souvent due qu'à des médicamens administrés mal à propos, ou à des fautes de régime, nous nous sommes efforcé, surtout, de faire mieux sentir la nécessité de ne point abuser des médications, et d'accorder plus de confiance aux moyens hygiéniques. Ce que nous avons dit est le fruit de notre expérience et de celle des observateurs qui ont écrit avant nous. En publiant ce nouveau travail, nous n'avons d'autre but que l'intérêt de la science et de l'humanité.

FIN.

TABLE

DES CHAPITRES.

CHAPITRE IV.

CHAPITRE V.

FIN DE LA TABLE.

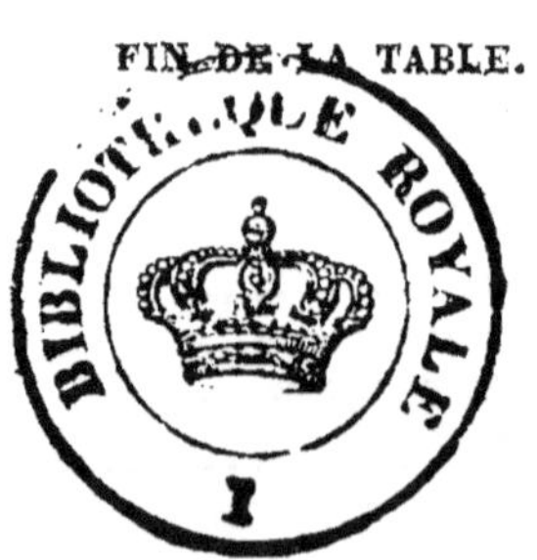

www.ingramcontent.com/pod-product-compliance
Lightning Source LLC
LaVergne TN
LVHW010116230826
846091LV00001BA/59

9782329342344